ENTWICKELN SIE IHRE
EXPLOSIVITÄT

Christophe
CARRIO

Warm-up, Core-Stabilität und PLYOMETRIE

145 illustrierte Übungen
5 Leistungsstufen

COPRESS SPORT

Das Schreiben eines Buches ist Teamarbeit. Daher möchte ich mich bei meinem Team bedanken:

- Bei meiner Mutter, die mir die Freude an der Weitergabe meines Wissens vermittelt hat und mir immer wieder die nötige Kraft gibt, voranzugehen, egal was passiert.
- Bei Aurore, Jacky, Florent, Babet, Edwige, Nadège, der Familie Bouchoux, Medi, Simon, Carine Pagès, allen meinen Freunden für ihre Liebe, ihre Unterstützung und ihr Vertrauen, die mich täglich ehren.
- Bei Didier Dreulle, Dominique Lheuillier, Clémence Desbrosse und Fabien Boyaval für ihr Vertrauen.
- Bei David Van Outryve, Masseur-Physiotherapeut in Montpellier.
- Bei allen Menschen, die mich dazu bringen, nachzudenken, mich selbst in Frage zu stellen, damit jeder einzelne Tag in meinem Leben zählt.
- Beim Verlag Amphora, der es mir ermöglicht hat, mich frei und ungehindert auszudrücken.

Vielen Dank euch allen.

Christophe Carrio

Titel der Originalausgabe: Warm-up gainage et Pliométrie de l'entretien à la performance
Covergestaltung: alphastudiocom.fr • Layout: artemishqc.com
Coverfoto ©Fotolia ©Nazarovsergey • Fotos: Stéphane Bouquet

Bibliografische Information der Deutschen Nationalbibliothek
Die Deutsche Nationalbibliothek verzeichnet diese Publikation in der Deutschen Nationalbibliografie; detaillierte bibliografische Daten sind im Internet http://dnb.dnb.de abrufbar.

Übersetzung aus dem Französischen: Christa Trautner-Suder, Dr. Iris Klofat (Fachberatung)
Satz und Redaktion der deutschen Ausgabe: Verlags- und Redaktionsbüro München, www.vrb-muenchen.de

ISBN 978-3-7679-1211-3
Printed in Germany
www.copress.de
Dieser Titel ist auch als E-Book erhältlich
(ISBN 978-3-7679-2056-9)

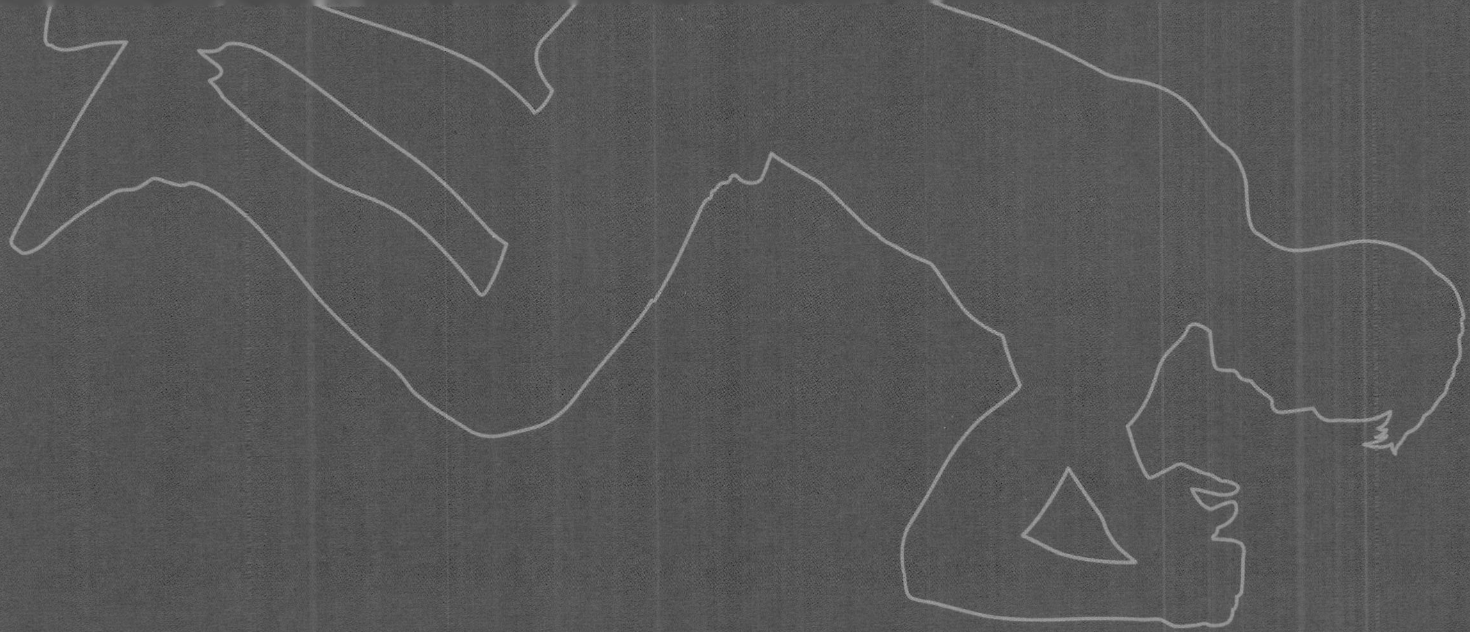

Inhalt

Einführung

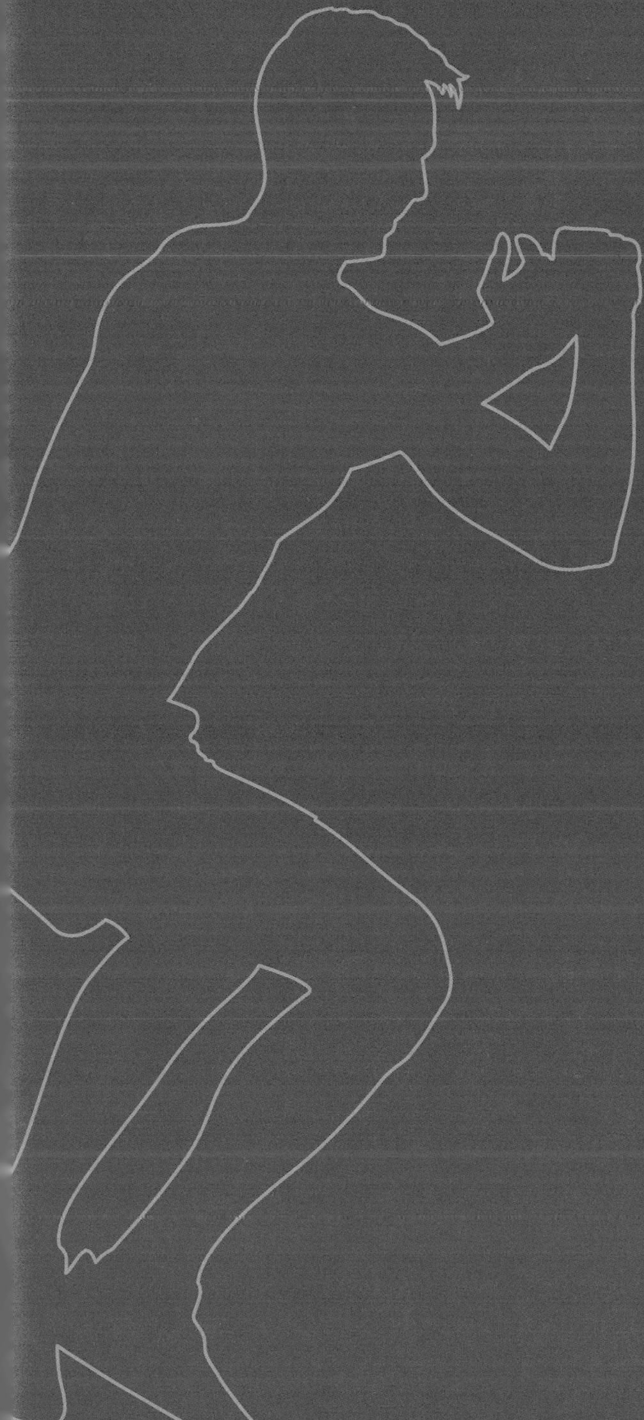

Mit dem Eintritt unserer modernen Zivilisation ins dritte Jahrtausend und dem Mehr an Freizeit, das die Menschen dank der ständigen technischen Fortschritte genießen, ist der Sport unbestritten zu einem universellen Element geworden, das sehr stark verbindet. Sein faszinierendes Schauspiel versetzt die Massen überall auf der Welt in Begeisterung und schafft damit auch einen sehr rentablen Markt. Dieser neue Wirtschaftszweig mit ständigen Zuwachsraten operiert jährlich mit beträchtlichen, teils schwindelerregenden Summen.
Auch wenn die enormen finanziellen Profite, die vor allem aus dem Profisport kommen, die einfache spielerische Freude an der Sportausübung leider häufig verdecken, darf man doch niemals aus dem Blick verlieren, dass das Schauspiel der einzelnen Disziplinen, ob im Team- oder Individualsport, ohne seine Akteure – die Athleten – gar nicht stattfinden könnte.

Zur Perfektion ihrer Muskelarbeit, um in ihrer jeweiligen Sportart, die häufig eine hoch spezialisierte Technik verlangt, die bestmöglichen Leistungen zu erzielen, müssen diese Athleten ihre Bewegungsabläufe ständig trainieren, ähnlich wie Theater- oder Filmschauspieler ihre Texte einstudieren. Ausübende aller sportlichen Disziplinen trainieren regelmäßig, um ihre Leistungen zu steigern, um in Wettkämpfen zu gewinnen; aber auch, um ihre persönliche Leistung zu verbessern. Physiologisch ist ein beständiges Training nötig, um die Kondition zu perfektionieren und die Ergebnisse zu optimieren. Der aktuelle Kenntnisstand im Bereich Training und Sportphysiologie führt zu einem besseren Verständnis der Mechanismen im Körper und folglich auch zu einer Verbesserung sowohl der sportlichen als auch der mentalen Leistungen der Sportler.

Da heutige Athleten die verschiedenen Parameter, die für eine intensive körperliche Anstrengung maßgeblich sind, besser verstehen, haben sie ihr Training verfeinert und »rentabler« gemacht – wie der Marathonläufer, der heute sehr viel weniger Kilometer pro Woche laufen muss als früher. Dadurch können sie sich vermehrt kürzeren, aber intensiveren Trainingseinheiten zuwenden, die qualitativ eine höhere Wirksamkeit haben. In den meisten Teamsportarten hat man verstanden, wie wichtig eine

gute Vorbereitung ist. Dies führt zwangsläufig dazu, dass im Rahmen eines allgemeinen Trainings regelmäßig Muskelaufbau und die Kräftigung des Körpers praktiziert werden. Dabei gibt es allerdings Unterschiede, denn im Individualsport beispielsweise widmet jeder Athlet der Verbesserung bestimmter körperlicher Fähigkeiten vermehrt Zeit: So trainiert etwa der Radfahrer vor allem die Ausdauer, der Gewichtheber die Kraft und der Läufer das Tempo.
Deshalb werde ich Ihnen in diesem Buch nicht nur die **Grundlagen von Warm-up, Core-Stabilität und Plyometrie** erklären, sondern vor allem, wie diese untrennbar mit einer **Verbesserung Ihrer Leistungen** zusammenhängen. Dabei wird die zwingende Notwendigkeit jedes Sportlers berücksichtigt, sein Training zu optimieren.
Plyometrie ist eine besondere Methode des Muskeltrainings, die hauptsächlich mit dem eigenen Körpergewicht arbeitet. Sie baut auf den physiologischen Prinzipien zum **Schutz von Muskeln und Sehnen** auf und ist äußerst wirksam.

Einige Athleten oder Trainer haben bereits vor mehreren Jahren die Plyometrie in ihre Trainingsprogramme aufgenommen, was die beste Werbung für diese Methode ist. Sie hat einen so großen Erfolg, dass immer mehr Trainer sie unbedingt kennenlernen und umsetzen wollen. Leider geschieht dies häufig zu schnell, wodurch das Gegenteil dessen eintritt, was erwünscht ist. Denn: Man muss die Plyometrie vor ihrer Anwendung erst vollständig verstanden haben.

Dieses Buch erklärt Ihnen mit, wie ich hoffe, größter Klarheit und möglichst einfach, wie Sie diese Methode nutzen können. Dazu werden nicht nur die physiologischen Grundlagen veranschaulicht, auf denen die Plyometrie basiert, sondern auch zahlreiche Übungen für alle Sportarten (mit spezifischen Trainingsprogrammen für die jeweilige Disziplin) genau beschrieben. Auf diese Weise soll die Plyometrie Sie in die Lage versetzen, Ihr Tempo, Ihren Muskeltonus, die Entspannung der longitudinalen und horizontalen Muskelketten sowie Ihre Kraft zu trainieren. Kurz gesagt: Die Plyometrie wird ganz allgemein Ihre körperlichen und technischen Fähigkeiten verbessern, damit Sie Ihr sportliches Potenzial noch viel besser nützen können als bisher.

Da die besten Ergebnisse mit der Plyometrie nur nach einem guten Warm-up und mit einer guten Core-Stabilität erzielt werden, gehe ich auch auf diese wichtigen Faktoren ausführlich ein: Wer sicherstellt, dass sein Körper stets gut aufgewärmt ist, kann sein Verletzungsrisiko deutlich verringern.

Es wäre allerdings anmaßend zu behaupten, dass die drei Säulen Warm-up, Core-Stabilität und Plyometrie eine »Wunderlösung« für den Sportler bieten, der seine Leistungen verbessern möchte. Ich werde Ihnen sicher nicht das Blaue vom Himmel herunter versprechen. Was ich Ihnen aber garantieren kann, ist, dass Sie bei richtiger Anwendung der Methode wirkliche und spektakuläre Fortschritte machen werden. Lassen Sie uns daher unverzüglich die wissenschaftlichen Mechanismen dieser Methode darlegen, um besser zu verstehen, warum diese so effizient sein kann.

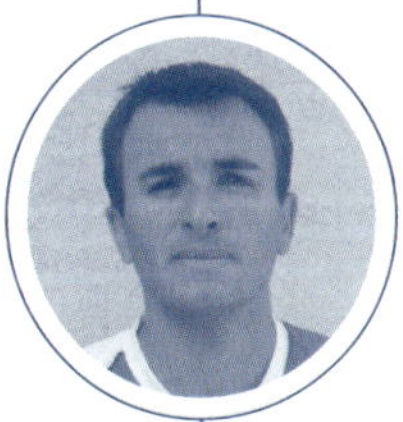

»Diese Methode, die sich auf physiologische Prinzipien zum Schutz von Muskeln und Sehnen stützt, ist äußerst wirksam.«

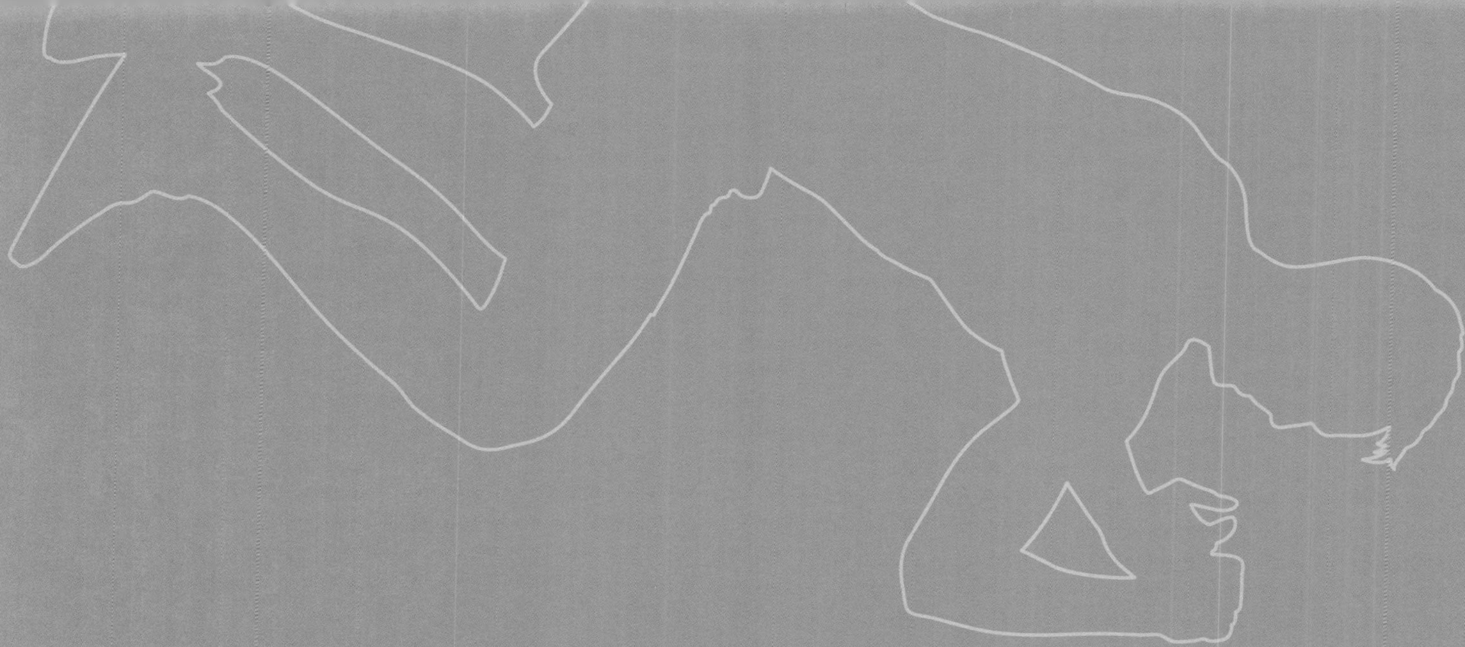

1 Motorische Programme

»Was ist ein motorisches Programm?

Um besser zu verstehen, wie der Körper funktioniert, wie Warm-up, Core-Stabilität und Plyometrie wirken, ist es wichtig, nachzuvollziehen, wie das Gehirn unsere Haltung sowie unsere Bewegungen erzeugt und steuert. Dieses Verständnis kann ausschlaggebend dafür sein, wie das Trio aus Warm-up, Core-Stabilität und Plyometrie genutzt wird und wie es Ihre Fortschritte oder im Gegenteil Ihr Verletzungsrisiko kurz-, mittel- oder langfristig bedingt.

Unser Gehirn ist mit einem Computer vergleichbar, der Daten sammelt und speichert oder Programme ausführt. Es ist ein Supercomputer, der analysieren und fast sofort mit vielen Funktionen des Organismus kommunizieren kann. Im Rahmen dieses Buches interessieren wir uns besonders für die Kommunikation zwischen den Muskeln, Sehnen und Gelenken sowie unserem Gehirn.

Damit wir mit unserem Körper Bewegungen ausführen können, hat unser Gehirn Programme entwickelt, das heißt: einen Code geschaffen, der den Körper nach einer besonderen Sequenz aktiviert. So kommt es, dass wir nicht jeden Tag aufs Neue das Gehen lernen müssen und dass wir Autofahren können, ohne dabei noch an das Brems- oder Gaspedal zu denken.

Man unterscheidet allgemeine und spezifische motorische Programme. Die allgemeinen motorischen Programme bestehen aus Informationen und Grundbewegungen, die allen Individuen gemeinsam sind. Beispielsweise lernen fast alle Kinder das Laufen nach der gleichen Sequenz, die mit Arm- und Beinbewegungen in Bauch- oder Rückenlage beginnt. Anschließend bewegen sie sich auf allen Vieren krabbelnd fort. Danach sitzen sie in der Hocke, wobei das Becken zwischen die Beine sinkt. Anschließend stoßen sie sich aus den Beinen heraus ab und kommen zum Stehen. Es folgt die Beherrschung des Gleichgewichts im Stehen, gefolgt von den ersten Schritten, bei denen das Gleichgewicht in Bewegung geübt wird.

Es ist wichtig zu erwähnen, dass die meisten Kinder das Laufen deutlich früher lernen als das Sprechen. Daraus ergibt sich, dass die Sprache der Bewegung über Wahrnehmungen und Empfindungen in unserem Gehirn festgeschrieben ist. Beide werden über Sensoren – Propriorezeptoren genannt – gesammelt und ans Gehirn gesendet. Diese Propriorezeptoren wurden von der Natur an verschiedenen strategischen Orten im Körper angebracht – an den Muskeln, den Sehnen, der Haut und den Gelenken. Durch diese Sensoren und die Informationen, die sie an das Gehirn senden, kann dieses die Position des Körpers oder eines Gelenks im Raum analysieren. Das Gehirn sendet dann seinerseits an den gesamten Körper die notwendigen Befehle zur Haltungskorrektur, die erforderlich sind, damit er im Gleichgewicht bleiben kann. Auf diese Weise entwickelt das Gehirn motorische Grundprogramme, mit denen es komplexere motorische Programme weiterentwickeln kann. Ohne motorisches Grundprogramm sind keine komplexen motorischen Bewegungsabläufe möglich.

Die komplexen oder spezifischen motorischen Programme sind mit ihrerseits komplexen, sehr präzisen Bewegungen verknüpft. Die meisten akrobatischen Sportaktivitäten verlangen spezifische motorische Programme. Je zweckmäßiger ein Grundprogramm ist und je öfter es wiederholt wurde, desto beständiger wird es sein – es bildet sich eine solide Grundlage für den Aufbau oder die Korrektur komplexerer motorischer Programme. Auf diese Weise entwickeln wir seit der Kindheit Fähigkeiten: motorische Programme, die uns zeitlebens dienen. So kann man Kinder wie auch Erwachsene beobachten, die mit ihrem Körper mehr oder weniger geschickt umgehen können. Dies beweist, dass sie im positiven Fall motorische Grundprogramme entwickelt haben, die gelungener, feiner ausgearbeit und umfassender sind. Das ist einer der Gründe dafür, warum ein alter Sportler selbst nach mehrjähriger Pause sein einstiges Leistungsniveau schneller wieder erreicht als ein Mensch, der von den Möglichkeiten seines Körpers nie wirklich Gebrauch gemacht hat.

Das bedeutet aber nicht, dass der Letztere nicht mehr geschickter im Umgang mit seinem Körper werden könnte: Ganz und gar nicht: In dem Maß, in dem unser Gehirn motorische Programme entwickelt und abspeichert, genügt es, dass eine körperlich weniger geschickte Person Übungen mit zunehmendem Schwierigkeitsgrad übt und dabei die Koordination von Woche zu Woche verbessert und höhere Schwierigkeitsgrade meistert.

B » Unsere schlechten motorischen Programme

Eine schlechte Körperhaltung als Folge aller Fehlhaltungen im Alltag, alter Verletzungen, angeborener Faktoren oder einer schlechten bzw. zu intensiven Sportausübung bringen ein muskuläres Ungleichgewicht mit sich, das den Körper zwingt, neue Haltungsschemata zu entwickeln.

Dabei ist zu bedenken, dass es sich bei diesen neuen Haltungsschemata um Kompensationsbewegungen handelt, die der Körper nutzt, um immer wieder die gleiche Bewegung auszuführen. Ungezählte Male wiederholte Bewegungsabläufe beim Gehen, Aufstehen, Tippen am Computer oder beim Sitzen auf einem Stuhl führt zu einer spezifischen Muskelstärkung, die einerseits eine muskuläre Dysbalance erzeugt oder verstärkt und andererseits das dafür angelegte kompensatorische motorische Programm stärkt. Eine korrekte Körperplatzierung beim Warm-up, beim Core-Training und bei den plyometrischen Übungen stärkt daher ein positives motorisches Programm und verbessert damit die Gesamtheit Ihrer körperlichen Leistungen. Umgekehrt werden eine schlechte Haltung oder ein falsches Sitzen ein neues kompensatorisches motorisches Schema erzeugen. Dabei entwickelt man muskuläre Fehlgleichgewichte, die früher oder später zu Verletzungen an Muskeln, Sehnen oder Gelenken führen.

Vladimir Janda, auf die funktionelle Readaptation spezialisierter Professor und Arzt, war in den 1970er- und 1980er-Jahren einer der ersten, der von einer **Bewegungsamnesie** und einer **muskulären Amnesie** sprach. Seine Studien ermöglichten ihm den Beweis, dass bestimmte Muskeln unter bestimmten traumatischen Umständen ihre Funktion verlieren. Sie »vergessen« sozusagen ihre ursprüngliche Rolle im Körper. Solche muskulären Amnesien sind in hohem Maße mit dem Verletzungsrisiko verknüpft. Wenn ein Muskel seine Funktion tatsächlich nicht mehr erfüllen kann, so zwingt er einen anderen Muskel dazu, ihn zu »ersetzen« (selbst wenn die Dinge etwas komplexer liegen). Das schafft Probleme in Bezug auf die Kontrolle über die Gelenke. Darauf kommen wir später zurück.

Glücklicherweise kann ein motorisches Schema nicht nur negativ, sondern auch positiv verändert werden. Im letzten Fall müssen die neuen Informationen, die das Gehirn erhält, von hoher Qualität sein und wiederholt an das Gehirn gesendet werden. Dies unterstreicht, wie wichtig eine perfekte Haltung bei den Übungen zum Warm-up, zur Core-Stabilität und Plyometrie ist.

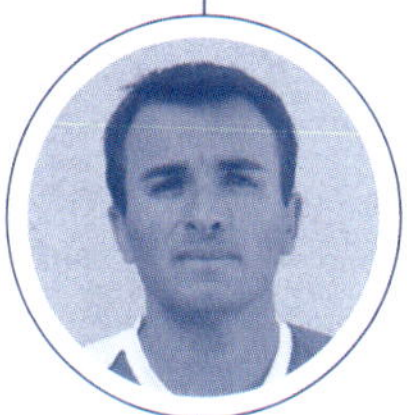

»Glücklicherweise kann ein motorisches Schema nicht nur negativ, sondern auch positiv verändert werden.«

Die Propriozeption und die motorischen Programme

Das Gehirn ist der Schöpfer der motorischen Programme. Es sammelt durch die Vermittlerrolle der Propriorezeptoren, die an Muskeln, Sehnen, Gelenken und Haut sitzen, Informationen über die Stellung des Körpers oder der Gelenke, ganz egal, ob wir unbeweglich oder in Bewegung sind. Das Gehirn nutzt auch zwei andere Super-Propriorezeptoren oder Supersensorezeptoren: das Auge und das Innenohr. Wenn man im Stehen die Augen schließt, wird man sich sofort der Zunahme der Muskelaktivität des gesamten Körpers bewusst, um das Gleichgewicht zu halten.

In Bezug auf die Muskel- und Sehnenrezeptoren gibt es jedoch ein Problem. Muskeln, die entweder zu hart und zu kräftig oder zu lang und zu schwach geworden sind, liefern dem Gehirn keine guten Informationen mehr, und genau hier beginnt ein Teufelskreis. Das Gehirn schickt nämlich weiterhin den gleichen Befehl für eine Haltung, was die Kompensationen und andere muskuläre Fehlgleichgewichte im Laufe unseres Lebens aufrechterhält und verstärkt. Schmerz übt ebenfalls einen negativen Einfluss auf die Informationen aus, die von den Propriorezeptoren an das Gehirn gesendet werden. Auch darauf werden wir noch zurückkommen.

Was Sie sich merken müssen

Unser Körper verwendet mehr oder weniger komplexe motorische Programme oder Schemata, die es dem gesunden Muskel erlauben, sich in der Umgebung eines Gelenkes zu kontrahieren oder zu entspannen. Dabei folgt er einer Sequenz, die in unserem Gedächtnis gespeichert ist, um eine bestimmte Haltung aufrechtzuerhalten oder eine Bewegung zu erzeugen.

Mehrere Faktoren können sich negativ auf unsere motorischen Programme auswirken. Diese sind: schlechte Haltungen im Alltag, häufiges langes Sitzen, Traumata, muskuläre Dysbalance, eine fehlerhafte Sportausübung und bestimmte neurologische Erkrankungen.

Kein motorisches Programm, sei es funktionell oder dysfunktionell, ist starr oder endgültig erworben. Wir können in jedem Alter ein motorisches Programm lernen oder wieder erlernen, was mehr oder weniger viel Zeit und Energie verlangt.

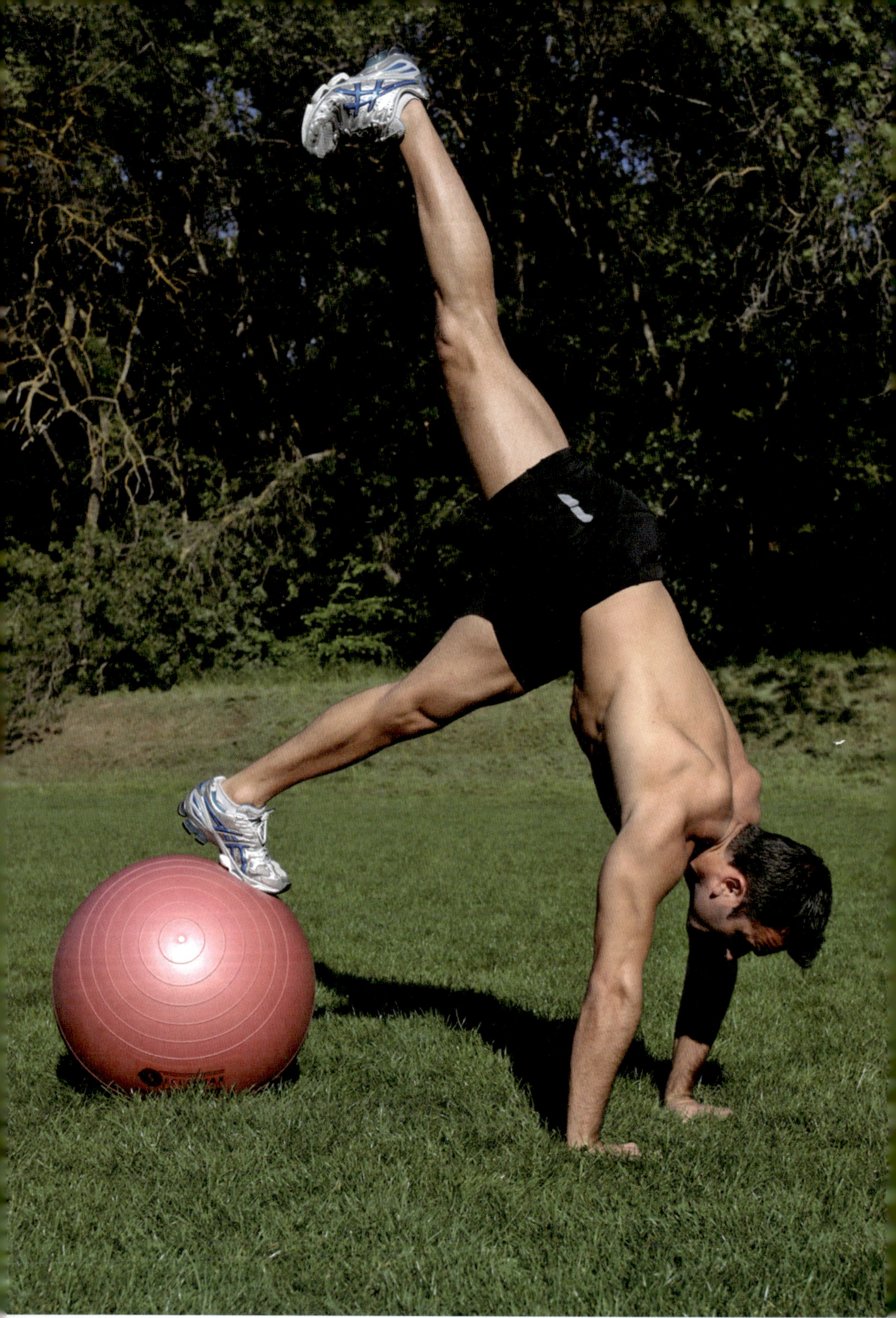

2 Die Muskelketten

A » Das Bewegungssystem

Die Sichtweise auf das Funktionieren des Körpers hat sich in den letzten Jahren stark verändert. So wird der Körper nicht mehr als die Summe der verschiedenen Teile angesehen, aus denen er besteht, sondern als ein System, das wie ein globales Ganzes wirkt. Die Wirkung eines Organs oder eines Hormons hat Auswirkungen auf die Funktion anderer Organe und anderer Stoffwechselformen des Körpers. Das Gleiche gilt für das Bewegungssystem, das auch als lokomotorisches System bezeichnet wird.

Wenn alle Elemente dieses Systems korrekt arbeiten, funktionieren das gesamte System und die damit verbundenen motorischen Schemata ebenfalls korrekt. Dies führt dazu, dass der Körper eine gute Haltung einnimmt und im richtigen Moment die richtigen Bewegungen ausführt, was ein wirksames und schmerzfreies Funktionieren des gesamten Bewegungssystems zur Folge hat.

Funktioniert hingegen eines der Elemente des Bewegungssystems nicht korrekt, sei es auf Grund einer Verletzung, einer muskulären Dysbalance oder einer schlechten Haltung, dann funktioniert das gesamte System auf veränderte Weise, und es entstehen als Kompensationsmechanismus zu hohe Spannungen in bestimmten Muskeln und Geweben des Körpers. Diese Kompensationsmechanismen gehen einher mit einer Dysregulierung des gesamten Systems, wobei das initiiert wird, was man als Schmerzkreislauf bezeichnet: Dieser geht mit einer schlechten Funktion des Systems einher, bei der weitere Kompensationsmuster entstehen etc. Es ist daher grundlegend wichtig zu verstehen, wie dieses gesamte komplexe System funktioniert, um nachvollziehen zu können, warum eine alte, schlecht oder unvollständig ausgeheilte Verstauchung des Knöchels z. B. zu Schmerzen im Knie oder im Rücken führen kann.

Dieses System besteht aus drei Subsystemen:

- dem myofaszialen System, bestehend aus Muskeln, Faszien und Sehnen, die die Position der Gelenke bei Haltungen oder Bewegungen aufrechterhalten, die Gelenke stabilisieren, die Gelenke bewegen oder auch die Bewegung der Gelenke entschleunigen;
- dem Gelenksystem, bestehend aus Gelenken und Knochen;
- dem Nervensystem, bestehend aus Nerven und Propriorezeptoren, deren Aufgabe es ist, mechanische Informationen (Spannungen im Zentrum des Muskels, der Faszien, der Sehnen und der Haut) umzuwandeln in elektrische Informationen, die vom Gehirn gesammelt und analysiert werden. Das Gehirn verwendet dieses System zur anschließenden Kommunikation mit dem Körper.

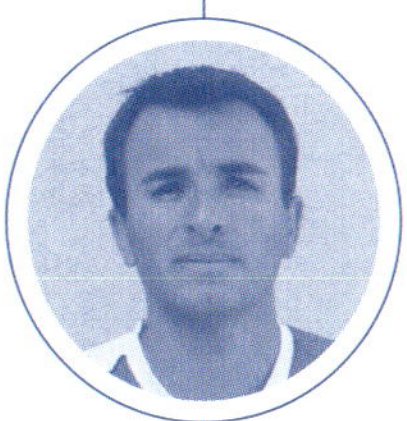

»Die Wirkung eines Organs oder eines Hormons hat Auswirkungen auf die Funktion anderer Organe und anderer Stoffwechselformen des Körpers.«

B » Das myofasziale System

Dieses System besteht aus Muskeln, Sehnen und Faszien, die alle drei zum Bindegewebe gehören. Sie bilden ein echtes fibröses »Skelett« oder verschiedene Bindegewebe, die jede Muskelfaser, jede Muskelgruppe, jede Sehne und jedes Gelenk miteinander verbinden.

Das myofasziale System ist also genau organisiert. Es arbeitet, um die Aufrechterhaltung einer Körperposition sicherzustellen oder um die Kraft zu erzeugen, zu stabilisieren und zu reduzieren, die die Gelenke des Körpers in Bewegung setzen. Die verschiedenen Muskelketten und die Muskeln, die diese bilden, können je nach den Bewegungen, die der Körper und seine Gelenke ausführen, muskuläre Agonisten – d.h. Muskeln, die die Bewegung eines Gelenkes hervorrufen – sein oder Antagonisten, d.h. Muskeln, deren Funktion denen der Agonisten entgegengesetzt ist, um die Bewegung des Gelenkes zu bremsen und eine Ver-/Ausrenkung (Luxation) zu verhindern.

Dazu ein Beispiel: Wenn Sie Ihre Arme ausstrecken, sind die Trizepsmuskeln, die Muskeln auf der Armrückseite, Agonisten der Bewegung. Das heißt, sie führen die Bewegung aus. Der Bizeps hingegen bremst die Streckung des Ellenbogens, um zu verhindern, dass sich das Gelenk verlagert (disloziert). Die Bizepsmuskeln fungieren bei dieser Bewegung also als Antagonisten. Damit die Gelenke regelrecht arbeiten können, ist es wichtig, dass es in jedem Muskel eine Beziehung zwischen Länge und Spannung gibt und dass die Kraft, die erzeugt wird, auf beiden Seiten des Gelenks gleich (Kraftpaar) ist, damit das Gelenk optimal und ausgeglichen funktionieren kann.

Wie wir gesehen haben, funktionieren die Muskeln nicht isoliert, sodass, um eine Bewegung zu erzeugen, ein Agonist Muskeln hat, die ihm in seiner Aktion helfen oder assistieren. Diese Muskeln heißen Synergisten. Wenn beispielsweise das Hüftgelenk korrekt funktioniert, erzeugen die Gesäßmuskeln die Bewegung: Sie sind die Agonisten und schieben die Hüfte nach vorne in die Streckung. Die Rückenmuskeln und die Muskeln auf der

Rückseite der Oberschenkel helfen dabei den Gesäßmuskeln, um die Hüftstreckung durchzuführen: Sie sind die Synergisten der Gesäßmuskeln.

Je komplexer die Bewegungen aufgebaut sind oder je mehr verschiedene Gelenke mit einbezogen sind, umso mehr muss der Körper die Gelenke stabilisieren, während eine Bewegung erzeugt wird. Beispielsweise stabilisieren die tiefen Bauchmuskeln und die tiefen Rückenmuskeln die Zwischenwirbelgelenke im Lendenwirbelsäulenbereich und in den Hüften, während andere Muskelketten die Geh- oder Laufbewegung erzeugen.

Wenn schließlich schwere muskuläre Dysbalancen bestehen oder eine Bewegung fehlerhaft ausgeführt wird, kommt es dazu, dass bestimmte Muskeln der fehlerhaften Funktion anderer Muskeln entgegenwirken, um die Integrität eines Gelenkes aufrecht zu erhalten. Dies sind die Neutralisierer.

Das Gelenk- und Knochensystem

Dieses System umfasst Knochen und Gelenke. Wenn eine muskuläre oder posturale (die Körperhaltung betreffende) Dysbalance besteht, führt sie zu Zwangsstellungen in Gelenken wie in Knochen und erzeugt Spannungen im myofaszialen System sowie eine Veränderung der vom Nervensystem gesammelten Informationen. Dies geschieht über die Gesamtheit der Propriorezeptoren des Körpers. Kurz gesagt besteht, wie Sie sehen, eine echte Synergie und gegenseitige Abhängigkeit (Interdependenz) in dem gesamten Bewegungssystem.

Ein Bruch (Fraktur) oder eine Ver-/Ausrenkung (Luxation) erfordert eine Reedukation des gesamten myofaszialen artikulären Systems sowie des Nervensystems. Das Gleiche gilt für einen verschobenen Wirbel oder für ein Sprunggelenk, das nicht in der korrekten Position steht. Alle Elemente ober- und unterhalb des verletzten Gelenkes beginnen zu kompensieren und kommen unter anormalen Stress, was schließlich zu einem verfrühten Gelenkverschleiß, zur Arthrose führt.

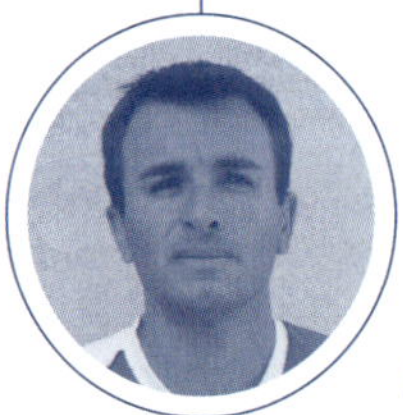

»... es besteht eine echte Synergie und eine gegenseitige Abhängigkeit (Interdependenz) im gesamten Bewegungssystem.«

D » Das Nervensystem

Unser Körper verfügt über ein weitreichendes Kommunikationsnetz, dessen zentrale Schaltstelle unser Gehirn und dessen Relaisstation unsere Wirbelsäule ist. Von diesen Schaltstellen gehen Nerven aus, die elektrische Informationen transportieren. Dieses System erlaubt eine Kommunikation zwischen den verschiedenen Körperbereichen. Im Zentrum der Muskeln, Sehnen und der Haut sowie der Gelenke befinden sich propriozeptive (die Eigenwahrnehmung betreffende) Sensoren, deren Aufgabe es ist, die Informationen über den Zustand der Spannung von Haut, Muskelfasern und Sehnen zu sammeln. Das gesamte Nervensystem sammelt diese Informationen und übermittelt sie an das Gehirn. Dieses liest die Informationen aus, analysiert sie und wählt das geeignete Bewegungsprogramm mit der nötigen Korrektur der Haltemuskeln aus, was eine Kontraktion der guten Muskeln im Bereich des richtigen Gelenks mit dem richtigen Kraftgrad im richtigen Moment gewährleistet. Es gewährleistet auch, dass die Antagonisten (Gegenspieler) des Gelenks mit der richtigen Spannung und der richtigen Länge locker lassen.

Wenn ein Element des Bewegungssystems (verhärtete oder abgeschwächte Muskeln, Gelenke, die nicht normal funktionieren, eingeklemmte Nerven) dysfunktionell ist, wird die Gesamtheit der vom Gehirn gesammelten Informationen verfälscht, und das ganze System ist gestört. Dadurch nehmen in jedem Gelenk die Fähigkeiten der Reduktion, der Gelenkstabilisierung und der Krafterzeugung ab. Folglich kommt es zur Ausbildung anderer neuromuskulärer Mechanismen mit dem Ergebnis einer dysfunktionellen Veränderung der Haltung. Diese Mechanismen sind folgende: reziproke Inhibition, Überwiegen der synergistisch wirksamen Muskeln und Hemmung der Gelenkfunktion. Mehr dazu finden Sie auf den folgenden Seiten.

E » Reziproke Inhibition

Durch diesen Prozess wird über das Gehirn die Muskelspannung eines Antagonisten verringert, um die Kontraktion des Agonisten zu begünstigen. Ist das System beeinträchtigt, bringt es ein verhärteter Muskel mit sich, dass der gesamte Muskeltonus des Antagonisten vermindert wird. Dieser Mechanismus verändert das normale Verhältnis des Kraftpaares um ein Gelenk. Da bestimmte Muskeln die meiste Zeit in einer verkürzten Position sind, haben die Muskelfasern die Neigung, miteinander zu verkleben. Dadurch entstehen Adhäsionen, die gleichzeitig die Fähigkeiten dieses nämlichen Muskels verringern, sich zu verlängern und zusammenzuziehen (Verhältnis von Muskellänge/Muskelspannung). So verbringen wir zum Beispiel alle viel Zeit im Sitzen, was dazu führt, dass die Quadricepsmuskeln (die Oberschenkelmuskeln) und der Psoas (einer der Muskeln, der es uns erlaubt, das Knie zu heben) hart und verkürzt werden. Die Gesäßmuskeln, die den ganzen Tag in einer gestreckten Stellung sind, werden schwach. Andererseits führen Verhärtung und ständige Spannung der Psoas- und Quadricepsmuskeln dazu, dass ein Nervenbefehl inhibiert wird, der normalerweise zum Gesäßmuskel geht und ihm eine bestimmte Spannung befehlen soll, damit um das Gelenk ein Gleichgewicht entsteht. Es kommt zu einer Kompensation mit dem Ergebnis, dass die Muskeln über dem Gesäß (paravertebrale Muskeln) und unter dem Gesäß (ischiokrurale Muskulatur) dies substituieren müssen. Man bezeichnet dieses Phänomen als Überwiegen der synergistisch wirkenden Muskeln, kurz: der Synergisten.

F » Das Überwiegen der Synergisten

Durch diesen Prozess kompensieren die Synergisten und übernehmen die Arbeit eines agonistisch wirkenden Muskels. Das Problem besteht darin, dass diese Synergisten oder Hilfsmuskeln ursprünglich vorhanden sind, um bei bestimmten globalen motorischen Schemata zu helfen – aber nicht, um diese zu erzeugen. So sammeln diese Muskeln nun sehr viel Spannung und Stress an und beides drückt sich eines Tages in Muskelkontrakturen, Muskelrissen und Sehnenentzündungen aus. Häufig zeugt der Schmerz in einer Körperzone einfach nur davon, dass an einer anderen Stelle etwas nicht funktioniert, häufig über oder unter diesem Bereich, aber auch an einer entgegengesetzten Stelle. Und dieser Prozess setzt sich fort, wenn man nicht auf seine Körpersignale achtet.

Die Dominanz der Synergisten begünstigt die Unterschiede des Kraftpaares um das betroffene Gelenk herum. Je mehr das Gleichgewicht des Kraftpaares gestört ist (zur Erinnerung: dieses Gleichgewicht herrscht, wenn auf beiden Seiten eines Gelenkes die Muskelspannung gleich ist), umso mehr verliert dieses Gelenk seine Fähigkeit zur normalen Bewegung. Und wenn ein Gelenk in Folge einer muskulären Dysbalance oder in Folge eines Sturzes oder Traumas nicht mehr die gleiche Bewegungsfähigkeit hat, kommen Phänomene der Inhibition dieses Gelenks ins Spiel.

Artikuläre Inhibition

Die artikuläre Inhibition ist das neuromuskuläre Phänomen, das auftritt, wenn die Dysfunktion eines Gelenkes die Inhibition der Muskeln, die sich um dieses Gelenk herum befinden, mit sich bringt. Beobachten wir diesen Prozess an einem bereits weiter oben genannten Beispiel:

Die sitzende Position bringt eine Verhärtung der Hüftbeuger (M. quadriceps und M. iliopsoas) mit sich. Dies führt zu einer reziproken Inhibition des antagonistischen Muskels, des großen Gesäßmuskels (M. gluteus maximus). Die Inhibiton des großen Gesäßmuskels wiederum führt zur Dominanz der synergistisch wirksamen Muskeln, d.h. der ischiokruralen Muskulatur auf der Rückseite der Oberschenkel und der paravertebralen Muskulatur entlang der Wirbelsäule. Dies geschieht, damit die Hüfte gestreckt werden kann (die Hüfte wird nach vorne gebracht).

Die Gesamtheit der muskulären Dysbalancen in der Umgebung des Hüftgelenks bringt eine Reduktion der normalen Beweglichkeit dieses Gelenkes mit sich. Phänomene der neuromuskulären Inhibition treten an den Muskeln auf, deren Aufgabe es ist, den gesamten Gelenkkomplex um Hüfte und Becken zu stabilisieren (M. transversus, kleiner M. obliquus, M. multifidus, Mm. intervertebrali – auf Höhe der Lendenwirbelsäule).

In dem Maße, in dem die Hüft- und Beckenstabilisatoren ihre Arbeit nicht mehr korrekt ausführen, werden diese beiden Gelenke bei jeder Bewegung von einem Stressphänomen heimgesucht, das zu entzündlichen Prozessen und zu Schmerzen auf Höhe der Lendenwirbelsäule (LWS) oder des Beckens führt. Diese Schmerzen auf Becken- oder LWS-Ebene bringen kompensatorische motorische Muster mit sich. So schließt sich der Kreis.

Dieses eben geschilderte Muster gilt für alle Gelenke des Körpers. Das Konzept der myofaszialen Ketten oder, allgemein ausgedrückt, der Muskelketten müsste besser bekannt sein, um körperliche Probleme, die häufig weit entfernt vom betroffenen Gelenkkomplex auftreten, lösen zu können.

Das Schema auf der nächsten Seite fast alles zusammen, was wir soeben gesehen haben.

Das Bewegungssystem setzt sich aus diesen Systemen zusammen

Myofaszial | **Artikulär** | **Nervensystem**

Neuromuskuläre Kontrolle: Haltung und Bewegung

Optimale Kontrolle	**Dysfunktion**
Normales Verhältnis zwischen Muskellänge und Muskelspannung	Gestörtes Verhältnis zwischen Muskellänge und Muskelspannung
Normales Kraftpaar beteiligter Muskeln	Gestörtes Kraftpaar beteiligter Muskeln
Normale Gelenkamplitude	Eingeschränkte Gelenkamplitude
Optimale propriozeptive Integration	Gestörte propriozeptive Integration
Effiziente neuromuskuläre Kontrolle	Gestörte neuromuskuläre Kontrolle
Optimale Haltung und optimale Bewegungen	Dysfunktionen in Haltung und Bewegung
Optimale Wiederherstellung und Regeneration der Gewebe	Stress, Ermüdung, Gewebetraumata
	Initiation des Kreislaufs von Verletzungen, bedingt durch Überlastungen

Wenn ein Element des Bewegungssystems nicht korrekt funktioniert, wird die Gesamtheit des Systems dysfunktionell; es entstehen muskuläre Dysbalancen in den Muskelketten. Wird nichts dagegen unternommen, so speichert der Körper Spannungen in Muskeln, Faszien und Sehnen. So können wir über Jahre hinweg mit einem Körper funktionieren, der sich nicht mehr normal bewegt. Denn der menschliche Körper ist ein Weltmeister, was Kompensation betrifft. Bis zu dem Tag, an dem er wirklich nicht mehr kann, was er uns folgendermaßen wissen lässt: Es treten Kontrakturen, Zerreißungen und Risse, Muskelschwäche sowie Entzündungen auf.

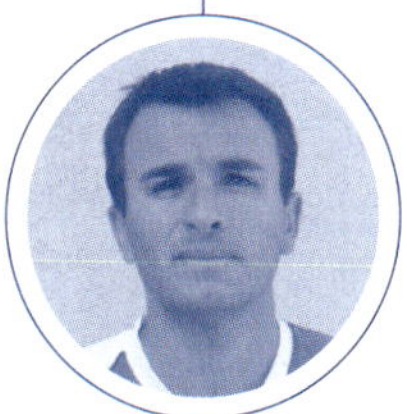

»Wenn ein Element des Bewegungssystems nicht korrekt funktioniert, wird die Gesamtheit des Systems dysfunktionell.«

H » Die myofaszialen Ketten

Wie wir soeben gesehen haben, benützt der Körper, um sich wirksam zu bewegen oder aufrecht halten zu können, ein System von Ketten, das die Muskeln mit den Sehnen und mit den Gelenken verbindet – dies geschieht über die Faszien. Hier einige Abbildungen der myofaszialen Ketten des Körpers.

Die oberflächliche rückwärtige Muskelkette, die die Muskeln der Fußwölbung bis zum Scheitel verbindet.

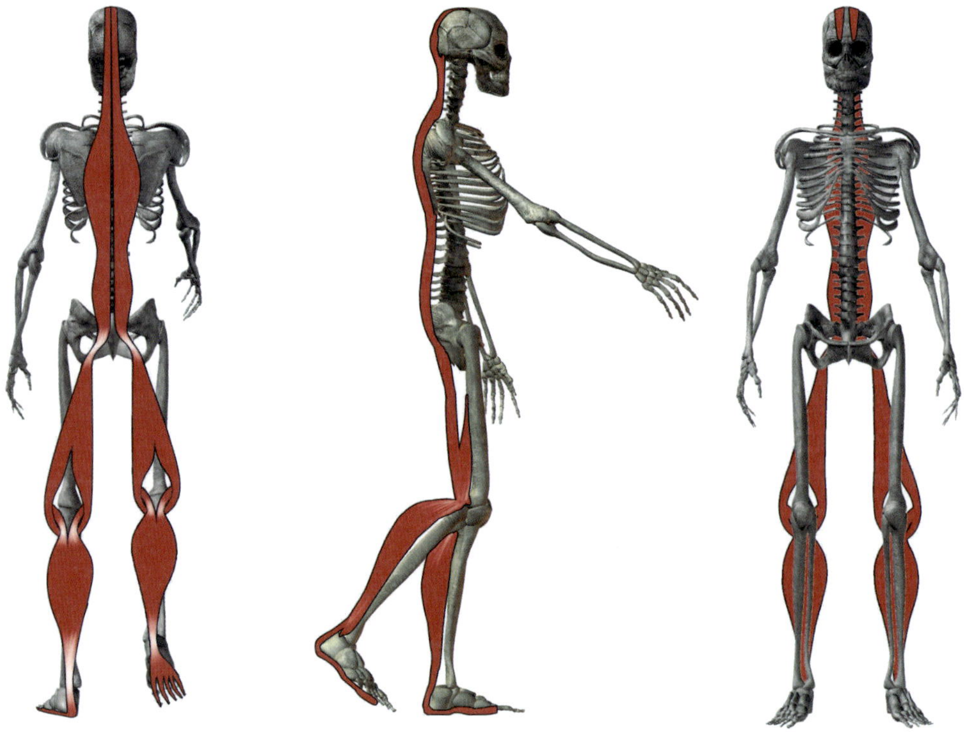

Die oberflächliche vordere Muskelkette.

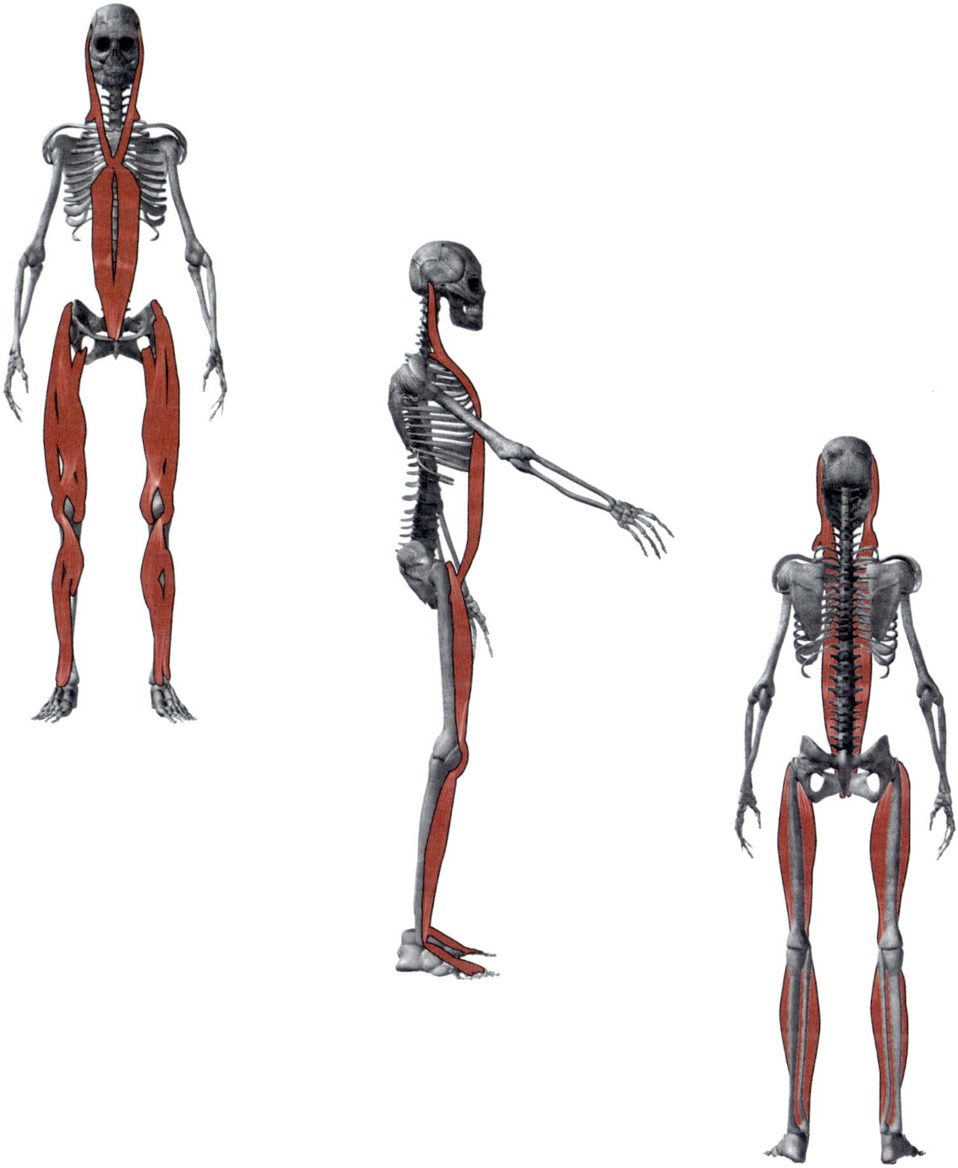

Die oberflächliche hintere und vordere Muskelkette wirken entgegengesetzt.

Die seitliche Muskelkette.

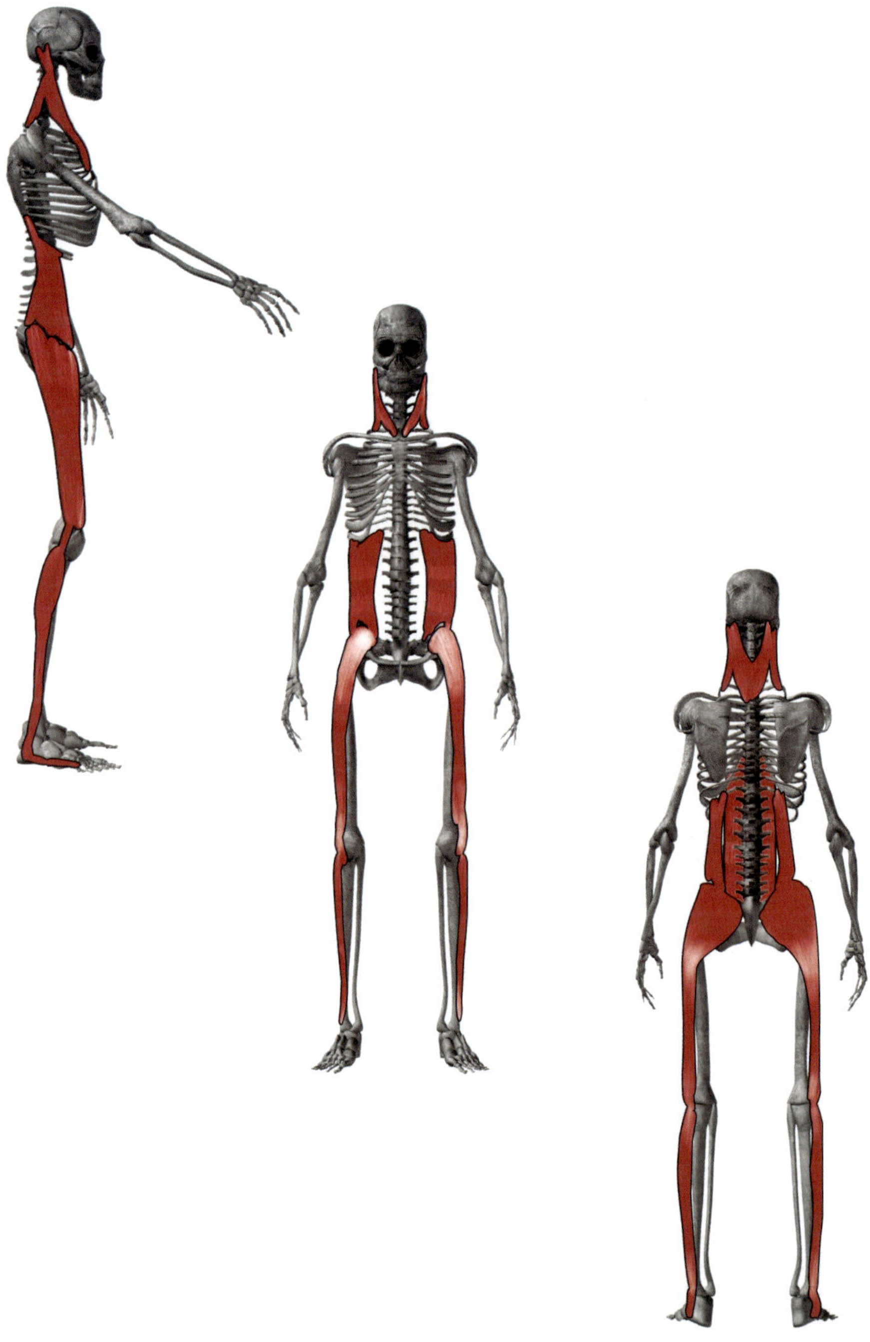

Die spiralförmige Muskelkette erlaubt es, den Körper zu drehen oder im Gegenteil eine Rotation zu stabilisieren.

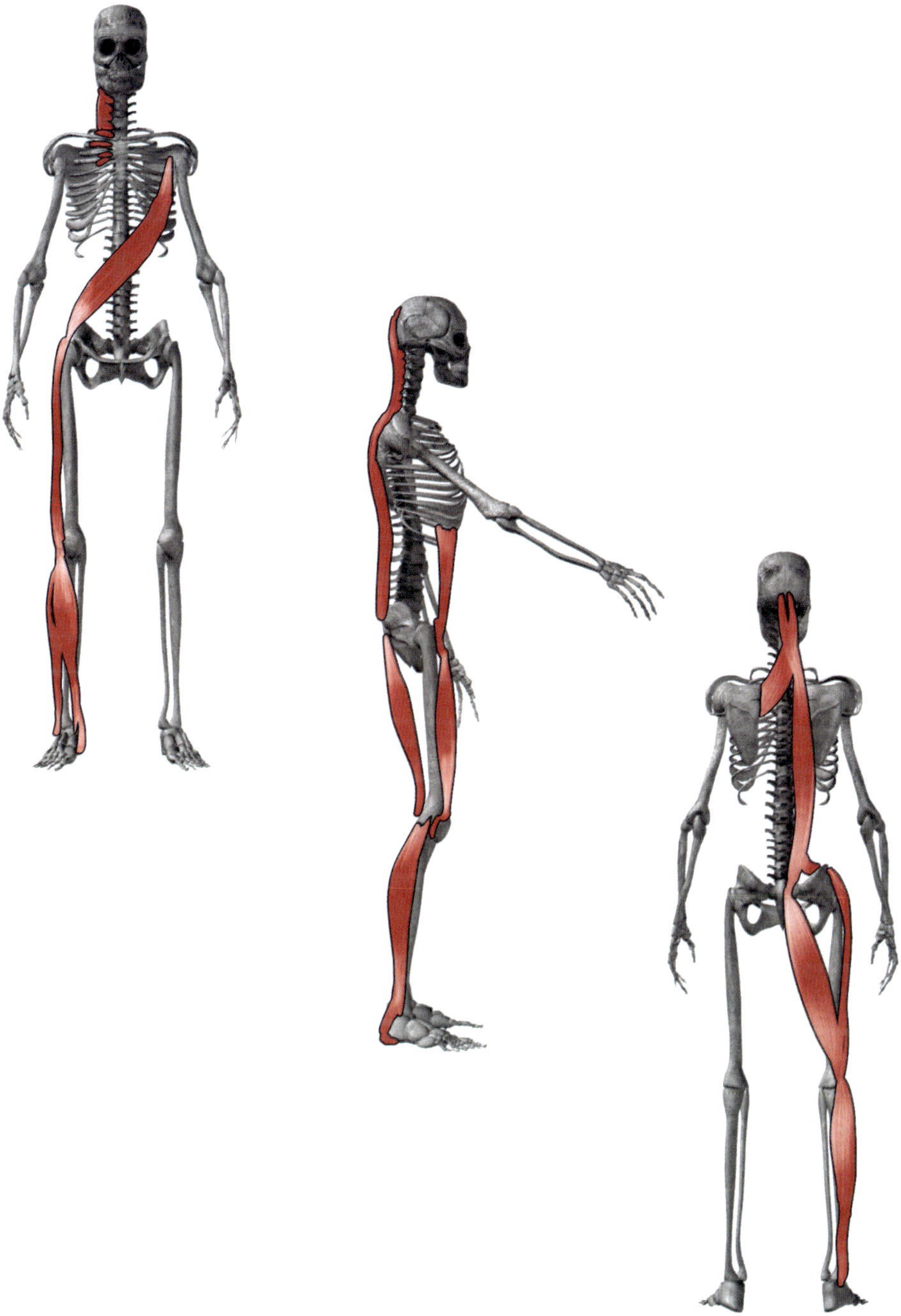

Die Muskelkette der Arme, die über die Schultern und den Rumpf eine Hand mit der anderen verbindet.

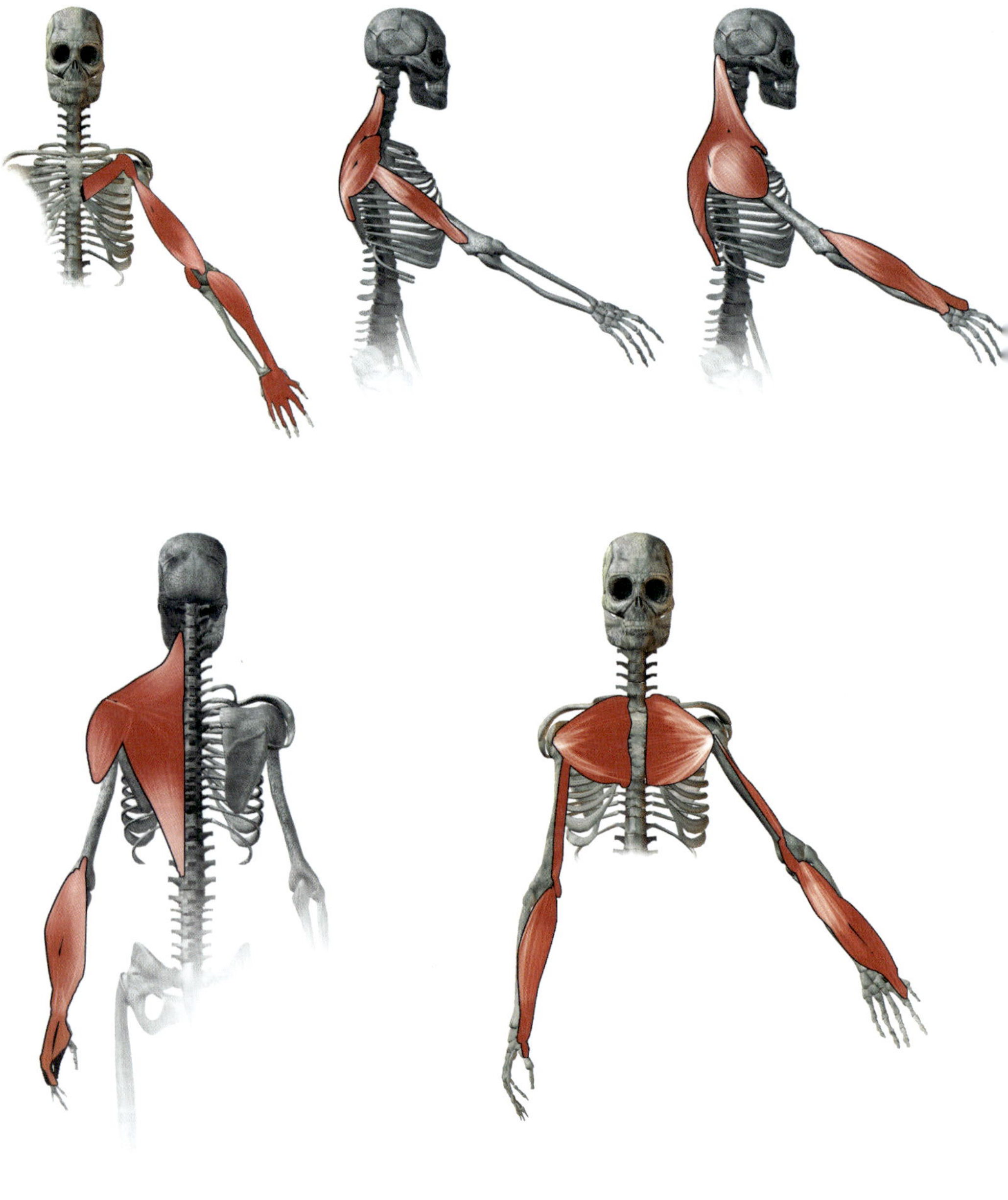

Die funktionelle Muskelkette, die es vor allem ermöglicht, dass die Muskelkette der Arme mit dem Becken verbunden wird, um die Bewegungen des Beckens oder der Beine beim Gehen oder Laufen auszugleichen. Diese erlaubt es auch, bei allen sportlichen Bewegungen eine hohe muskuläre Kraft zu erzeugen.

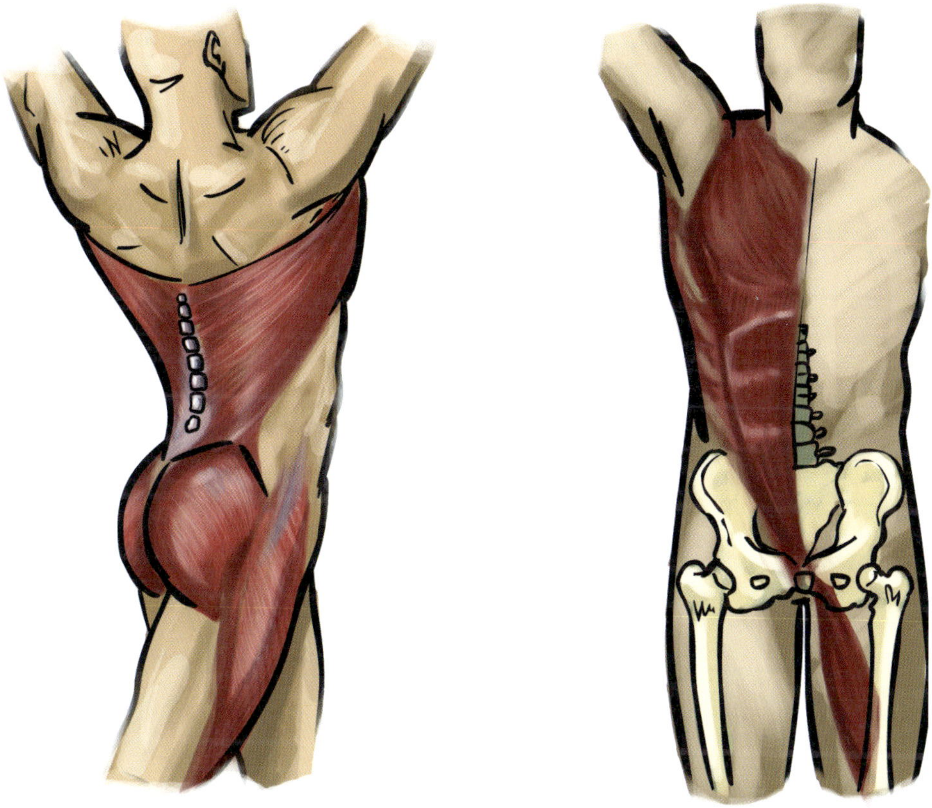

Die tief liegende Muskelkette, die eine wichtige posturale Rolle spielt und auch eine wichtige Funktion bei der Stabilisierung der Bewegungen (positiv oder negativ) hat.

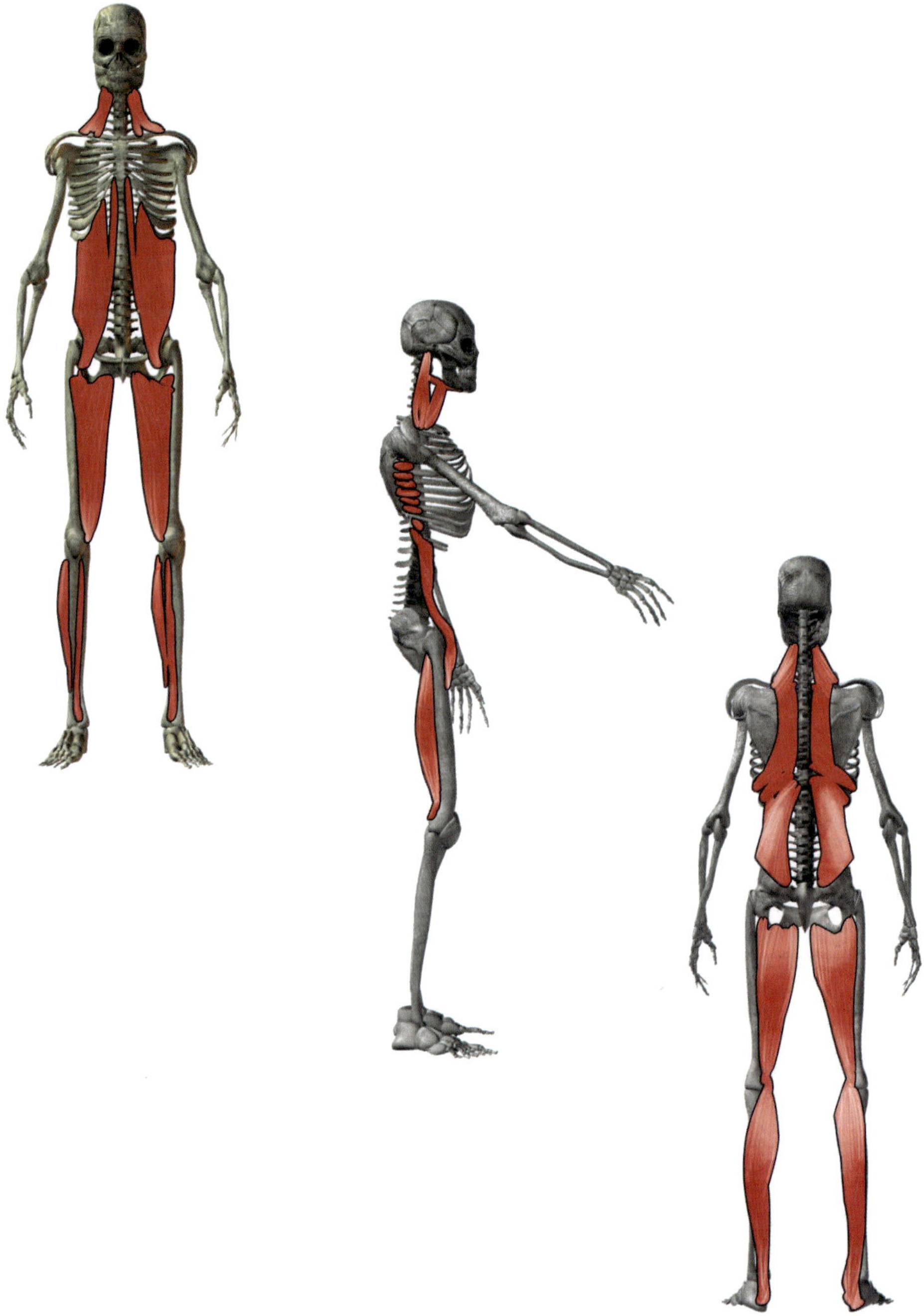

Die Aufgabe der hier abgebileten Schemata ist es nicht, anatomische Tafeln zu ersetzen. Der kundige Leser wird auch bemerkt haben, dass bestimmte Muskeln unvollständig dargestellt sind, um einen besseren Blick auf das Ganze zu ermöglichen.

Bei allen unseren Bewegungen oder Haltungen treten mehrere dieser Ketten in Aktion, um den Körper zu stabilisieren, um Bewegungen zu erzeugen, abzubremsen oder zu neutralisieren. Dieser Blick auf das Ganze erlaubt es auch, besser zu verstehen, wie die Dysfunktion bestimmter Muskeln oder Gelenke Kompensationen und Probleme in anderen Teilen des Körpers mit sich bringt. Weil der Körper als globales System funktioniert, müssen auch die Bereiche Warm-up, Core-Stabilität und plyometrische Übungen global verstanden werden.

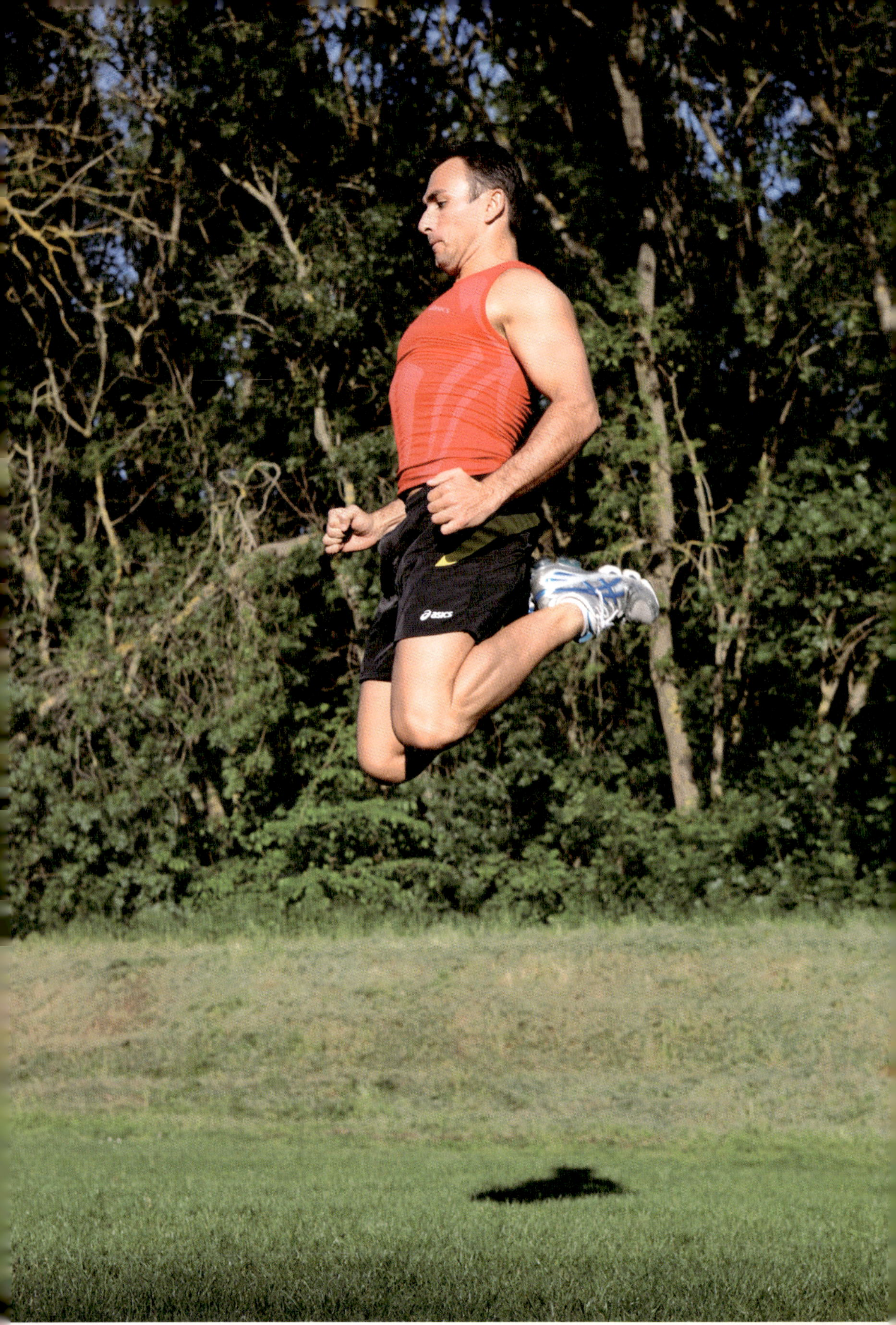
asics

3 Das Nervensystem

Die Bewegungen des Alltags und noch viel stärker die Bewegungen im Sport erfordern in jedem Moment, den Körper im Gleichgewicht zu halten. Sonst würden wir als Zweifüßler stürzen.

Um im Gleichgewicht zu bleiben, nutzt unser Körper ein höchst perfektioniertes System: die Eigenwahrnehmung (Propriozeption). Es gibt zwei Formen von Propriozeption, eine unbewusste und eine bewusste.

Bei der bewussten Propriozeption spüren wir die Stellung unseres Körpers im Raum und die Position jedes Teils unserer Gliedmaßen im Verhältnis zueinander. Die unbewusste Form fasst die schnellen Adaptationsmechanismen zusammen, die bei der Kontrolle der Muskelanspannung, des aufrechten Standes und bei anderen posturalen Anpassungen ins Spiel kommen.

Um vollständig zu funktionieren, nutzen die propriozeptiven Mechanismen verschiedene Rezeptoren im ganzen Körper:

- innerhalb der Muskeln in den neuromuskulären Bündeln;
- in den Sehnen über die Vermittlung von Rezeptoren, genannt Golgischer Sehnenapparat;
- in den Gelenken durch die Gelenkrezeptoren;
- in der Haut dank der Hautrezeptoren;
- über die Ohren dank der Vestibularis-Rezeptoren;
- und schließlich über die Augen, dank aller visueller Informationen, die auch als visuelle Afferenzen bezeichnet werden.

Durch die Nutzung aller dieser Rezeptoren tritt unser Gehirn mit dem gesamten Körper in Verbindung. Dabei informiert es ihn über seine Stellung im Raum sowie über die Korrekturen, die erforderlich sind, um das Gleichgewicht zu halten und um die Unversehrtheit jedes Gelenkes zu wahren.

Das zentrale Nervensystem verteilt also die Informationen in jede Körperzone, um das Gleichgewicht aufrechtzuerhalten. Anhand dieser Informationen erhöht oder verringert jeder Teil des Körpers seine Spannung, um die Haltung zu korrigieren, während man diese einnimmt.

Dies stellt den einfachsten Fall dar. Wenn man beispielsweise auf einem Laufband läuft oder auf einem schaukelnden Schiff steht, muss unser Gehirn alle inneren und äußeren Informationen berücksichtigen, um unsere Positionen an die jeweilige Umgebung anzupassen. Daher hängt die Seekrankheit mit einer Fehlverarbeitung der von den Propriorezeptoren aufgenommenen Signale zusammen.

Bei der Sportausübung oder bei einem Sturz, nachdem man ausgerutscht ist, muss der Körper sehr schnell reagieren, um eine Verletzung zu verhindern. Ziel ist es daher, die verschiedenen Rezeptoren so zu trainieren, dass sie sehr schnell reagieren können, um die Gelenke im Interesse ihrer Unversehrtheit in einer anatomisch korrekten Stellung zu halten. Dies gilt besonders, weil Verletzungen gerne bei Ermüdung auftreten, sei es am Ende einer Sportsitzung oder nach einem Arbeitstag. Erschöpfung verlangsamt nämlich das Tempo des Austausches zwischen den Rezeptoren des Körpers und dem Gehirn. Diese nervliche Ermüdung, die in unserer Gesellschaft immer weiter zunimmt, müssen Sie bei der Zusammenstellung Ihres Trainings unbedingt berücksichtigen. Denn sie kann die Qualität Ihrer Bewegungen beim Warm-up oder bei Übungen zur Core-Stabilität beeinträchtigen oder das Tempo der Muskelkontraktionen bei Ihren plyometrischen Übungen verlangsamen.

Der Plyometrie sagt man nach, dass sie diese Geschwindigkeit der Kontraktion und der Kommunikation zwischen dem Gehirn und den verschiedenen Muskeln verbessert. Der Welt des Sports wird zugeschrieben, dass sie die Grenzen des menschlichen Körpers erweitert. Das ist aber nur dann möglich, wenn der Organismus völlig ausgeruht ist.

Viele Sportler und Trainer sind der Meinung, den Tag über zu sitzen, um im Büro zu arbeiten, Vorlesungen zu hören etc., habe keine Auswirkung auf das körperliche Potenzial. Konzentration, Sitzen oder Stehen während des ganzen Tages ermüden jedoch das Nervensystem und verursachen falsche motorische Schemata. Folglich müssen Sie die Intensität und die Dauer Ihrer Trainingseinheiten Ihren täglichen Aktivitäten anpassen: Davon hängen Ihre Fortschritte ab, und damit beugen Sie Verletzungen vor.

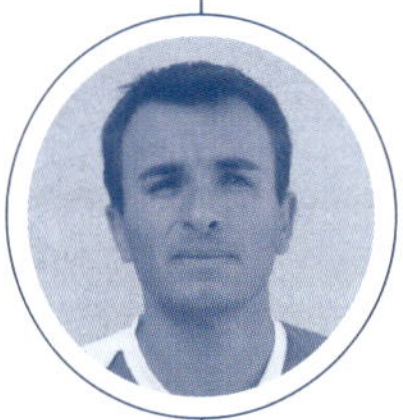

»Um im Gleichgewicht zu bleiben, nutzt unser Körper ein höchst perfektioniertes System, die Eigenwahrnehmung (Propriozeption).«

3 Warm-up

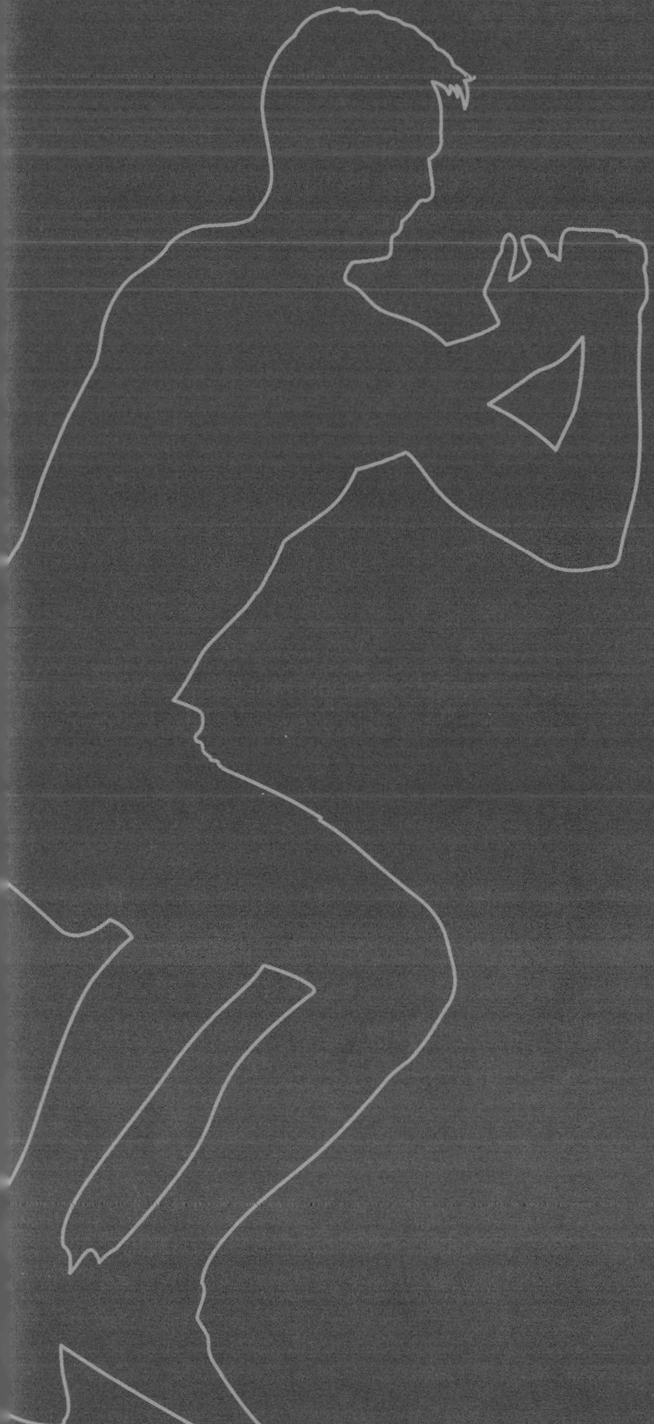

A » Die physiologischen Grundlagen

Wenn Sie mit dem Auto unterwegs sind, empfiehlt es sich, einige Kilometer mit niedrigerer Drehzahl zu fahren, damit der Motor eine gute Betriebstemperatur erreicht, die verschiedenen Teile besser geschmiert werden und die Gummitemperatur der Reifen zunimmt, wodurch sie eine bessere Straßenhaftung haben. Nach dem gleichen Prinzip funktioniert auch unser Körper: Das Warm-up lässt die Temperatur im Körper und in den Muskeln allmählich steigen, wodurch dieses System elastischer wird. So erhalten das kardiovaskuläre (das Blutgefäßsystem betreffende) und das kardiopulmonale (Herz und Lunge betreffende) System die nötige Latenzzeit und können ihre Leistung steigern, indem der Gasaustausch verbessert wird.

Der Übergang von einem Zustand der körperlichen Ruhe oder des Wachseins in einen Zustand, der die perfekte Synchronisation aller Muskeln, Sehnen und Gelenke verlangt, die bei jedem Schritt, jeder Richtungsänderung, Beschleunigung etc. beteiligt sind, verlangt eine Übergangsphase, die durch ein gutes Warm-up sichergestellt wird.

Wir verbringen zuviel Zeit im Sitzen, was verhängnisvolle Auswirkungen auf unsere allgemeine Körperhaltung und das muskuläre Gleichgewicht hat, da bestimmte Muskeln erschlaffen oder ihre eigentliche Funktion »vergessen«; andere hingegen werden zu fest oder angespannt. Dies ist eine Konsequenz der kontrahierten Position beim Sitzen oder einer körperlichen Aktivität mit wenig oder keiner Dehnung.

Ihr Warm-up muss deshalb vielfältige Ziele verfolgen:

› Erstes Ziel ist die Verbesserung der Mobilität bestimmter Schlüsselgelenke wie das obere und untere Sprunggelenk, das Hüftgelenk und die Gelenke des Schultergürtels.
Sie werden bemerken, dass ich den Begriff Beweglichkeit verwende, nicht Geschmeidigkeit. Dazwischen besteht nämlich ein Unterschied. Die Übun-

gen, die wir im Folgenden sehen werden, führen zu einer Mobilisation des Gelenks in den wichtigen Amplituden. Anders als bei Dehnübungen jedoch, die eine Verbesserung der Geschmeidigkeit einer Muskelkette im Ruhezustand zum Ziel haben (was natürlich für alle Sportler sehr vorteilhaft ist), sind die Warm-up-Übungen nur eine Übertreibung der Bewegungen, die bei der Sportausübung ausgeführt werden. Aus diesem Grund werden die Muskelketten aktiv gedehnt, aufgewärmt und aufgeweckt.

› Das zweite Ziel beim Warm-up ist, die Empfindlichkeit der Propriorezeptoren zu erhöhen. Was bedeutet das?
Unser Gehirn ist für den guten Ablauf der Prozesse in unserem Körper verantwortlich, insbesondere für die Mechanismen in Zusammenhang mit den Bewegungen des Körpers. So befiehlt das Gehirn die Kontraktion eines Muskels und die mehr oder weniger starke Entspannung des entgegengesetzten Muskels, der als antagonistischer Muskel bezeichnet wird. Auf diese Weise organisiert es die Gesamtheit der Muskelketten, um die Bewegung zu erzeugen, die der Situation am besten angepasst ist. Um jedoch zu wissen, in welcher Situation der Körper sich befindet, benötigt unser Gehirn Informationsagenten. Unter diesen findet man die Propriorezeptoren, die in der Haut und vor allem in den Gelenken vorhanden sind. Sie unterrichten das Gehirn über die genaue Position des Gelenks im Verhältnis zum gesamten Körper und zur Umgebung. Wenn Sie beispielsweise auf einem rutschigen Boden laufen, erzeugt Ihr Gehirn dank dieser Rezeptoren eine für diese Situation spezifische Muskelkontraktion/Muskelentspannung, um das Risiko zu verringern, auszurutschen. Kurz gesagt, je wacher oder empfindlicher Ihre Propriorezeptoren sind, desto effizienter und reaktiver werden Ihre Bewegungen sein, was Sie beispielsweise vor einer Verstauchung schützt.

› Das letzte Ziel ist das Aufwärmen der Muskeln und die Aktivierung des Herz-/Kreislaufsystems.
Muskeln, die besser aufgewärmt sind, können sich wirksamer kontrahieren und entspannen, denn zwischen dem Gehirn und allen Muskelketten entsteht eine genauere und schnellere Kommunikation. Wenn Sie Ihre Muskeln allmählich aufwärmen und die Amplitude der Gelenke sich allmählich

vergrößert, wird das gesamte Muskelsystem elastischer. Dadurch kann die Energie, die bei jeder Bewegung, jedem Schritt, jeder Gewichtsverlagerung, jedem Schlag, jedem Schwung entsteht, besser gespeichert werden, um sie bei der darauffolgenden Bewegung freisetzen und nutzen zu können. So werden Ihre Aktionen einerseits effizienter – andererseits können Sie verhindern, dass die Energie, die durch die Stoßwelle oder die Bewegung produziert wird, nicht vollständig in den Sehnen hängen bleibt.

Sind die Muskeln bei Ihren ersten Aktivitäten nicht in einer optimalen Verfassung, speichern die Sehnen das Zuviel an mechanischer Energie. Das hat die Konsequenz, dass Sie, ohne es zu wissen, Ihre Sehnen vorzeitig abnutzen, wenn Sie Ihr Warm-up vernachlässigen.

Da Sehnen Strukturen sind, die sich weniger gut und langsamer als die Muskeln regenerieren, laufen Sie Gefahr, dass bei Ihnen früher oder später Sehnenentzündungen auftreten werden. Das Warm-up, das ich Ihnen vorschlagen werde, besteht aus einer Reihe einfacher Bewegungen, die sich ausgezeichnet ergänzen, da sie die großen Muskeln fordern, die beim Laufen genutzt werden. Ebenso mobilisieren Sie die großen Gelenke des menschlichen Körpers: Knöchel, Hüften und Schultergürtel.

Wie jede neue Beanspruchung des Körpers brauchen diese Bewegungen etwas Zeit, um vom Körper perfekt integriert werden zu können. Anfangs werden Sie einen Muskelkater bekommen, der gering gehalten werden kann, indem Sie die Anzahl an Wiederholungen jeder Übung erst allmählich steigern. Einige Übungen werden Ihnen schwieriger erscheinen als andere; dies gilt vor allem für jene Übungen, bei denen die Hüfte in Amplituden und Richtungen mobilisiert wird, die der Körper vieler Sportler nicht kennt.

Diese Übungen nutzen auch ein physiologisches Gesetz, das als reziproke Inhibition bezeichnet wird und von dem ich bereits im Abschnitt über die Muskelketten gesprochen habe.

Führen Sie jede Übung auf die folgende Weise aus, um einen Muskelkater oder Muskelkontrakturen zu vermeiden, die als Ergebnis einer ungewöhnlichen Beanspruchung Ihres Muskelsystems auftreten könnten:

- Erste Woche: Vor jedem Training vier Wiederholungen jeder Übung pro Bein auf jeder Seite.
- Zweite Woche: Vor jedem Training sechs Wiederholungen jeder Übung pro Bein, ohne zu vergessen, rechts und links zu üben.
- Dritte Woche: Vor jedem Training acht bis zehn Wiederholungen jeder Übung rechts und links.

Nach Ablauf der dritten Woche behalten Sie die Anzahl von sechs bis acht Wiederholungen bei und gehen zu den Übungen für die Core-Stabilität weiter, die wir Ihnen ebenfalls noch vorstellen werden. Auf diese Weise haben Sie innerhalb weniger Minuten gut in die Dauer Ihrer Sportausübung und in Ihre allgemeine Gesundheit investiert.

Die Übungen dürfen in keinem Fall dumpfe oder starke Schmerzen in einem Gelenk verursachen. Sollten solche Schmerzen bei einer der Übungen auftreten, hören Sie mit der Übung auf. Dieser Schmerz zeigt, dass es in einem Ihrer Gelenke ein Problem gibt oder Sie für diese Bewegung eine sehr schlechte Position eingenommen haben. Fragen Sie Ihren Arzt oder einen qualifizierten Trainer um Rat.

B » Warm-up und motorische Programme

Die folgenden Übungen sind Basisübungen für jede Sportart. Sie wurden in sieben motorischen Grundprogrammen zusammengefasst:

- In die Hocke gehen (Kniebeuge).
- Einen Schritt nach vorne, nach hinten und zur Seite machen.
- Die Hüfte beugen oder den Rumpf nach vorne beugen.
- Stoßen/Drücken.
- Ziehen.
- Drehen.
- Rotationsstabilität
  (Schutz der Gelenke bei Drehbewegungen.

Der Körper arbeitet mit diesen sieben motorischen Programmen (wie mit Computerprogrammen), um extrem komplexe und genaue Bewegungskombinationen auszuführen.

Ziel dieser vorbereitenden Bewegungen ist es, zu gewährleisten, dass alle diese Bewegungselemente innerhalb eines relativ kurzen Zeitraums ausgeführt werden. Die Vorbereitung auf das eigentliche Training soll nicht zu viel Zeit einnehmen, sondern vor allem jeglichem Verletzungsrisiko vorbeugen.

Herkömmlicherweise besteht in sportlichen Trainingskursen das Warm-up aus langsamem Joggen, gefolgt von Dehnübungen oder aktiver Gelenkmobilisation und schließlich aus »spezifischen Übungsreihen für die jeweilige Sportdisziplin«. Meiner Meinung nach gibt es aber noch viel bessere Möglichkeiten: Der Vorteil der »vorbereitenden Bewegung« (so habe ich das Warm-up umgetauft) ist, dass sie für alle Sportarten geeignet ist, da die hier aufgeführten sieben motorischen Grundschemata berücksichtigt werden. Das alles dauert nur etwa zwölf bis fünfzehn Minuten.

Diese Art des Warm-ups ist natürlich variabel, Sie können es weiterentwickeln oder Ihrer jeweiligen Disziplin anpassen. Die hier vorgestellten Übungen bilden nur eine Arbeitsgrundlage.

Sie finden im Folgenden zwei Optionen für ein Warm-up, A und B.

Warm-up

A

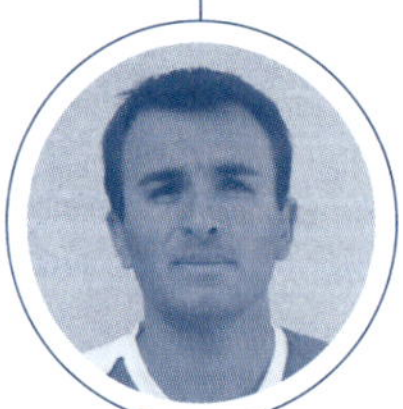

»Die folgenden Übungen sind Basisübungen für jede Sportart.«

ÜBUNG 1

Setzen Sie sich im Schneidersitz auf den Boden, nehmen Sie die Hände hinter den Kopf und machen Sie sich größer.

- Drehen Sie sich vorsichtig nach rechts, und neigen Sie den Oberkörper ebenso vorsichtig nach rechts.
- Gehen Sie allmählich tiefer, bis Sie an Ihre Grenze stoßen.
- Wechseln Sie vorsichtig die Seite.
- Führen Sie die Übung dreimal nach rechts und dreimal nach links aus. Versuchen Sie dabei, die Bewegungsamplitude zu vergrößern.

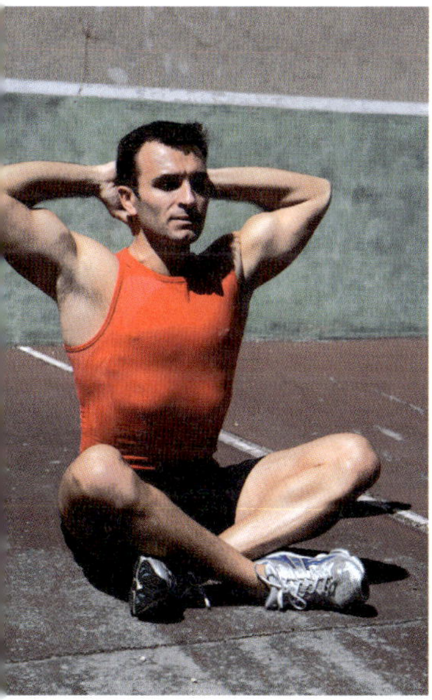

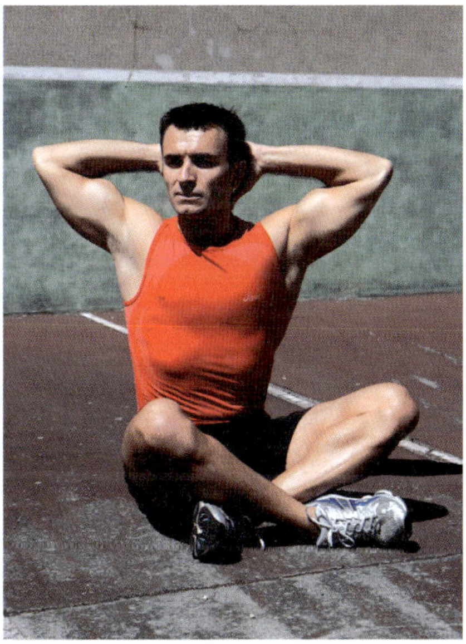

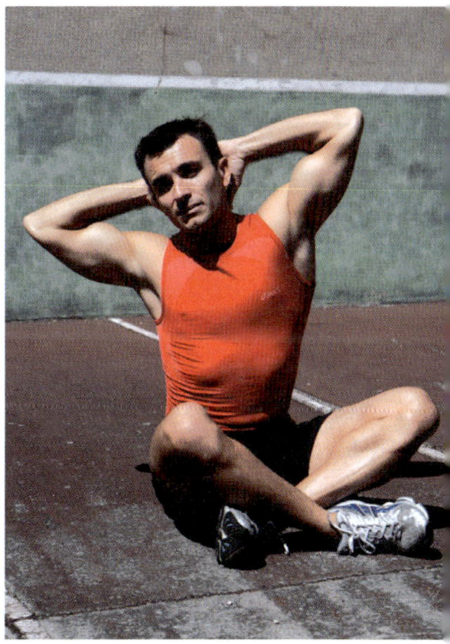

ÜBUNG 2

Machen Sie im Stand einen großen Schritt nach vorne. Beugen Sie dabei das Knie des hinteren Beines stark (es soll beinahe den Boden berühren). Das Knie des vorderen Beines soll nicht weiter nach vorne kommen als bis zu den Zehen.

- Heben Sie den Arm auf der Seite des hinteren Beines gerade nach oben. Neigen Sie sich zur Seite und versuchen Sie dabei, sich ständig länger zu machen.
- Halten Sie die Position und atmen Sie zwei Sekunden geräuschvoll aus.
- Kommen Sie nach oben und wechseln Sie das Bein.
- Wiederholen Sie die Übung so oft wie geplant.

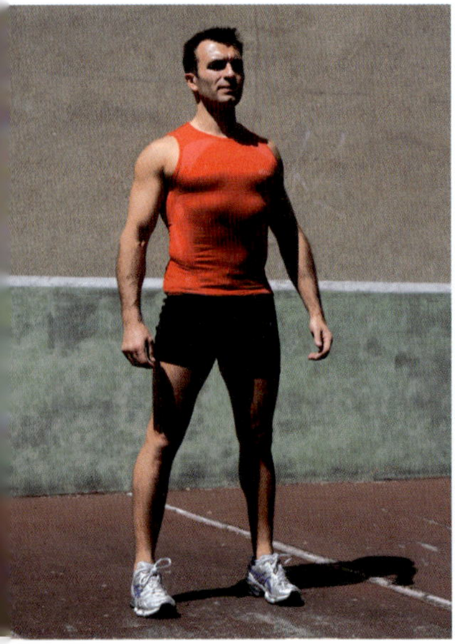
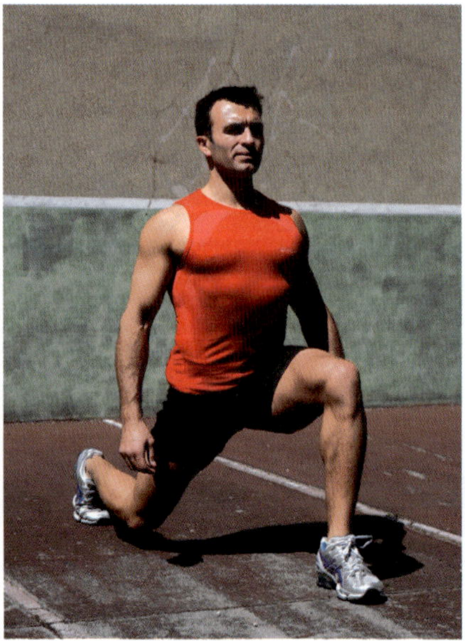
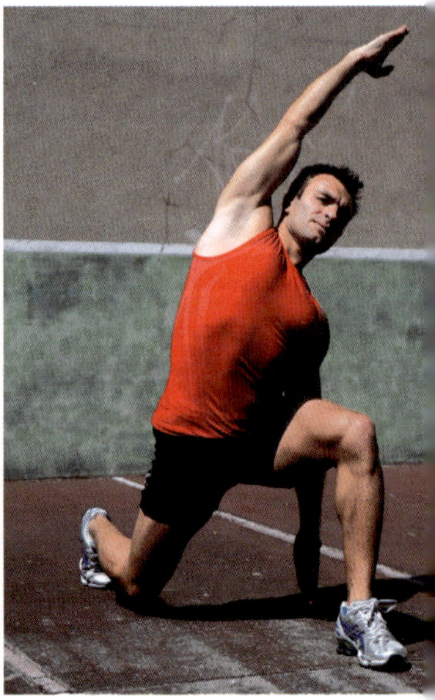

ÜBUNG 3

Nehmen Sie im Stehen die Arme waagerecht zur Seite. Die Hände sind an den Schultern, und Sie ziehen die Ellenbogen nach hinten, indem Sie die Muskeln zwischen den Schulterblättern anspannen.

- Stehen Sie auf einem Bein. Halten Sie die Spannung vom Fuß über den Rumpf bis zum Kopf.
- Den Rumpf nach vorne beugen, das Spielbein nach hinten heben.
- Das Standbein bleibt leicht gebeugt.
- Halten Sie Ihr Becken möglichst waagerecht, wodurch sich die Muskulatur auf der Rückseite des Oberschenkels strafft.
- Kommen Sie wieder nach oben. Wiederholen Sie die Übung möglichst ohne den Fuß vorher abzustellen. Dann wechseln Sie das Bein.

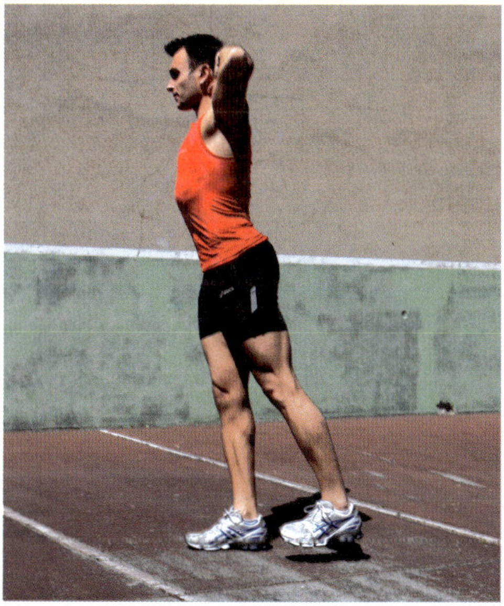

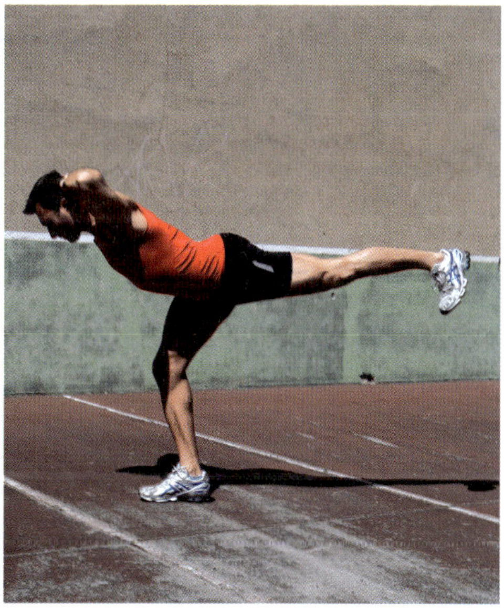

ÜBUNG 4

Machen Sie im Stehen einen großen Schritt zur Seite, indem Sie die Beine überkreuzen. Kopf und Rumpf bilden eine gerade Linie. Versuchen Sie, sich groß zu machen.

- Gehen Sie mit beiden Beinen in die Beugung. In den Gesäßmuskeln sollten Sie dabei eine starke Dehnung spüren.
- Halten Sie die Position ein bis zwei Sekunden.
- Wieder nach oben kommen, die Beine nebeneinander stellen, um sie zur anderen Seite zu überkreuzen. Ganze Bewegung wiederholen.
- Die gewählte Anzahl an Wiederholungen nach rechts und links ausführen.

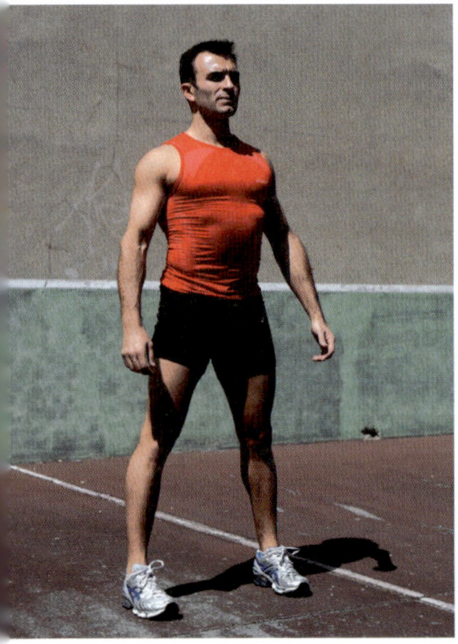
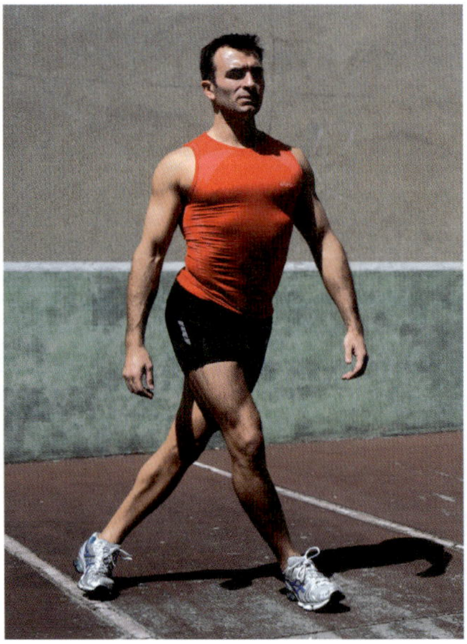
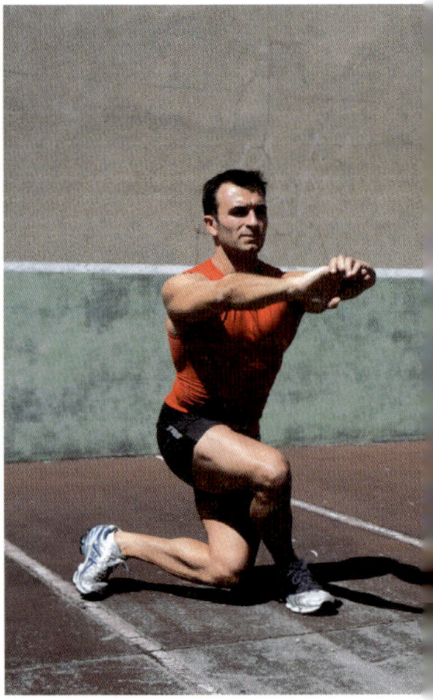

ÜBUNG 5

Stehen Sie mit weit geöffneten Beinen, die Füße sind parallel.

- Beugen Sie ein Bein und versuchen Sie, sich nach hinten auf einen imaginären Hocker zu setzen.
- Halten Sie Kopf und Rumpf gerade und versuchen Sie, sich über die Arme zu verlängern.
- Kommen Sie wieder nach oben und wiederholen Sie die Übung zur anderen Seite.

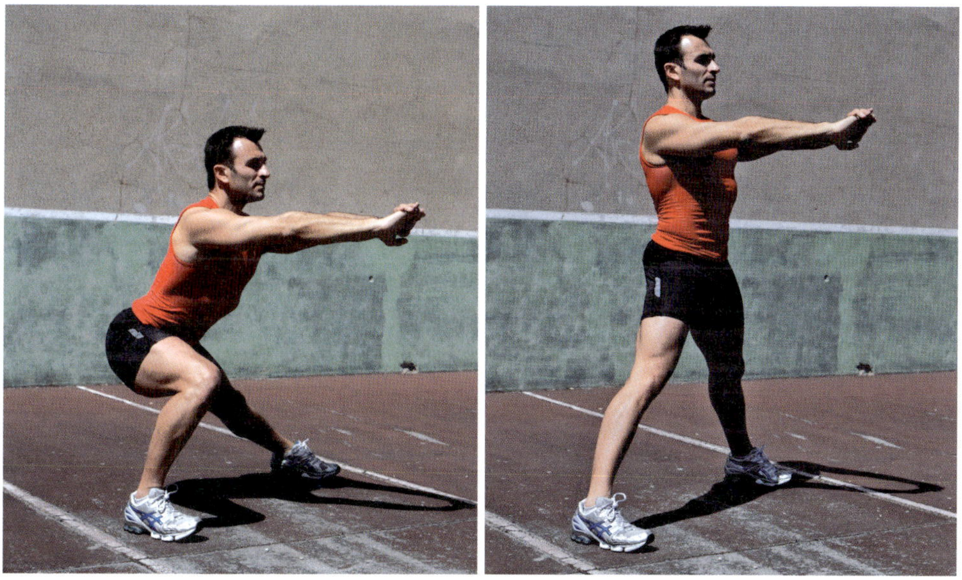

Die Übung soll das Bein dehnen, das im Bereich der Adduktoren und der Hamstrings gestreckt bleibt. Dabei müssen die verschiedenen Anteile der Gesäßmuskeln, der Quadriceps und die Adduktoren des gebeugten Beines aktiv werden.

ÜBUNG 6

Legen Sie die Hände auf den Boden. Versuchen Sie eine Rumpfbeuge. Achten Sie darauf, dass Ihre Beine gut angespannt sind.

- Verlagern Sie das Gewicht auf einen Fuß, gehen Sie mit diesem Fuß so weit wie möglich auf die Zehenspitzen, um Ihre Wade anzuspannen.
- Beugen Sie sich beim Ausatmen zum Boden.
- Versuchen Sie, Ihre Zehen in Richtung Schienbein zu bringen. Sie sollten die Dehnung in der Wade und eventuell auch in der ischiokruralen Muskulatur spüren.
- Führen Sie Ihre Wunschzahl an Wiederholungen durch, und wechseln Sie anschließend das Bein.

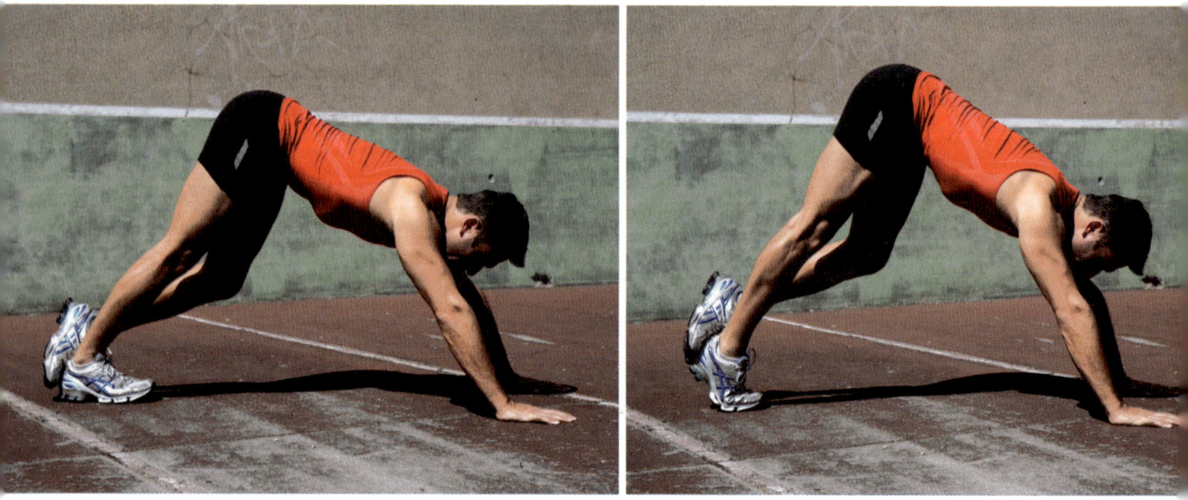

ÜBUNG 7

Machen Sie im Stehen einen großen Ausfallschritt nach vorne.

- Berühren Sie mit einer Hand den Boden, strecken Sie dabei das hintere Bein und spannen Sie die Gesäßmuskulatur des hinteren Beines an. Zwei Sekunden halten.
- Versuchen Sie in dieser Position das vordere Bein durch Kontraktion des Quadriceps so weit wie möglich zu strecken.
- Fünf Sekunden halten.

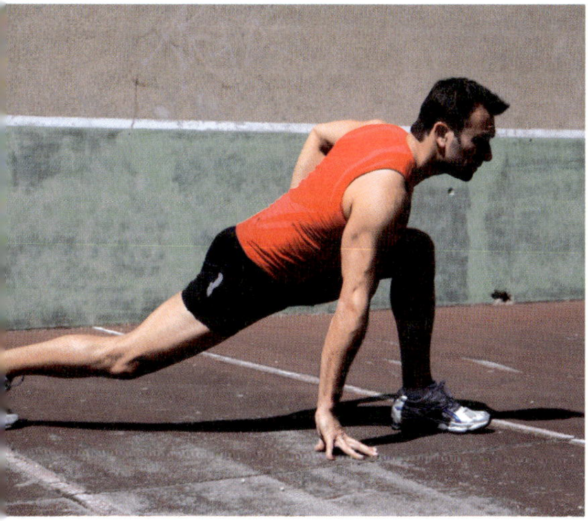

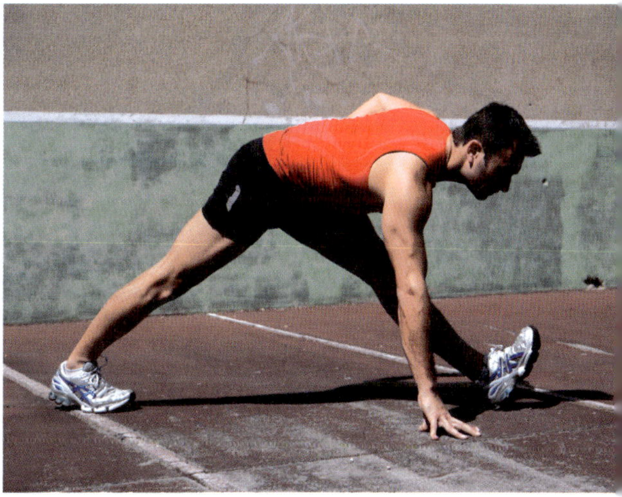

ÜBUNG 8

ATHLETISCHES MARSCHIEREN

Marschieren Sie aufrecht nach vorne oder auf der Stelle, indem Sie das Knie möglichst hoch zur Brust ziehen und die Gesäßmuskulatur des jeweiligen Standbeins anspannen.

- Halten Sie den Oberkörper dabei sehr gerade, die Brust ist herausgedrückt, der Unterbauch eingezogen.
- Machen Sie auf diese Weise zwanzig Schritte.

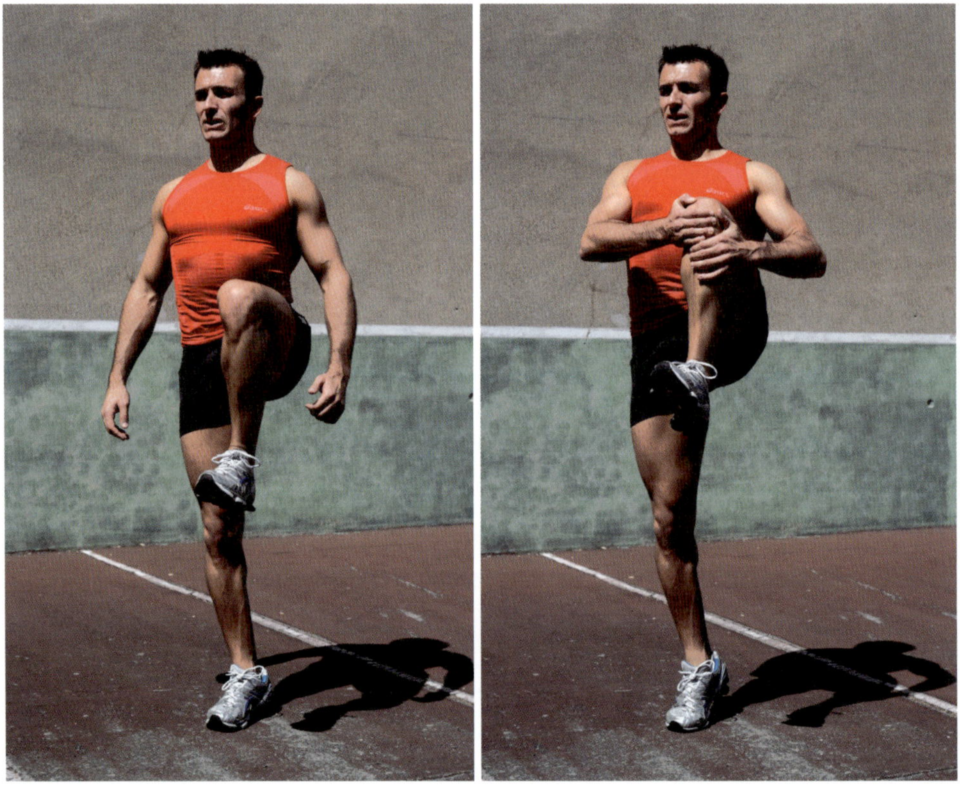

ÜBUNG 9

FERSEN ZUM GESÄSS

Bringen Sie im aufrechten Stand die Fersen abwechselnd zum Gesäß, und das so schnell wie möglich.

- Zwanzig Sekunden auf der Stelle oder über eine Strecke von zwanzig Metern.

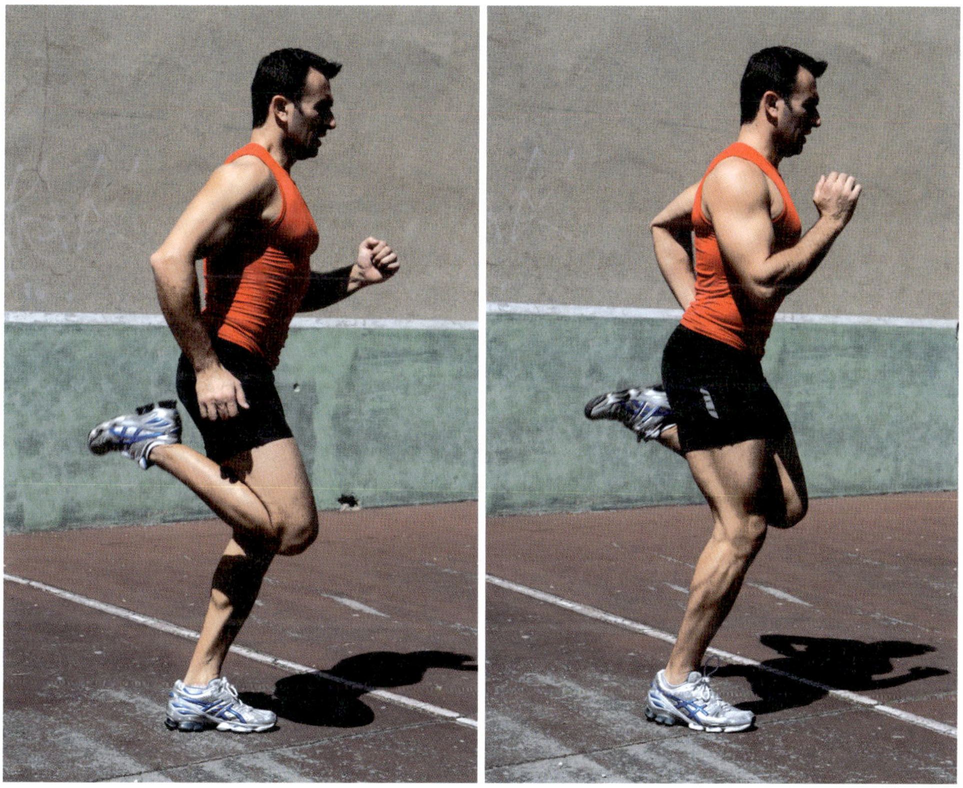

ÜBUNG 10

SEITLICHER BEISTELLSCHRITT ODER JUMPING JACK

Rasche Fortbewegung zur Seite oder Öffnen/Schließen der Beine auf der Stelle.

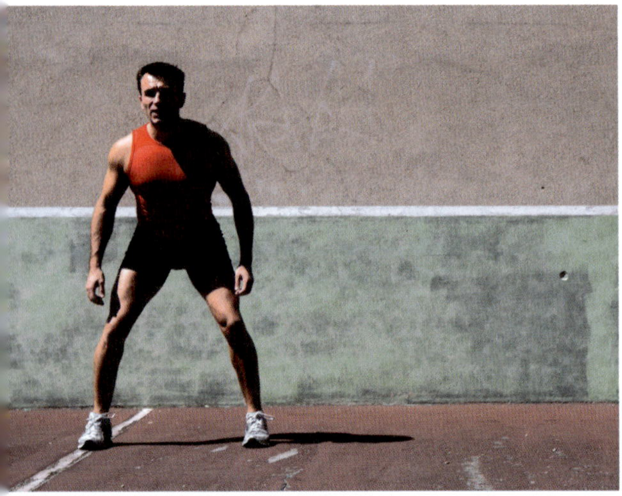

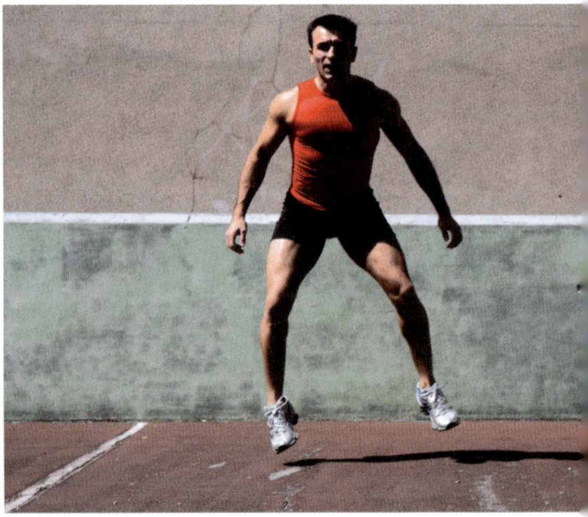

ÜBUNG 11

DYNAMISCHE DEHNUNG NACH VORNE IN DER SAGITTALEBENE

Im Stand, mit eingezogenem Unterbauch.

- Schleudern Sie ein Bein so weit wie möglich nach oben, kommen Sie dann zum Boden zurück, und wiederholen Sie die Übung mit dem anderen Bein.
- Zwanzig Wiederholungen machen.

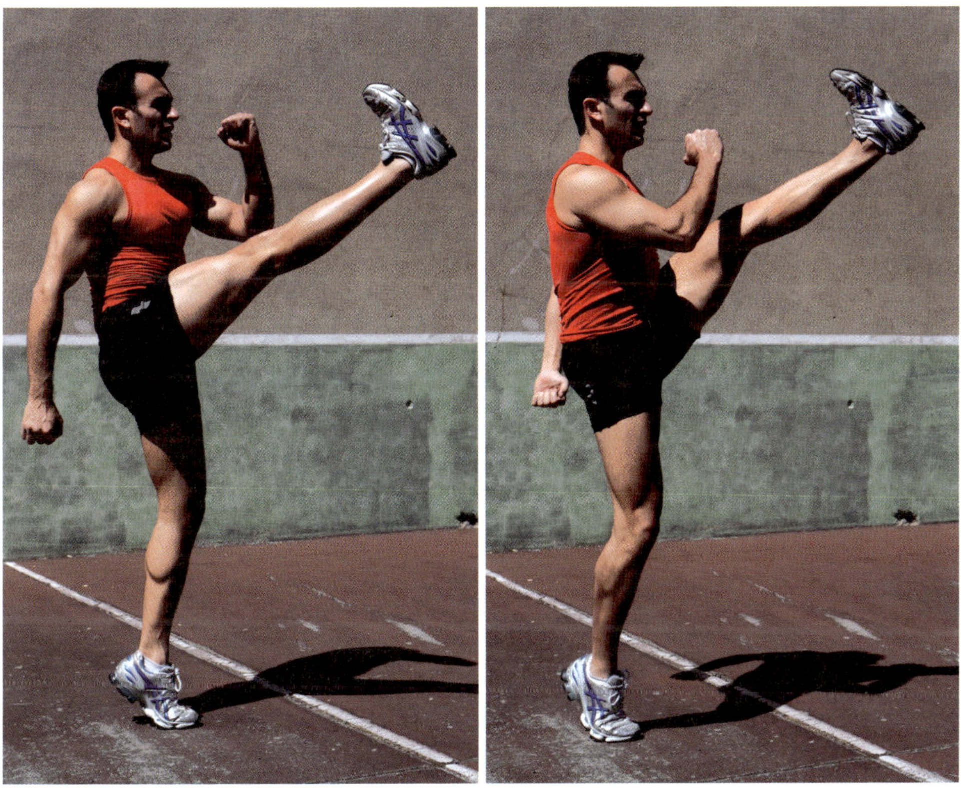

ÜBUNG 12

AUSSENROTATION DER HÜFTE

Im Stand, der Unterbauch ist eingezogen.

- Rotieren Sie das Knie dynamisch nach außen.
- Eine gerade Haltung beibehalten.
- Den Oberkörper nicht nach vorne neigen.
- Zehn Drehungen nach rechts, dann nach links ausführen.

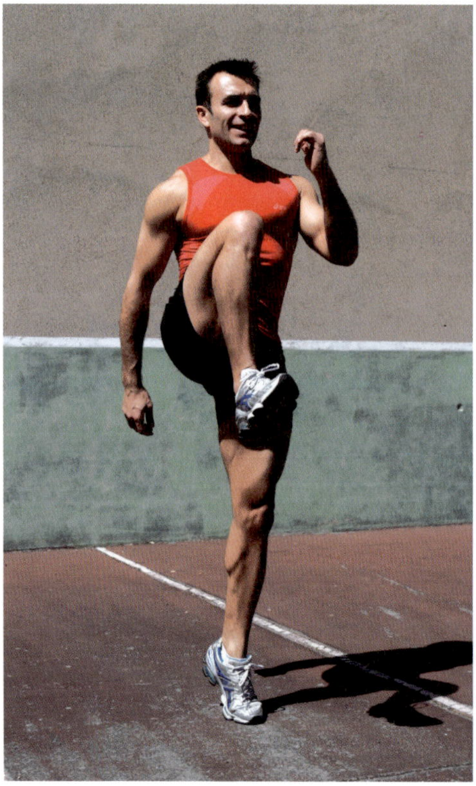

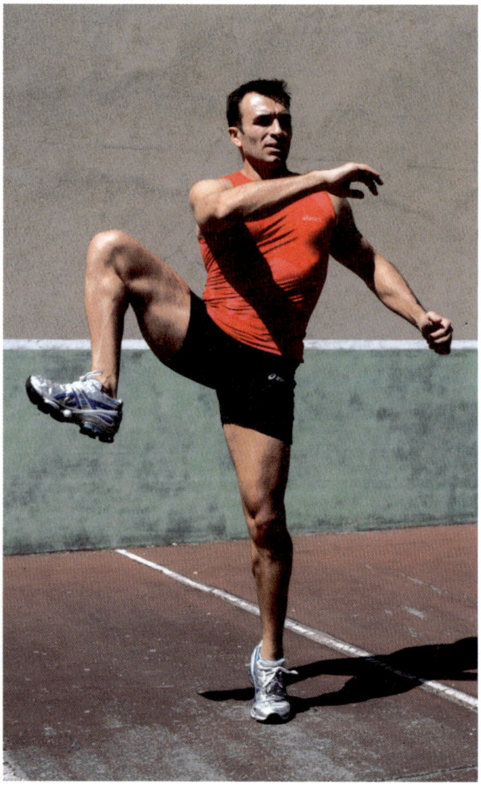

ÜBUNG 13

LIEGESTÜTZEN UND VARIATIONEN

In der Liegestützposition, der Unterbauch ist eingezogen, Sie haben eine gute Core-Stabilität.

- Beugen Sie die Arme zum Boden, stoßen Sie sich kräftig ab. Heben Sie den Ellenbogen eines Armes nach oben, das Becken dreht dabei mit.
- In der Position mit gestrecktem Arm sollte Ihr Körper in der seitlichen Core-Stabilität sein und ein T bilden. Seiten wechseln, wiederholen.

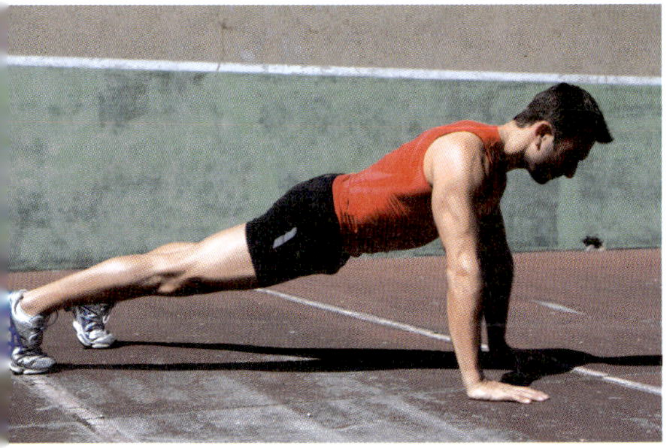

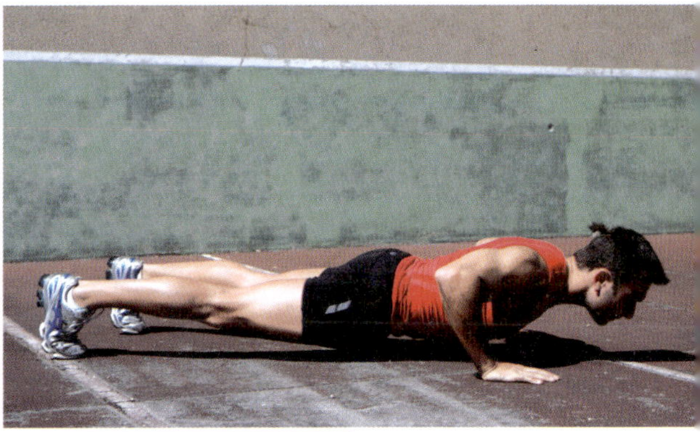

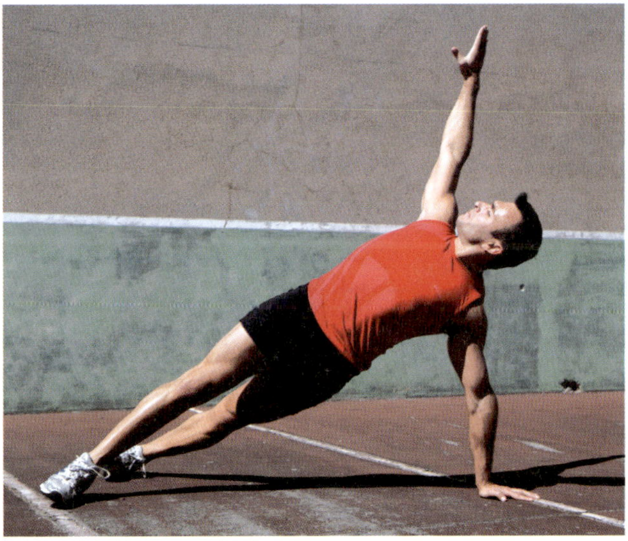

ÜBUNG 14

LIEGESTÜTZEN UND VARIATIONEN

In der Liegestützposition, der Körper ist in einer Linie ausgerichtet.

- Beugen Sie die Arme und drehen Sie den Körper nach links.
- Führen Sie das rechte Knie nahe zum rechten Ellenbogen.
- Bein zurückführen, den rechten Fuß wieder zum Boden bringen.
- Auf der anderen Seite wiederholen.
- Den Körper trotz der Drehung gerade halten.

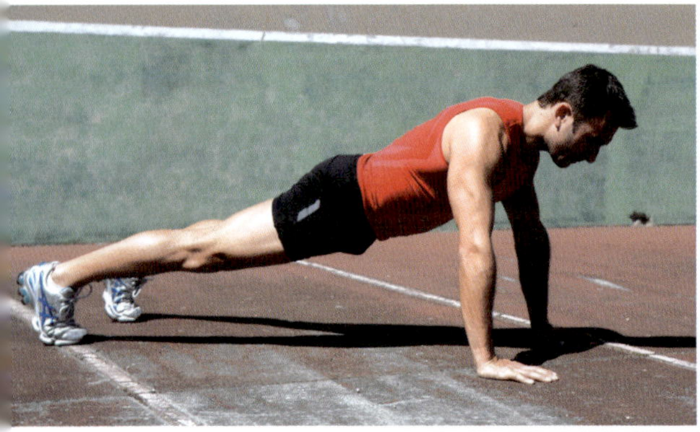

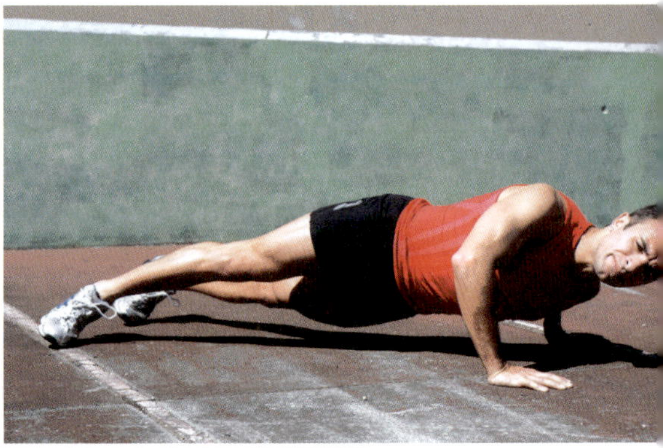

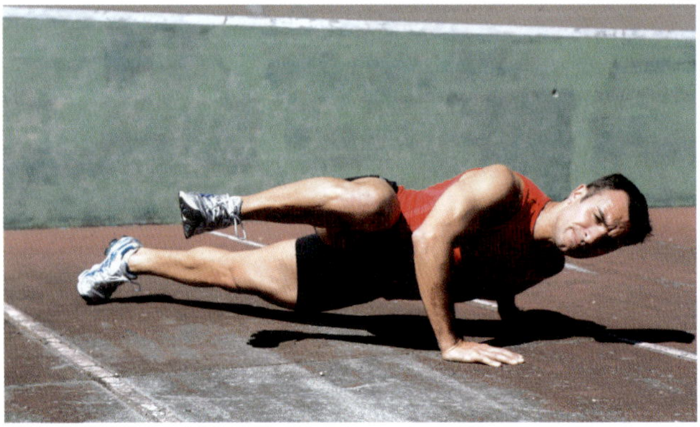

ÜBUNG 15

LIEGESTÜTZEN UND VARIATIONEN

Liegestützposition, der Körper ist in einer Linie ausgerichtet.

- Beugen Sie die Arme und drehen Sie dabei den Körper nach links.
- Lassen Sie das rechte Bein am Boden. Heben Sie das linke Bein nahe zur rechten Hand.
- Bein wieder zurückführen, auf der anderen Seite wiederholen.

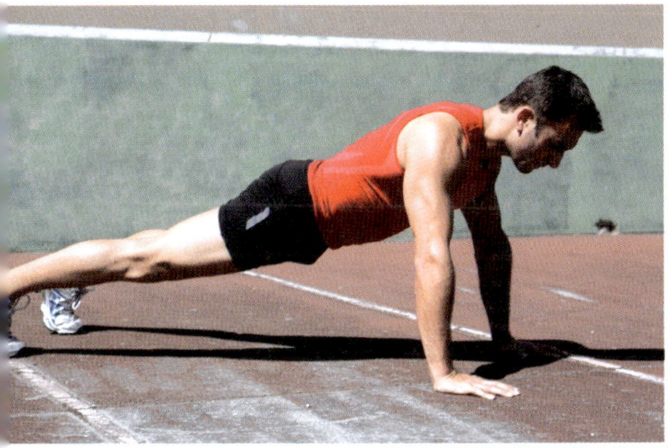

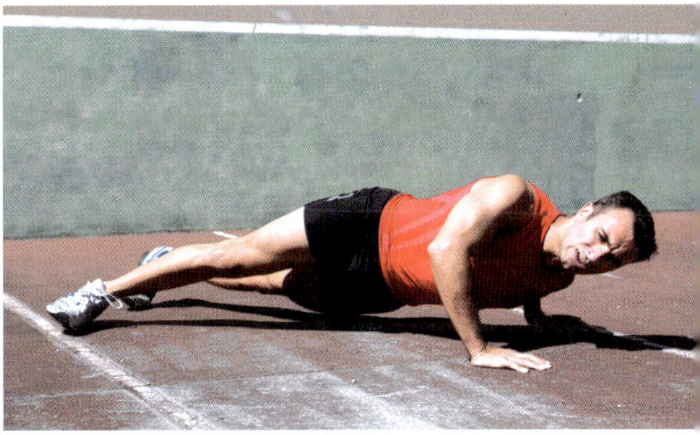

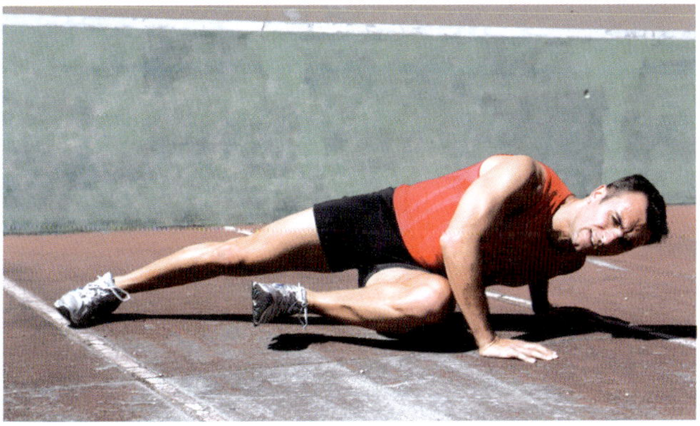

C» Warm-up

B

Dieses Warm-up wird mit einer zehn bis zwanzig Kilo schweren Stange ausgeführt.

ÜBUNG 16

Halten Sie die Stange im Stand mit gestreckten Armen über dem Kopf.

- Führen Sie langsam eine vollständige Kniebeuge aus.
- Versuchen Sie, gut nach hinten zu kippen.

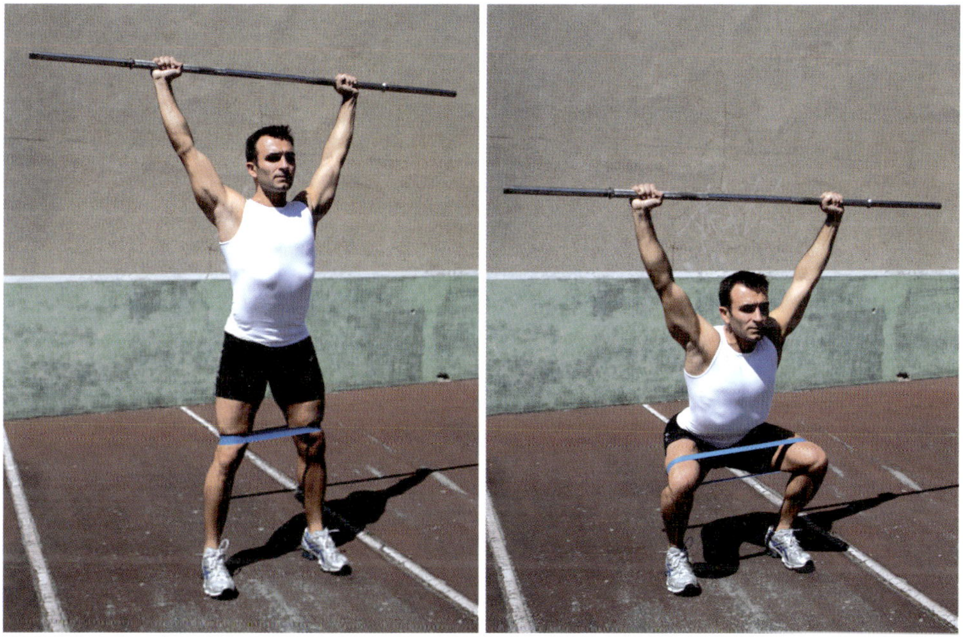

ÜBUNG 17

Halten Sie die Stange im Stand auf Höhe des unteren Endes der Trapezmuskeln, die Füße sind seitlich geöffnet.

- Beugen Sie die Hüfte auf einer Seite.
- In dieser Stellung langsam von rechts nach links gleiten.

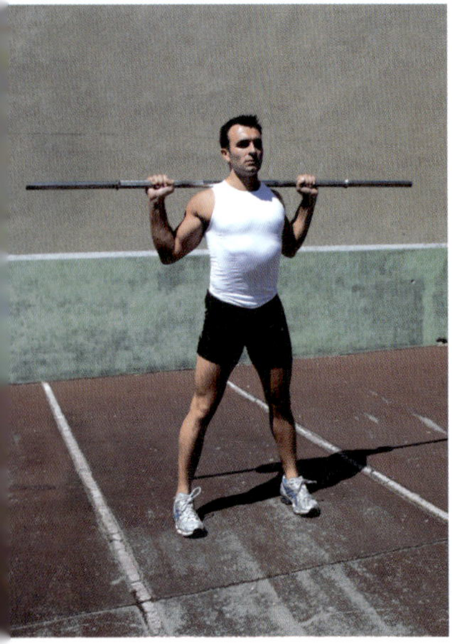

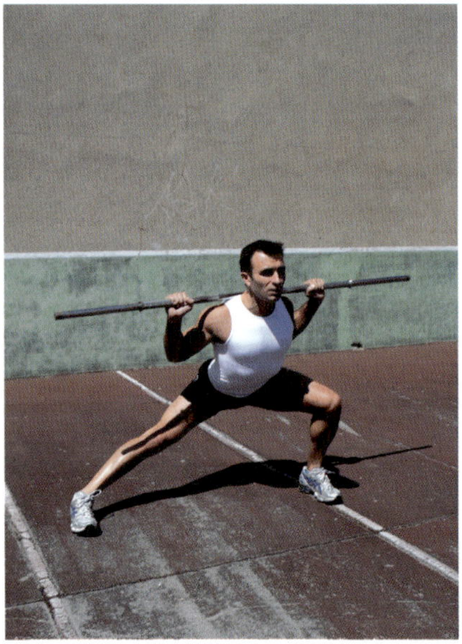

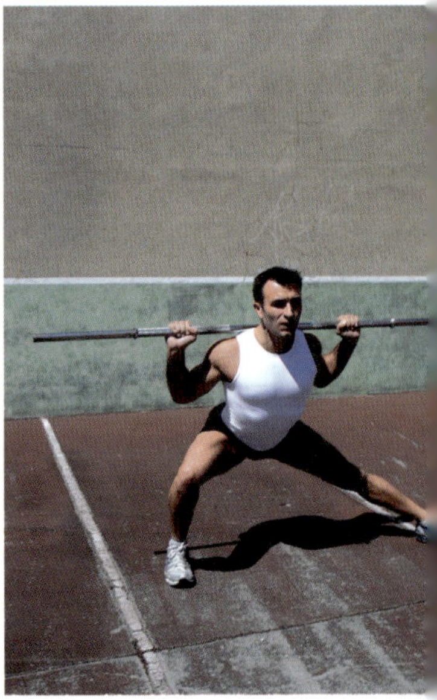

ÜBUNG 18

Halten Sie die Stange im Stand mit gestreckten Armen über dem Kopf.

- Machen Sie einen Ausfallschritt nach hinten. Drehen Sie sich dann zum vorderen Bein hin.
- Links und rechts im Wechsel ausführen.

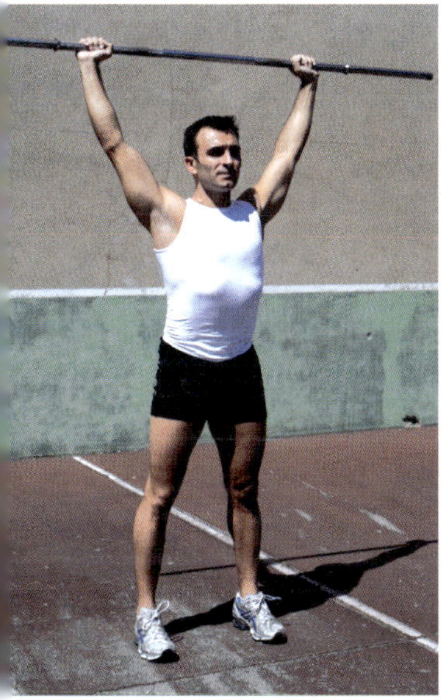

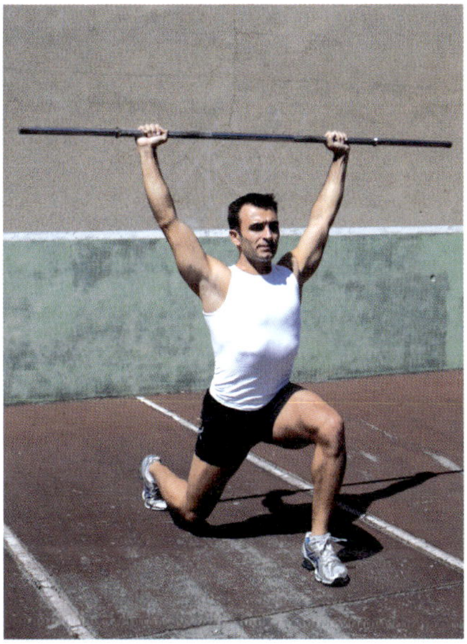

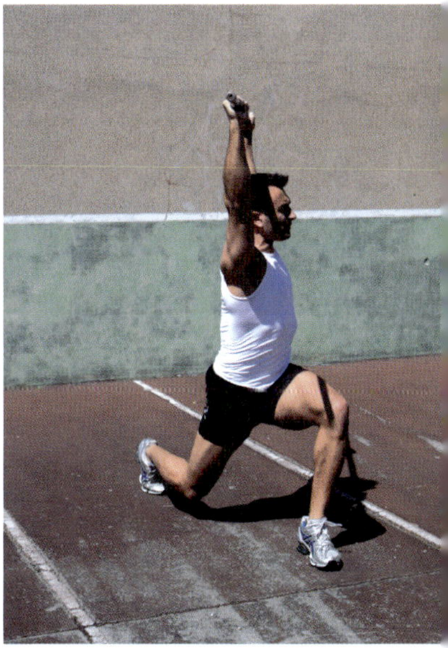

ÜBUNG 19

Halten Sie die Stange im Stand vor sich auf Höhe der Oberschenkel.

- Beugen Sie die Hüften. Kommen Sie langsam nach vorne und unten.
- Behalten Sie im unteren Rücken immer ein Hohlkreuz bei, halten Sie die Beine leicht gebeugt.
- Heben Sie die Stange (durch Zug aus den Ellenbogen) am Körper entlang an und drücken Sie sie nach oben.
- Die Übung wiederholen.

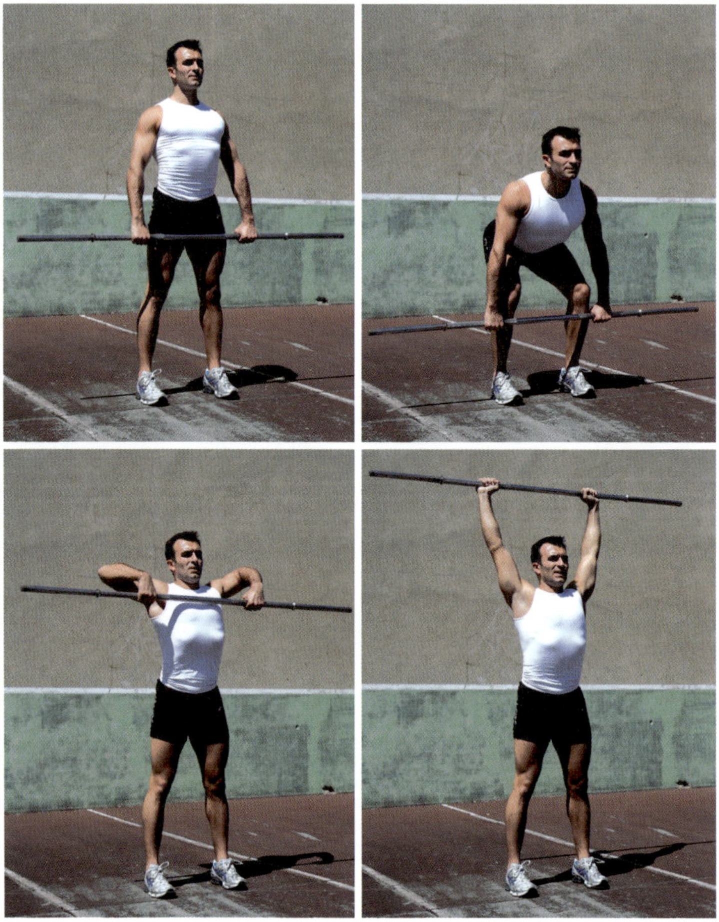

ÜBUNG 20

Der Körper ist in den Hüften gebeugt, im Bereich der Lendenwirbelsäule bildet der Rücken ein leichtes Hohlkreuz.

› Heben und senken Sie die Stange, führen Sie die Bewegung so aus, dass zuerst die Schulterblätter kommen und anschließend die Ellenbogen folgen.

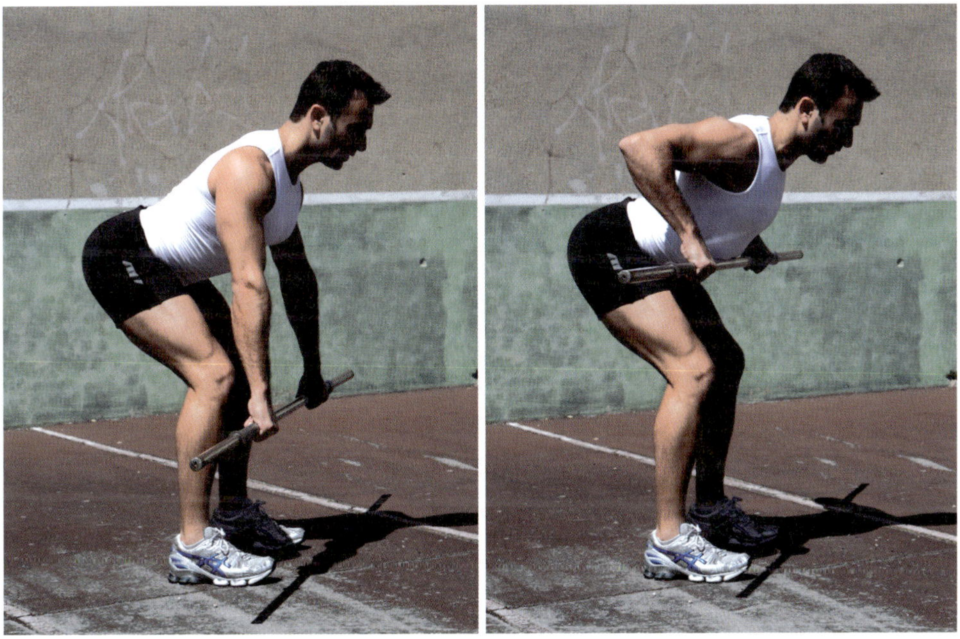

ÜBUNG 21

Im Stand eine vollständige Kniebeuge machen, gleichzeitig die Stange nach vorne drücken.
Die Bewegung soll langsam und kontrolliert erfolgen.

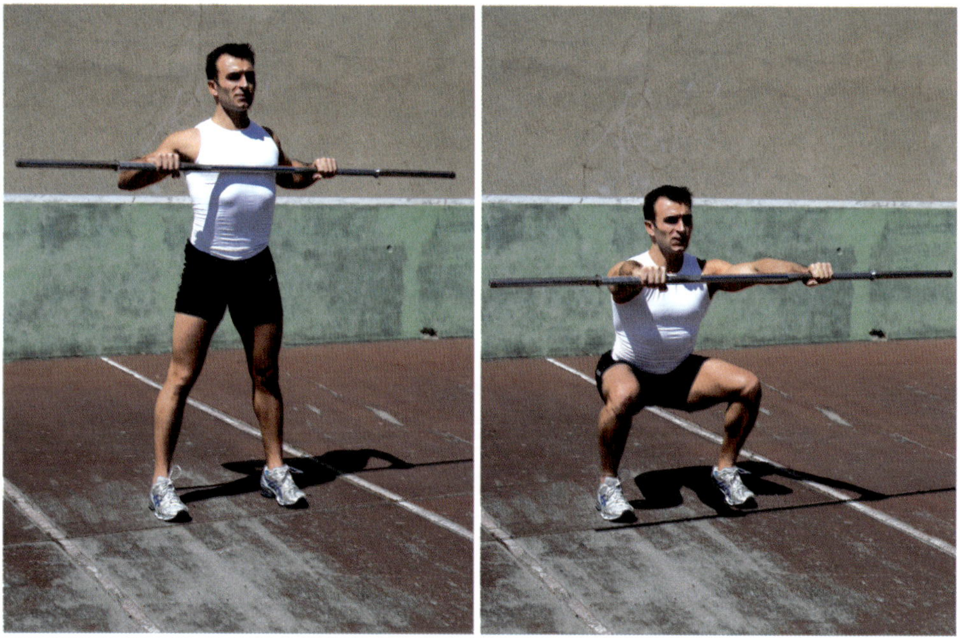

5 Core-Stabilität

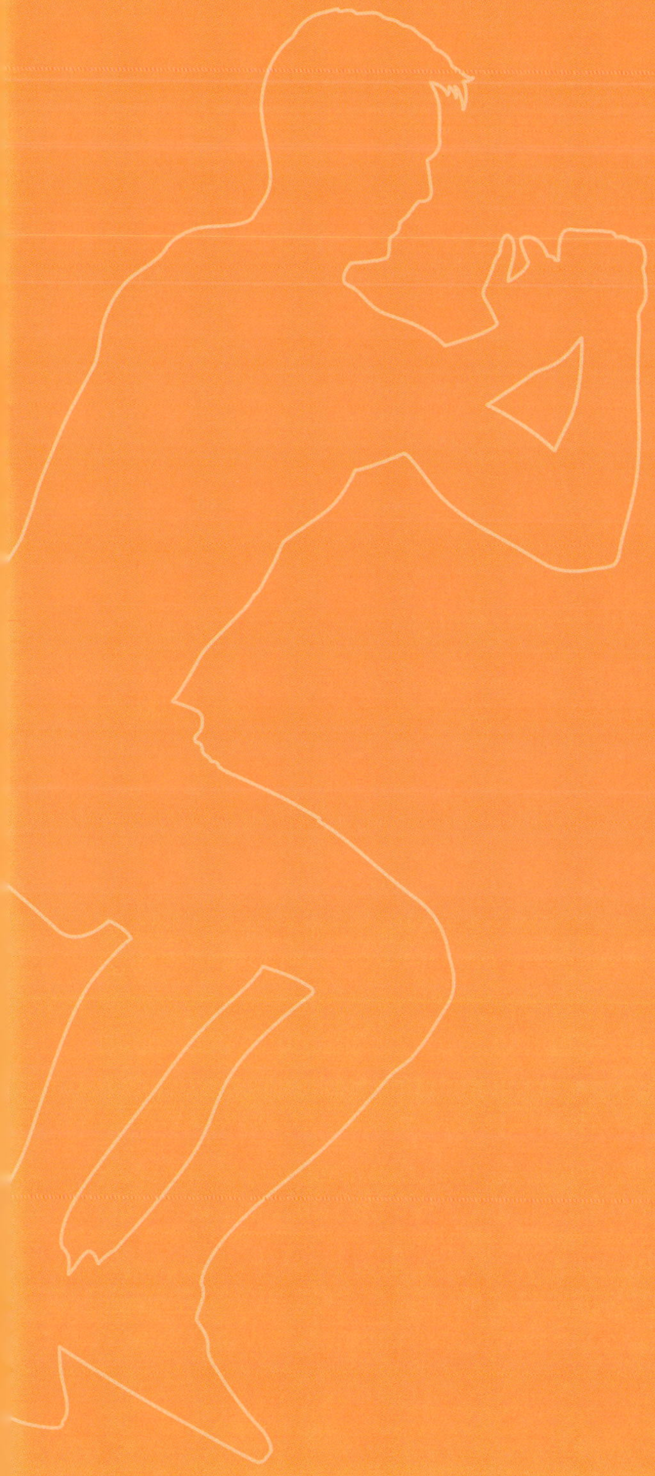

A » Definition

Alle Muskelgruppen sind über Muskelketten miteinander verbunden und organisiert. Diese Muskelketten haben allesamt etwas gemeinsam, nämlich unser Körperzentrum, das im angelsächsischen Sprachraum als »core« bezeichnet wird.

Dieses Körperzentrum stellt den Grundpfeiler dar, über den die oberen und unteren Extremitäten via Muskelketten miteinander in Verbindung stehen. Je stabiler und fester diese Stütze ist, desto besser kann die von Armen und Beinen hervorgebrachte Energie auf den gesamten Körper übertragen werden. Daher könnte man unseren Körper mit dem Rad eines Fahrrads vergleichen: Dessen Mittelpunkt würde durch die Nabe dargestellt, die Speichen würden durch Arme und Beine gebildet.

Stellen Sie sich ein weiteres Bild vor: Sie halten eine Kette an einem Ende und benützen diese Kette nun als Peitsche. Sind alle Kettenglieder aus Stahl, so wird sich die Kraft – und damit die Bewegung –, die Sie auslösen, über die gesamte Kette fortpflanzen. Tauschen Sie hingegen ein oder zwei Kettenglieder durch zwei Gummibänder aus, wird die Bewegung dort enden oder an dieser Stelle zumindest stark gestört sein. Die Bewegung, die durch die Ausgangskraft erzeugt wurde, kann sich nicht fortsetzen.

Genau so ist es auch bei unserem Körper. Wenn Sie sich durch den Impuls beim Start zu einem Kurzstreckenlauf mit Kraft und Explosivität in den Beinen abstoßen, erzeugen Sie eine Kraft, die eine Bewegung nach oben und vorne auslöst. Trifft diese Kraft jedoch, wenn Sie sich durch den ganzen Körper ausbreitet, auf eine Körperzone ohne Spannkraft, wird diese kraftvolle und explosive Bewegung sehr stark vermindert oder kann sogar eine Verletzung verursachen. Besitzen Sie hingegen ein starkes und kraftvolles Körperzentrum, so kann sich die Bewegung explosiv im ganzen Körper ausbreiten.

Manchmal muss man das perfekte Verhältnis zwischen der Geschmeidigkeit von Bambus und der Härte von Eichenholz finden.

Aber wodurch wird dieses »Zentrum« repräsentiert?

Vor noch nicht allzu langer Zeit stellte man sich den Bauch und das Becken als unser Körperzentrum vor. Aus diesem Grund ließen Sportärzte, Sportphysiotherapeuten und Sporttrainer Sit-up-Übungen machen, um insbesondere diesen Bereich zu kräftigen.

Das war jedoch nur eine Teilansicht dessen, wie der Körper funktioniert. Heute wissen wir mehr über die Anatomie und insbesondere auch über die Muskelketten, und dies zeigt uns, dass der Körper als Ganzes funktioniert. Unser Körperzentrum oder unsere Kraftsäule werden durch unser Becken, die Wirbelsäule und den Schultergürtel (oben am Rumpf, wo die Arme ansetzen) repräsentiert.

Je stabiler und kräftiger diese Säule ist, desto besser können Arme und Beine präzise, schnelle, kräftige und vor allem ökonomische Bewegungen ausführen. Leider kann durch zahlreiche Faktoren unsere Säule völlig aus dem Gleichgewicht gebracht werden: durch unseren Lebensstil, Schmerzen oder auch durch die Sportausübung in schlechter Haltung.

B » Die Kraftsäule wieder aufbauen

Wir alle haben drei Krümmungen der Wirbelsäule, die mehr oder weniger ausgeprägt sind. Sie sollten darauf achten, dass diese drei Krümmungen aufrechterhalten bleiben, da es sonst an bestimmten Stellen der Wirbelsäule zu einer Kompression der Bandscheiben kommen kann. Versuchen Sie also weder, diese Krümmungen zu verstärken, noch zu verringern. Man bezeichnet sie auch als neutrale Zone. Der Unterschied zwischen dem Widerstand einer gekrümmten Wirbelsäule und einer geraden Wirbelsäule lässt sich nach der folgenden Formel berechnen:

$$\textbf{Widerstand} = \textbf{(Anzahl Krümmungen)}^2 + 1$$

Eine Wirbelsäule mit drei Krümmungen ist zehnmal widerstandsfähiger als eine Wirbelsäule ohne Krümmung (Flachrücken). Wird die Krümmung in der Lendenwirbelsäule durch eine Rückwärtsneigung (Retroversion) aufgehoben, so entsteht aus einer Wirbelsäule mit drei Krümmungen eine mit nur zwei: Der Widerstand der Wirbelsäule wird also halbiert.

Zur Erinnerung: Die Retroversion des Beckens besteht darin, die Gesäßmuskeln nach vorne zu drücken und das Becken zu »heben«, wodurch die Krümmung in der Lendenwirbelsäule aufgehoben wird. Durch dieses Vorgehen begünstigen viele Trainer die Entstehung von Rückenproblemen, statt diesen Problemen vorzubeugen.

Unsere Wirbelsäule stützt sich auf eine Plattform, die äußerst stabil und zugleich beweglich sein muss: das Becken. Das Becken ist tatsächlich der Ort der Transmission der Energie jeder Bewegung zwischen Rumpf und Beinen. Oben auf diesem Gebäude schließlich befindet sich der Schultergürtel. Er wird von den beiden Schlüsselbeinen, den beiden Schulterblättern und dem Brustbein (Sternum) gebildet. An diesem Gürtel sind die Arme befestigt. Nun spielen die Arme bei jedem Schritt eine wichtige Rolle, da sie es ermöglichen, den ganzen Körper immer wieder ins Gleichgewicht zu bringen. Versuchen Sie einmal, zu laufen und dabei die Arme fest am Körper zu halten, dann werden Sie sofort verstehen, wie wichtig die Arme für das Halten des Gleichgewichts sind.

Auch der Schultergürtel muss stabil und beweglich sein, um eine bessere Krafteübertragung vom Rumpf zu den Armen sowie von den Armen zum Rumpf und zum Becken zu ermöglichen.

Wundern Sie sich nicht, wenn Sie keinen einzelnen Muskel bei seiner Arbeit spüren können. Die Übungen zur Core-Stabilität richten sich an eine Muskelkette, folglich verteilt sich die zum Erhalt der Position erzeugte Muskelkontraktion auf die gesamte Muskelkette. Es ist also unnötig, auf den berühmten Muskelkater der Bauchmuskeln zu warten, den man spürt, wenn man nur diese arbeiten lässt.

Konzentrieren Sie sich vor allem auf eine gute Haltung.

Beispiele für schlechte Haltungen:

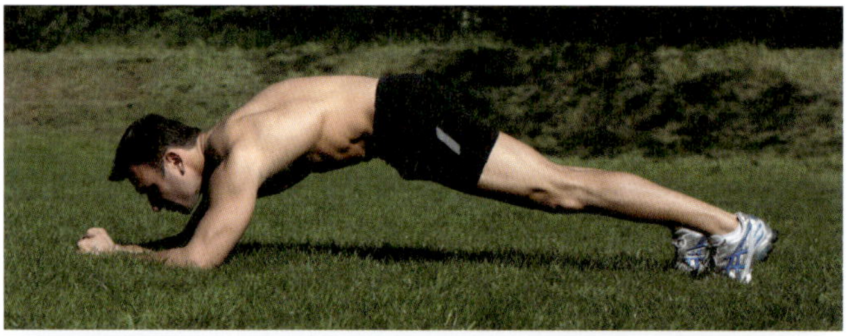

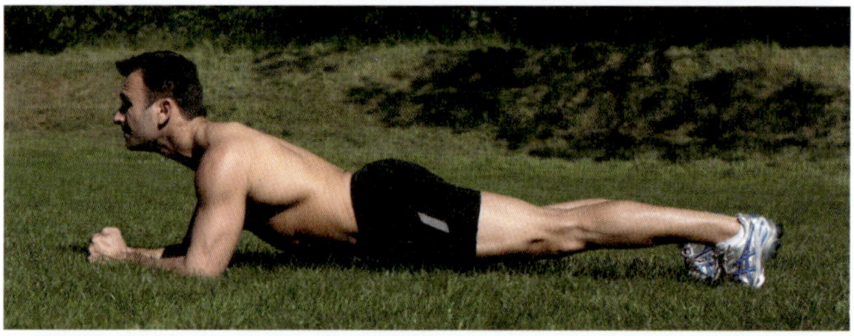

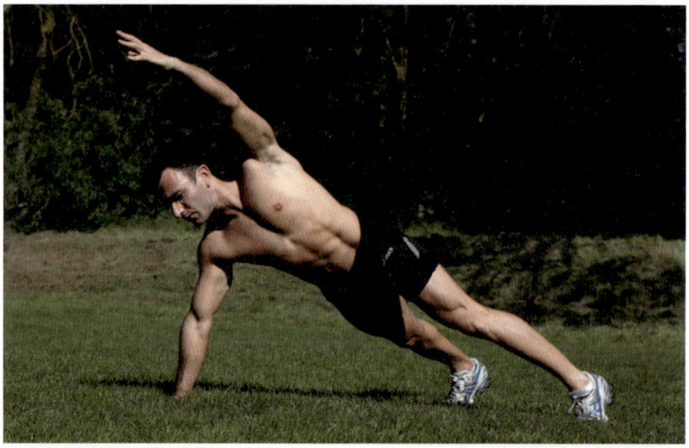

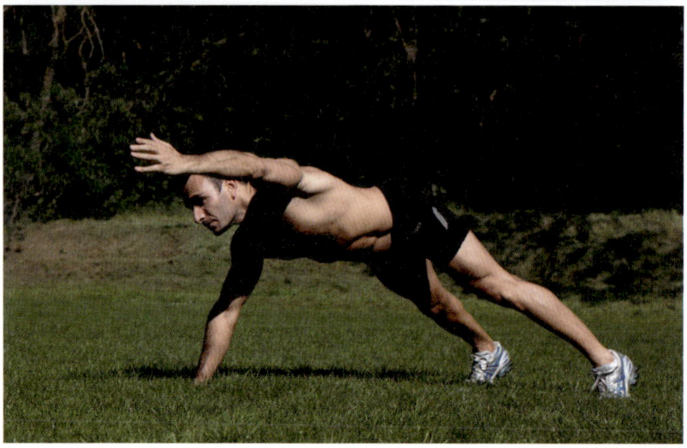

Wie bestimmen Sie den neutralen Bereich Ihrer Wirbelsäule?

Machen Sie im Vierfüßlerstand einen Rundrücken (Katzenbuckel), versuchen Sie anschließend, den Rücken so weit wie möglich nach unten durchzubiegen. Die neutrale Position liegt zwischen diesen beiden Extremen.

Hier nun die acht Merksätze für eine gute Core-Stabilität:

- Bei gerade ausgerichtetem Körper halte ich Kopf, Wirbelsäule, Becken und Beine in einer Linie.
- Ich achte auf die drei Krümmungen meiner Wirbelsäule.
- Ich halte Kopf und Rumpf gerade.
- Der Bauchnabel bleibt eingezogen. Dadurch bleiben bestimmte tiefe Muskeln wie der M. transversus abdominis beansprucht, der für den Körper wie ein natürliches »Mieder« wirkt.
- Ich versuche, immer daran zu denken, mich »größer zu machen«, denn dies gewährleistet eine gute Ausrichtung des Körpers.
- Ich trainiere in Form eines Zirkeltrainings, d.h. die Übungen werden ohne Pause aneinandergereiht.
- Ich achte darauf, dass die Muskelketten gleich stark sind. Es ist wichtig, Übungen für die Körpervorderseite genauso lange durchzuführen wie solche für die Körperrückseite, damit nicht eine Muskelkette kräftiger wird als die andere. Dies gilt ebenfalls für die Übungen für das Seitprofil.
- Ich vergesse das Atmen nicht.

Das Problem der muskulären Amnesie

Als Folge bestimmter schlechter alltäglicher Körperhaltungen oder durch Verletzungen entwickeln bestimmte Muskeln eine Amnesie, was ihre Funktionen betrifft. Grob gesagt erhalten sie nicht mehr genügend elektrische Impulse, um sich wirksam zusammenzuziehen. Es kann auch geschehen, dass sie vom Gehirn »abgeschaltet« wurden, um bei einer Verletzung zu verhindern, dass sich eine Entzündung verschlimmert. Schließlich kann auch ein unausgewogenes Kräfteverhältnis zwischen dem Agonisten und dem Antagonisten ins Spiel kommen.

Unter den Muskeln, die am häufigsten »abgeschaltet« werden, findet man:

- M. transversus abdominis (ein tiefer, quer verlaufender Bauchmuskel unter den oberflächlichen Bauchmuskeln).
- Mm. multifidi (sie stabilisieren die Wirbel).
- Die großen Gesäßmuskeln.
- Die kleinen und mittleren Gesäßmuskeln.
- Die Muskeln des Schultergürtels (zwischen und unter den Schulterblättern).

Da die meisten Übungen zur Core-Stabilität als eine Einheit ausgeführt werden, um eine gesamte Muskelkette zu stabilisieren, ist es häufig erforderlich, spezifische Übungen mit aufzunehmen, um diese Muskeln, die ihr Gedächtnis verloren haben, so zu reaktivieren, dass sie wieder in eine globalere Muskelkette integriert werden. Diese häufig undankbare Arbeit (die Übungen sind wenig spektakulär) ist extrem wichtig – medizinische Studien zeigen, dass die Amnesie dieser Muskeln zum großen Teil für Verletzungen verantwortlich ist, die beim Sport oder im Alltag auftreten können.

Ein Beispiel:

Knieprobleme kommen extrem häufig vor. Schuld daran ist die fehlende Stabilisierung des Kniegelenks auf Höhe der Hüftmuskulatur und vor allem des mittleren Gesäßmuskels. Dieser Muskel hat die Aufgabe, die Adduktion des Knies zu kontrollieren, d.h. die Tatsache, dass Ihr Knie sich bei jedem einzelnen Schritt und im weiteren Sinn bei allen Schritten nach innen bewegt. Leider funktioniert dieser kleine Muskel nicht optimal, was diese Adduktion ebenso begünstigt wie die Entstehung einer Spannung und damit einer Entzündung im Kniegelenk oder im schlimmsten Fall einer Verstauchung oder eines Bänderrisses.

Die Ursachen für die Dysfunktion des mittleren Gesäßmuskels sind vielfältig. Bei einer einfachen Verstauchung des Knöchels etwa schaltet das Gehirn diesen Muskel aus komplexen Gründen ab. Wird keine propriozeptive und muskuläre Neuprogrammierung vorgenommen, sorgt Ihr Körper für Kompensationen durch andere Muskeln, die jedoch weniger wirksam sind.

Ein weiterer Faktor: Wenn Ihre Adduktoren hyperton sind, also sehr fest und hart, bringen sie Ihr Knie in Adduktion und Innenrotation. Der mittlere Gesäßmuskel muss sehr viel arbeiten, um den Adduktoren entgegenzuwirken. Auf Dauer kann dieser kleine Muskel durch diese Aufgabe überfordert werden, und so kommt es zu einer Kontraktur, einer Verkrampfung. Die Funktion dieses Muskels nimmt weiter ab.

Frauen haben eine noch größere Prädisposition für diese Art von Problemen, da ihr Becken, um eine Entbindung zu erleichtern, breiter und weiter geöffnet ist als das des Mannes. Der Winkel des Oberschenkels ist im Verhältnis zum Knie bei der Frau größer als beim Mann. Diese Besonderheit bleibt nicht folgenlos, insbesondere beim Gehen und im größeren Zusammenhang bei der Verletzungsinzidenz. Daher neigen Frauen stärker als Männer zu Knieverletzungen. Diese besondere anatomische Struktur, in Kombination mit einer größeren Schlaffheit des Gelenks, führt nämlich zu Schwachstellen, an denen die Belastung kumuliert, die durch die Stoßwelle bei jedem Schritt oder jeder Bewegung erzeugt wird.

D » Der Beckenboden

Auch der Beckenboden sollte trainiert werden, da er, besonders bei körperlicher Aktivität, während des Tages sehr starkem Druck durch die Organe und den Darm ausgesetzt ist. Bei Frauen ist diese Zone noch problematischer, insbesondere nach einer Entbindung, da die Muskeln dabei vollständig entspannt und überdehnt wurden, um die Beckenbewegungen für die Geburt zu begünstigen. Die Rehabilitation dieses Bereichs dauert mehrere Monate und darf nicht auf die leichte Schulter genommen werden, weder hinsichtlich der Leistungsfähigkeit noch und vor allem in Bezug auf die allgemeine Gesundheit.

Wenn Sie die Core-Stabilität trainieren, ohne diese Zone zu berücksichtigen, verlieren Sie Zeit und Effizienz.

Eine gute Möglichkeit zum Training dieser Zone ist es, so zu tun als wollten Sie beim Urinieren den Harnstrahl mittendrin anhalten!

Versuchen Sie, diese Technik bei allen Übungen zur Core-Stabilität und sogar bei den plyometrischen Übungen anzuwenden, wenn Sie genügend Muskelkontrolle entwickeln können.

Statische und dynamische Core-Stabilität

Dieser Begriff ist fundamental, denn viel zu oft wird das Core-Training falsch verstanden und dann auch falsch unterrichtet und/oder praktiziert.

Man muss sich darüber klar werden, dass der Sportler beim Core-Training nicht davon ausgehen darf, dass die Muskelkraft in den trainierten Muskeln zunimmt.

Ziel ist es, dieses Wissen auf alle Bewegungen bei der Sportausübung zu übertragen. Deshalb spreche ich in diesem Zusammenhang von »passiver« und »dynamischer« Core-Stabilität.

Der Sportler kann eine »hohe« Körperposition beibehalten, in der er versucht, größer zu werden. Das heißt nicht, dass er die ganze Zeit über in dieser Position bleiben soll. Es bedeutet einfach, dass er diese Position sofort einnehmen können soll, sobald dies nötig ist, um in seinen Bewegungen effizienter zu werden und Verletzungen zu vermeiden.

F» Beispiele für Übungsprogramme zum Core-Training

Alle Übungen werden nacheinander in Form eines Zirkeltrainings ausgeführt. Anfangs werden die Positionen nur kurz gehalten, später verlängern Sie diese Zeit. Am wichtigsten ist Ihre Haltung. Abgesehen davon, dass Sie überall spüren, dass Ihre Muskeln arbeiten, sollten die folgenden Übungen nicht schmerzhaft sein. Wäre dies der Fall, würd es bedeuten, dass ein Übungselement falsch durchgeführt wurde oder dass Sie sich in einer schlechten Haltung befanden. Zögern Sie nicht, sich zu filmen und Ihre Haltung mit meiner zu vergleichen. Manchmal ist der Unterschied zwischen dem, wie man seinen Körper empfindet, und der Realität sehr groß. Manche nehmen sogar »katastrophale« Haltungen an und haben dennoch das Gefühl, »aufrecht« zu sein.

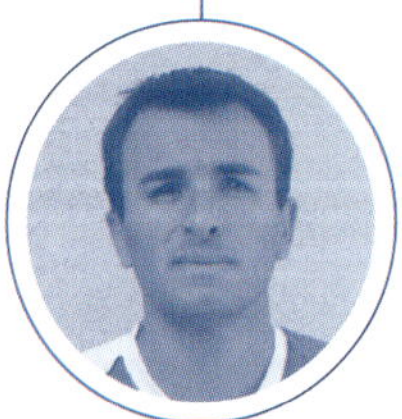

»Abgesehen davon, dass Sie überall spüren, dass Ihre Muskeln arbeiten, sollten die folgenden Übungen nicht schmerzhaft sein.«

Beispiel eines Grundprogramms

	Übung	Dauer	Ausführung	Erholungsphase	Übungsreihen
22	M. transversus abdominis, Gesicht zum Boden	5 s	Langsam, bei Kontraktion des Beckenbodens ausatmen	2 oder 3 s	5
24	M. transversus abdominis im Vierfüßlerstand	5 s	Leichtes Hohlkreuz beibehalten, Bauchnabel zur Wirbelsäule ziehen, Beckenboden anspannen.	2 oder 3 s	5
25	Aktivierung des kleinen und mittleren Gesäßmuskels 1	5 s	Lendenregion soll sich nicht bewegen, Bauchnabel zur Wirbelsäule ziehen, Beckenboden anspannen	5 s	5 x rechts und 5 x links
32	»Fantastische« Übungen	Zwischen 20 und 30 s	Perfekte Haltung	Keine	2

Beispiel eines fortgeschrittenen Übungsprogramms

	Übung	Dauer/Häufigkeit	Ausführung	Erholungsphase	Übungsreihen
24	M. transversus abdominis im Vierfüßlerstand	5 s	Leichtes Hohlkreuz, Bauchnabel zur Wirbelsäule, den Beckenboden anspannen	2 oder 3 s	5
26	Kleiner und mittlerer Gesäßmuskel 2	10 Wiederholungen. Position halten	Groß werden, Beckenboden anspannen	Keine, abwechselnd mit folgender Übung	2
33	»Fantastische« Übungen, fortgeschrittene Version	30 bis 45 s	Perfekte Haltung	Keine. Im Wechsel mit Übung 2 am Ende des Trainingszirkels	2 oder 3
28	Großer Gesäßmuskel 1	10 Wiederholungen	Langsame, aber maximale Kontraktion, das Gesäß gut anspannen	Keine. Abwechselnd links/rechts üben	2
30	Schultergürtel 1	10 Wiederholungen	Langsame Kontraktion. Gut mit den Muskeln zwischen den Schulterblättern arbeiten	10 s	2

Beispiel eines fortgeschrittenen Übungsprogramms bei guter Core-Stabilität

	Übung	Dauer/Häufigkeit	Ausführung	Erholungsphase	Übungsreihen
27	Kleiner und mittlerer Gesäßmuskel 3	Bei jeder Wiederholung 3 s halten	Machen Sie sich groß. Beckenboden anspannen.	Keine. Im Wechsel mit der folgenden Übung	Als Zirkeltraining mit folgender Übung
30	Schultergürtel 1	10 Wiederholungen	Langsame Kontraktion. Muskeln zwischen den Schulterblättern!	Keine. Im Wechsel mit der folgenden Übung	Als Zirkeltraining mit folgender Übung
34	Fantastische Superübungen	10 Wiederholungen auf jeder Seite/in jeder Position	Perfekte Haltung	Keine. Im Wechsel mit der folgenden Übung	Als Zirkeltraining mit folgender Übung
35	Skipping mit Gymnastikball	8 Wiederholungen rechts/links	Langsame/maximale Kontraktion, Gesäß gut anspannen	Keine. Im Wechsel mit der folgenden Übung	Als Zirkeltraining mit folgender Übung
38	Boxen vom Gymnastikball aus	6 Wiederholungen rechts/links	Langsame/maximale Kontraktion, Gesäß gut anspannen	Keine. Im Wechsel mit der folgenden Übung	Als Zirkeltraining mit folgender Übung
39	Pendelbewegungen in der Vertikalen	6 Wiederholungen rechts/links	Langsame/maximale Kontraktion, Gesäß gut anspannen	2 min	Zirkeltraining noch einmal vorne beginnen

G » Übungen zur Core-Stabilität

Für die Durchführung der Übungen reicht eine Matte. Trainingsmaterial wie ein Gummiband, ein Gymnastikball, ein Gummiband mit Handgriff und ein Medizinball können beim Core-Training und bei den plyometrischen Übungen verwendet werden, um die Effizienz Ihres Trainings zu erhöhen.

Behalten Sie immer im Kopf, dass eine Übung Dutzende von Variationsmöglichkeiten hat. Ich stelle Ihnen hier die Varianten vor, mit denen ich bei meinen Schülern oder in meinem eigenen Training erfolgreich arbeite.

1 » Übungen für einzelne Muskeln und deren Aktivierung

ÜBUNG 22

M. TRANSVERSUS ABDOMINIS, MIT DEM GESICHT ZUM BODEN

In Bauchlage, die Stirn auf den Händen, ziehen Sie Ihren Nabel ein, als wollten Sie ihn gegen die Wirbelsäule drücken.

- Atmen Sie während der gesamten Bewegung aus.
- Spannen Sie den Beckenboden an.
- Im Brustkorb darf keine Bewegung stattfinden.

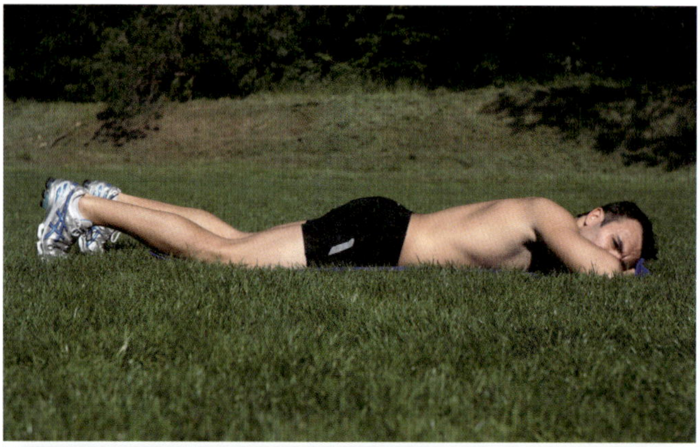

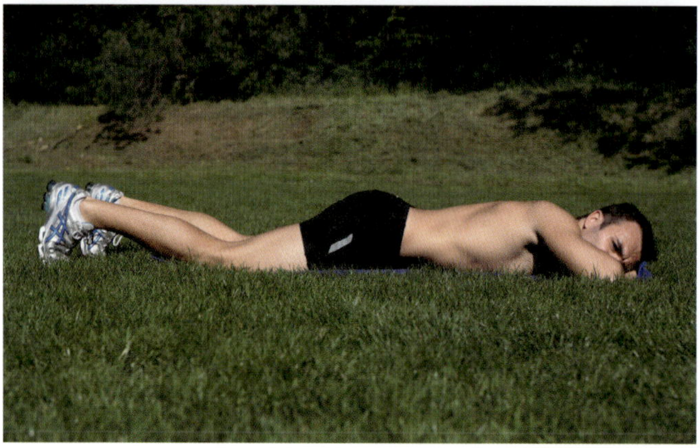

ÜBUNG 23

M. TRANSVERSUS ABDOMINIS, IN SEITLAGE

In Seitlage, den Kopf auf einem am Boden ausgestreckten Arm, die Beine sind angebeugt.

- Lassen Sie Ihren Bauch entspannt. Ziehen Sie dann den Bauchnabel so stark wie möglich ein, atmen Sie dabei aus, und spannen Sie den Beckenboden an.
- Im Brustkorb darf keine Bewegung stattfinden.
- Nicht vergessen, die Übung rechts und links auszuführen.

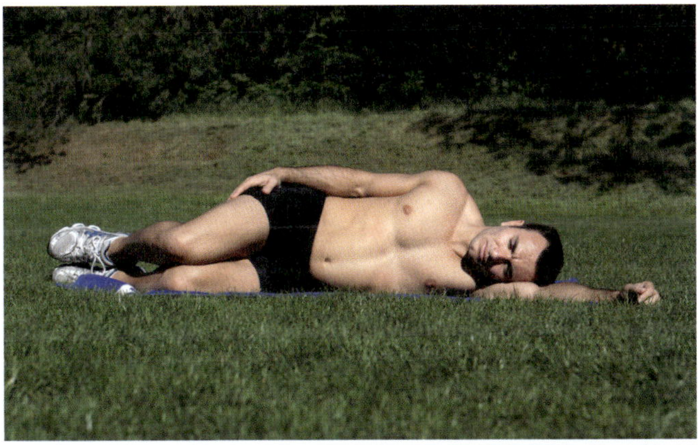

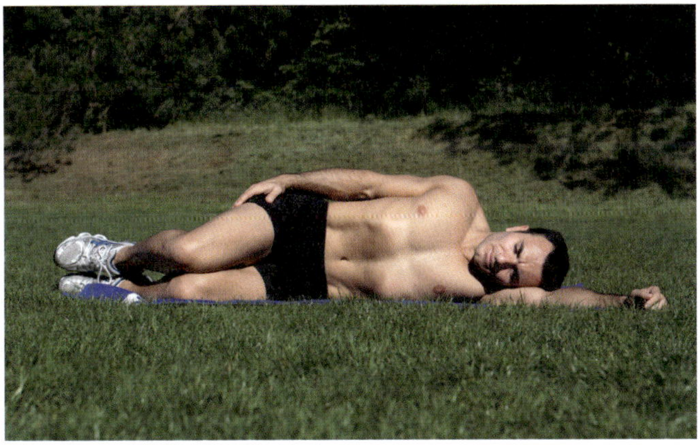

ÜBUNG 24

M. TRANSVERSUS ABDOMINIS, IM VIERFÜSSLERSTAND

Im Vierfüßlerstand, die Wirbelsäule in neutraler Position (leichtes Hohlkreuz im Lendenbereich).

- Ziehen Sie den Bauchnabel ein, spannen Sie dabei den Beckenboden an und atmen Sie aus.
- Im Brustkorb oder Becken darf keine Bewegung stattfinden

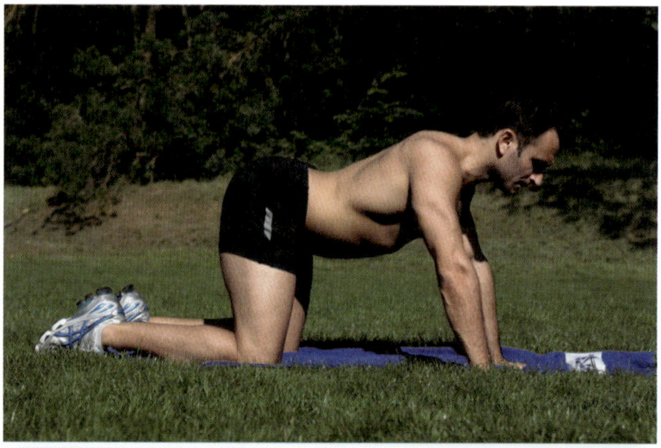

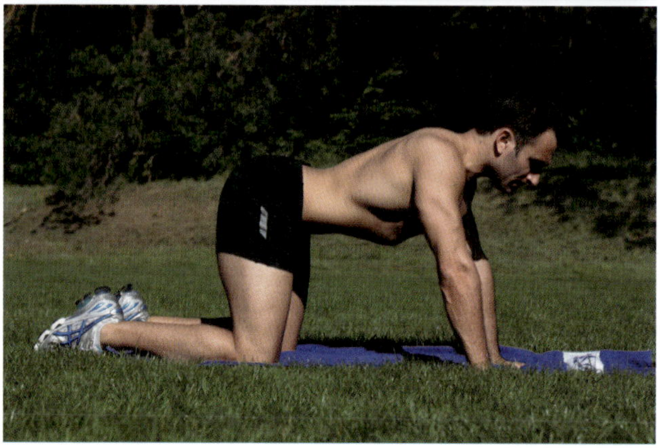

ÜBUNG 25

AKTIVIERUNG DES MITTLEREN UND KLEINEN GESÄSSMUSKELS 1
In Seitlage. Die Knie sind gebeugt, die Fersen liegen in Verlängerung des Gesäßes.

- Heben Sie das Knie des oberen Beins, ohne dabei das Becken oder die Wirbelsäule zu bewegen.
- Die Wiederholungen langsam ausführen, dann das Bein wechseln. Sie müssen nicht versuchen, das Knie sehr hoch zu heben.
- Bei jeder Wiederholung den Bauchnabel einziehen, dabei den Beckenboden anspannen.

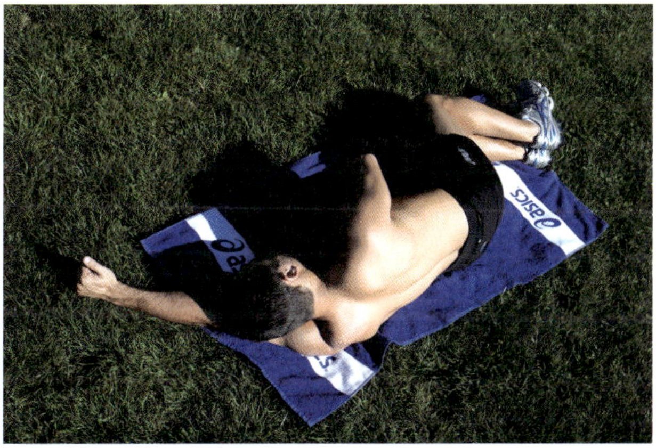

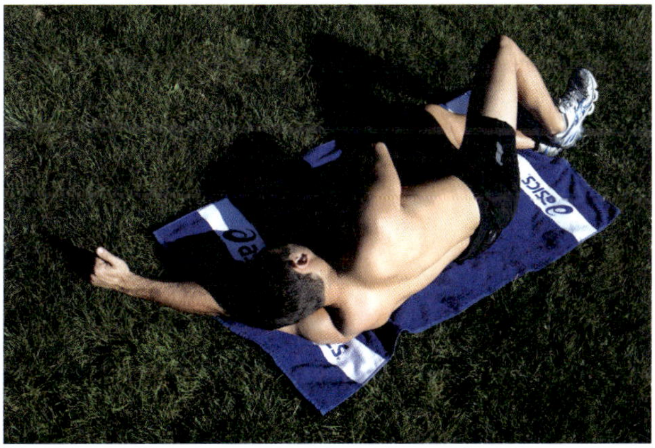

ÜBUNG 26

AKTIVIERUNG DES MITTLEREN UND KLEINEN GESÄSSMUSKELS 2

Im Stand, mit einem Gummiband über den Knien, die Beine sind weit geöffnet.

- Beugen Sie sich leicht in Hüften und Knien.
- Ein Knie sanft nach innen gleiten lassen.
- Das Knie durch Drücken nach außen in die Ausgangsposition zurückbringen.
- Zehn Mal im Wechsel rechts und links üben.

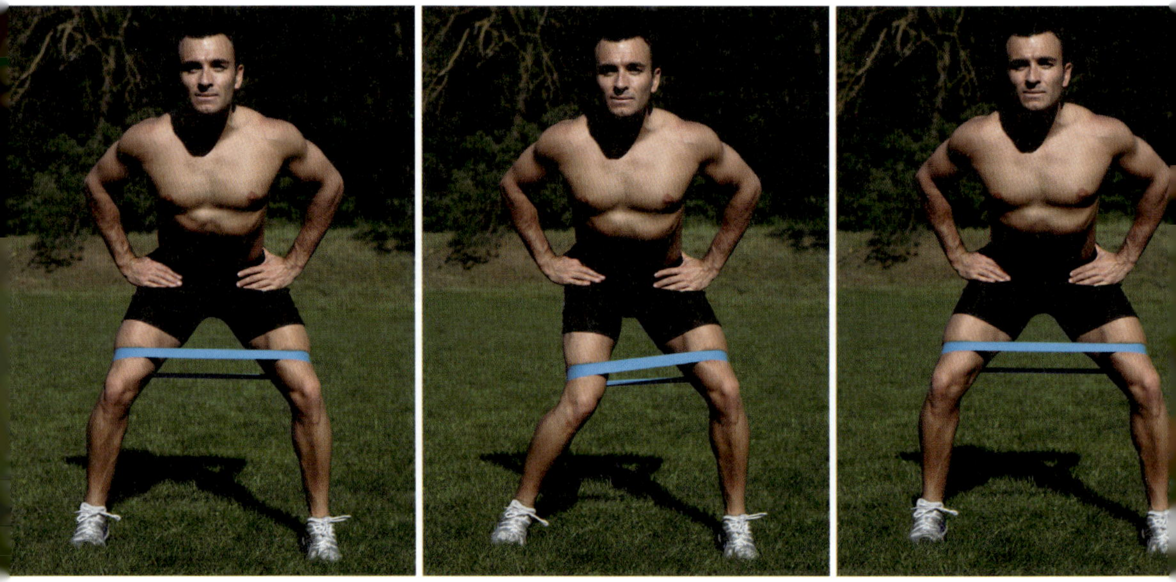

ÜBUNG 27

AKTIVIERUNG DES MITTLEREN UND KLEINEN GESÄSSMUSKELS 3

Im Stand, ein Gummiband über den Knien, Beine weit geöffnet.

- Stehen Sie auf einem Bein im Gleichgewicht. Drücken Sie das gestreckte andere Bein nach hinten und leicht zur Seite.
- Zehn Wiederholungen ausführen, dabei versuchen, das Bein zwischendurch nicht abzustellen.
- Machen Sie sich vom Becken bis zum Scheitel lang.

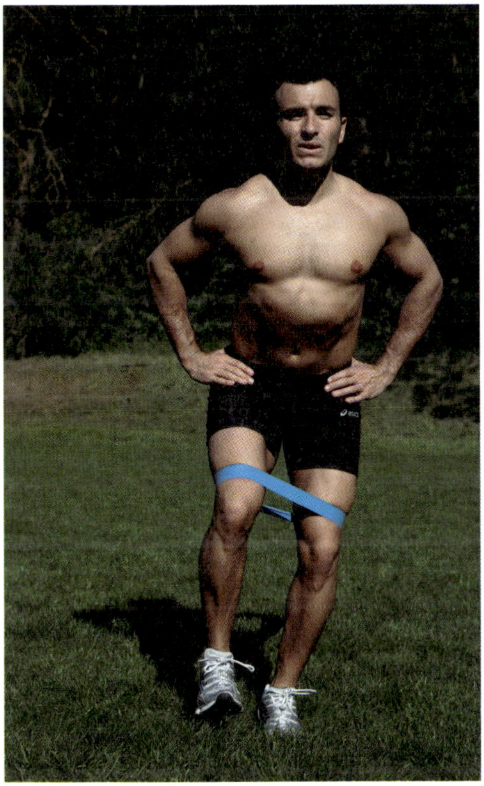

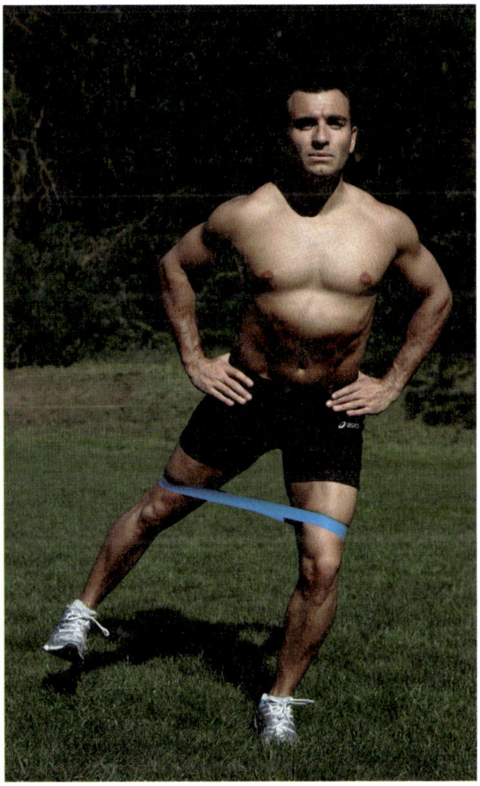

ÜBUNG 28

AKTIVIERUNG DES GROSSEN GESÄSSMUSKELS 1

In Rückenlage, der Unterbauch ist eingezogen.

- Bringen Sie ein Knie zur Brust, das andere Bein ist angebeugt.
- Heben Sie das Becken so hoch wie möglich, achten Sie dabei darauf, den Unterbauch eingezogen zu halten, beide Beckenkämme sollen auf einer Höhe sein.
- Heben Sie die Zehen des Standbeins an, da so eine bessere Kontraktion der Gesäßmuskeln ermöglicht wird. Die Übung kann statisch oder dynamisch ausgeführt werden.
- Das Bein wechseln.

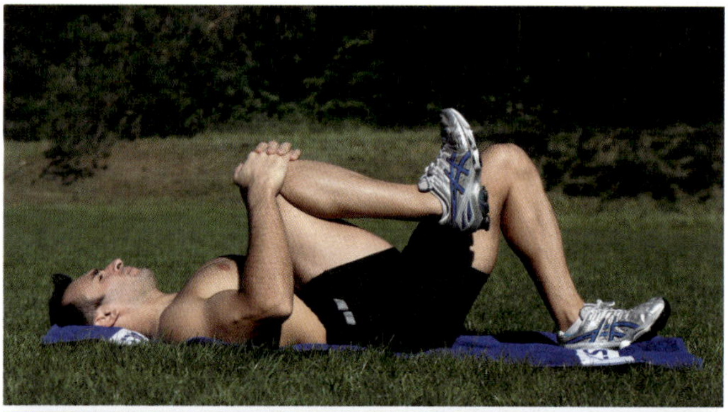

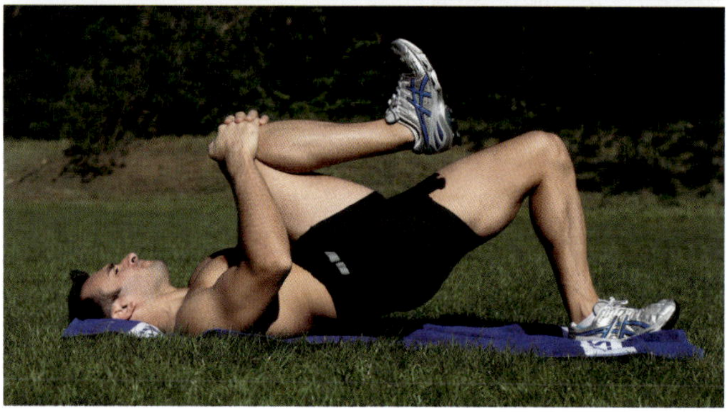

ÜBUNG 29

AKTIVIERUNG DES GROSSEN GESÄSSMUSKELS 2

Mit einem Gummiband oberhalb der Knie im Vierfüßlerstand.

- Im Lendenwirbelbereich das normale Hohlkreuz beibehalten, den Beckenboden anspannen, den Bauchnabel einziehen. Ein Bein nach hinten strecken, ohne zu versuchen, es hoch zu heben.
- Versuchen Sie nicht, die Ferse hoch zu heben, sondern versuchen Sie, vom Scheitel bis zur Ferse lang zu werden.
- Rechts und links im Wechsel üben.

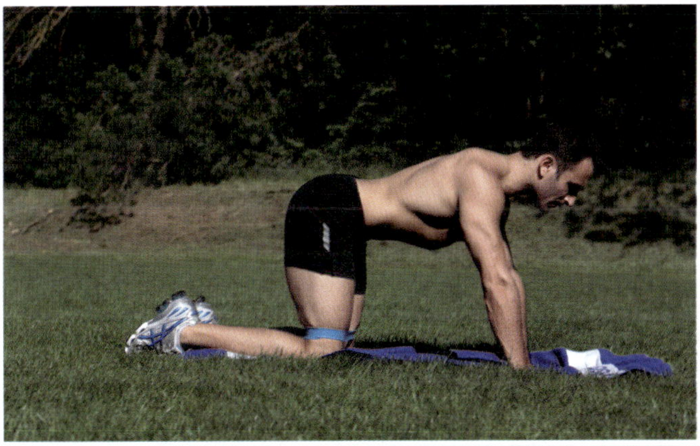

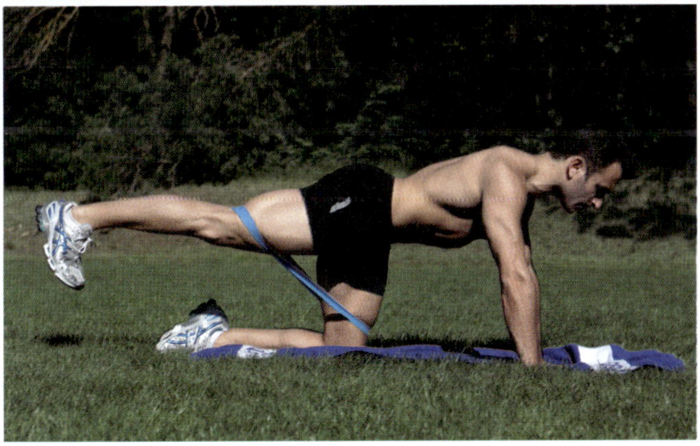

ÜBUNG 30

AKTIVIERUNG DES SCHULTERGÜRTELS 1

Im Stand, Gesäß, Rücken und Kopf gegen eine Wand gelehnt.

- Die Füße stehen ca. 20 cm vor der Wand.
- Drücken Sie Arme und Hände gestreckt senkrecht nach oben gegen die Wand.
- Ziehen Sie die Ellenbogen langsam nach unten, die Hände und Unterarme lassen Sie dabei gegen die Wand gedrückt.
- Versuchen Sie, »Ihre Schulterblätter in die Hosentaschen zu stecken«.
- Langsam wieder nach oben kommen, wenn Sie Ihre Grenze erreichen.
- Wiederholen.

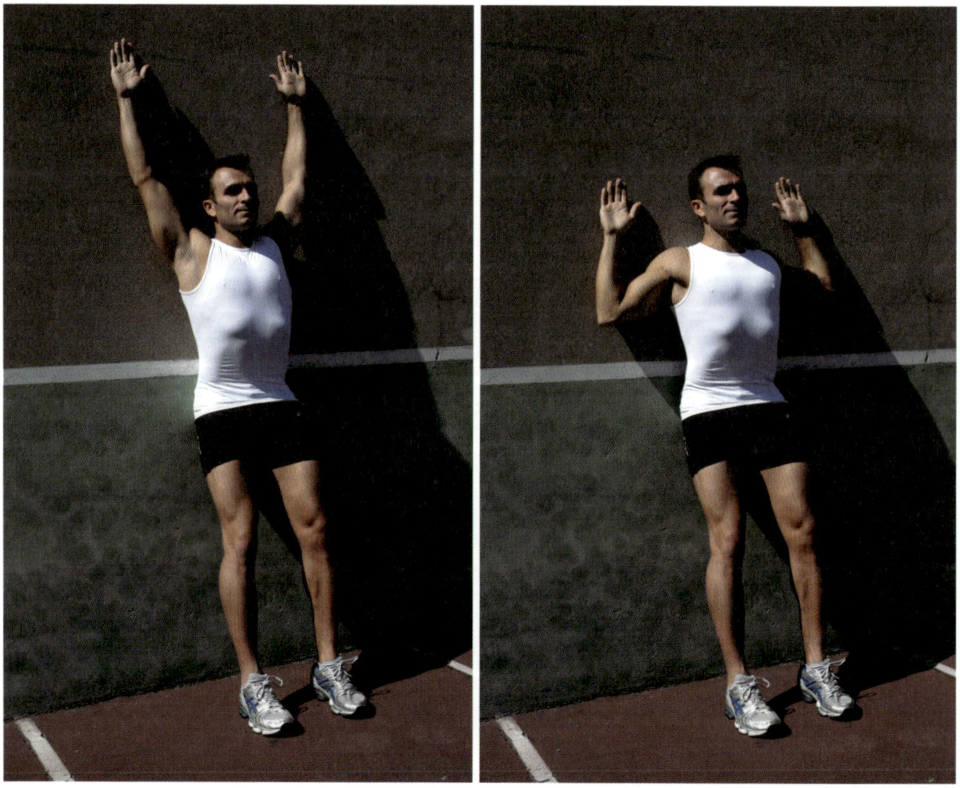

ÜBUNG 31

AKTIVIERUNG DES SCHULTERGÜRTELS 2

Die gleiche Übung wie die vorherige, nun mit einem Gummiband in den Händen. So wird der Schultergürtel anders beansprucht.

› Zehn Wiederholungen ausführen.

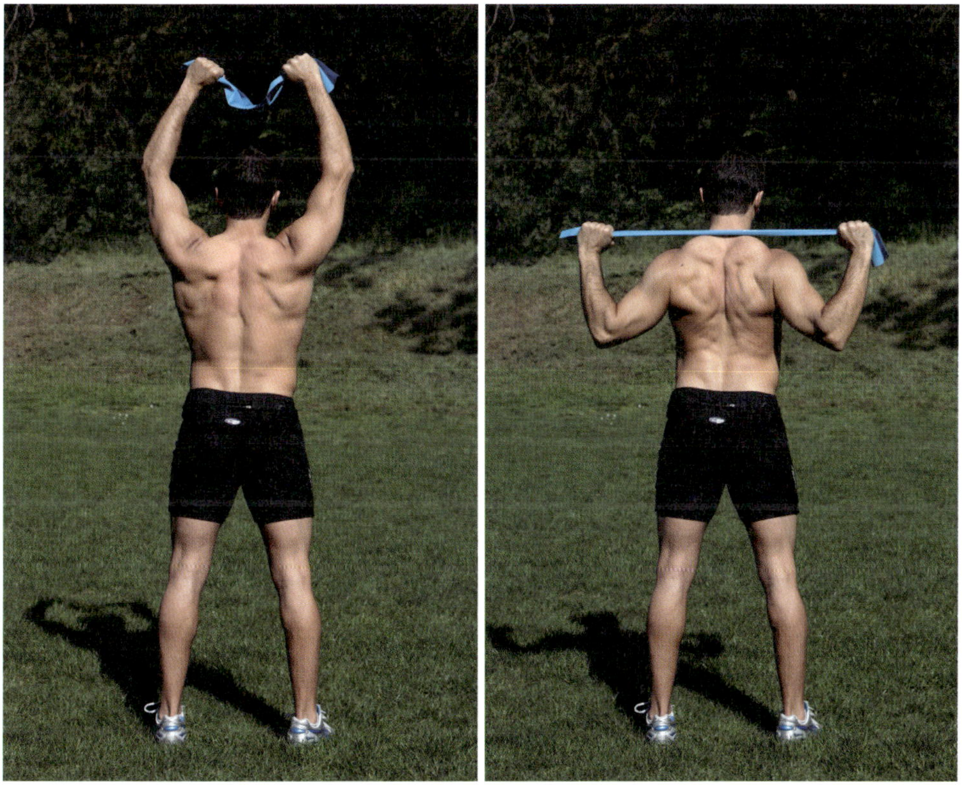

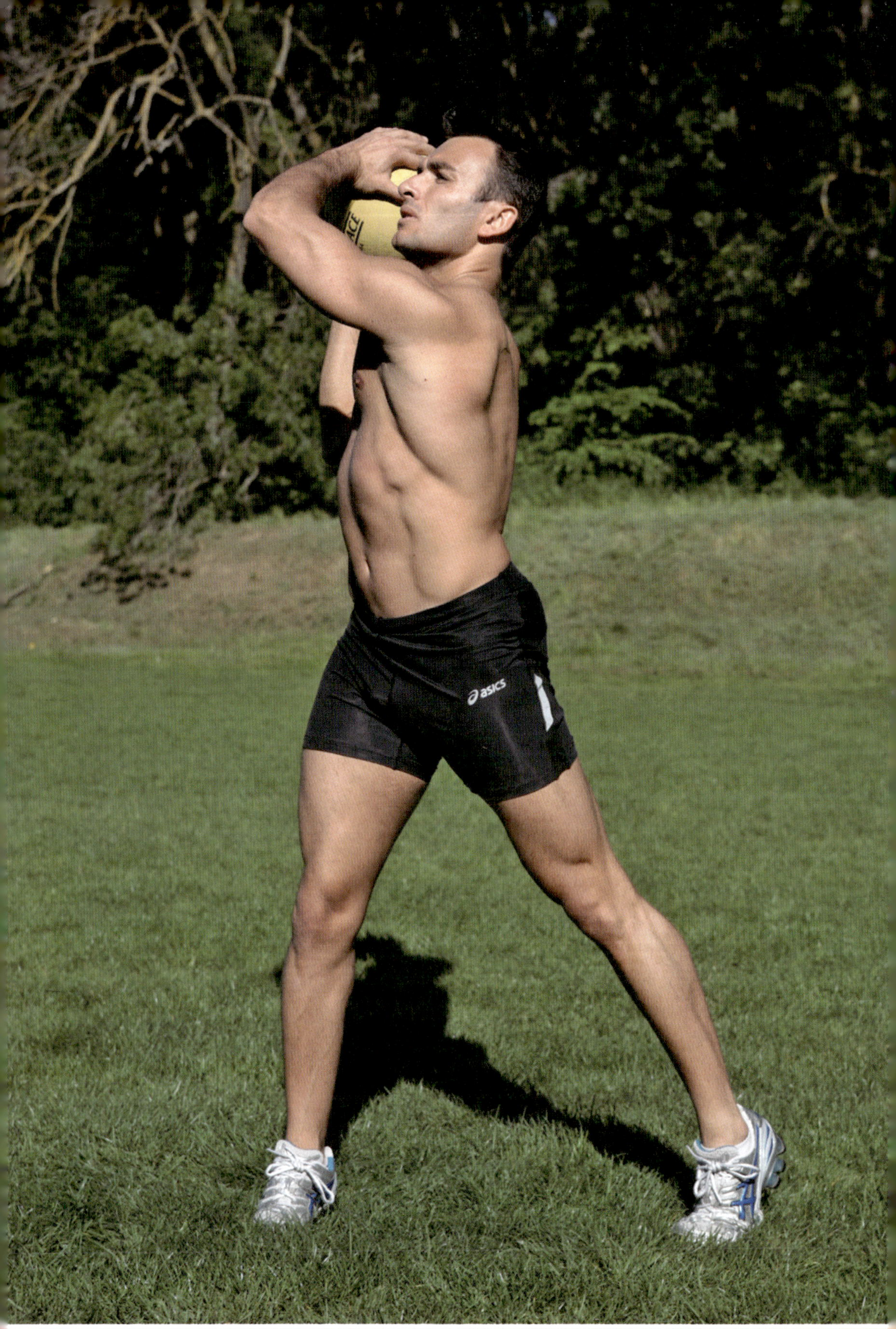

2 » Die Grundübungen zur Core-Stabilität

Ich habe diesen Übungen die »Fantastischen« genannt. Zum einen, weil sie ein Eckpfeiler aller von mir vorgeschlagenen Übungsprogramme bilden, zum anderen aber auch deshalb, um daran zu erinnern, dass sie immer zusammen und stets in Form eines Zirkeltrainings auszuführen sind.

ÜBUNG 32

DIE »FANTASTISCHEN« ÜBUNGEN

- In Bauchlage, das Gesicht zum Boden. Stützen Sie sich nun auf die Unterarme, indem Sie das Becken heben und sich auf die Knie (leicht) oder auf die Füße (fortgeschritten) stützen.
  Kopf, Wirbelsäule, Becken und Beine sollen eine Linie bilden (stellen Sie sich vor, dass jemand am Scheitel an Ihren Haaren zieht).
- In Seitlage, auf einen Unterarm gestützt, heben Sie das Becken. Dabei stützen Sie sich auf ein Knie (leicht) oder die Füße (fortgeschritten). Denken Sie daran, den Körper in einer Linie zu halten.
- Schließlich gehen Sie in die Rückenlage, die Beine sind angebeugt. Spannen Sie die Gesäßmuskeln an, um Ihr Becken zu heben (dies gilt für alle Schwierigkeitsgrade – die Muskelkette ist häufig bei jedem zu schwach).

Am wichtigsten ist, dass Sie im Bereich der Lendenwirbelsäule immer ein leichtes Hohlkreuz beibehalten (Neutralstellung des Beckens), den Bauchnabel einziehen und dabei die Muskeln des Beckenbodens anspannen.

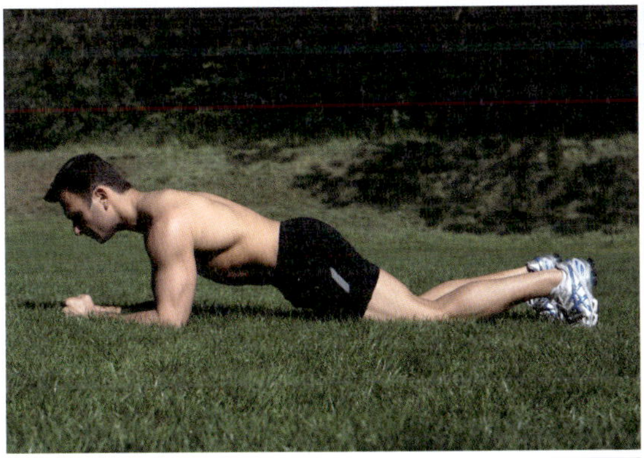
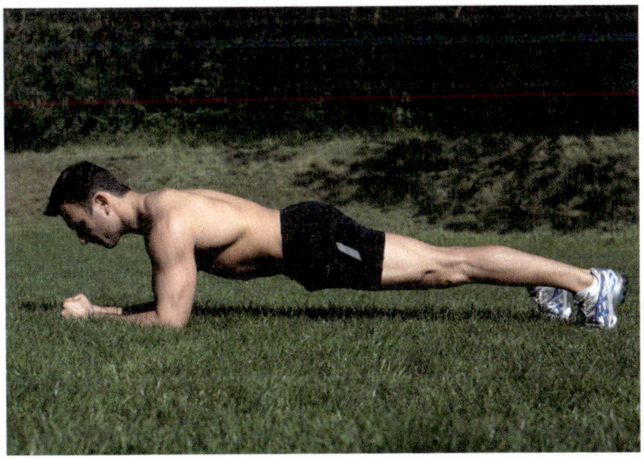
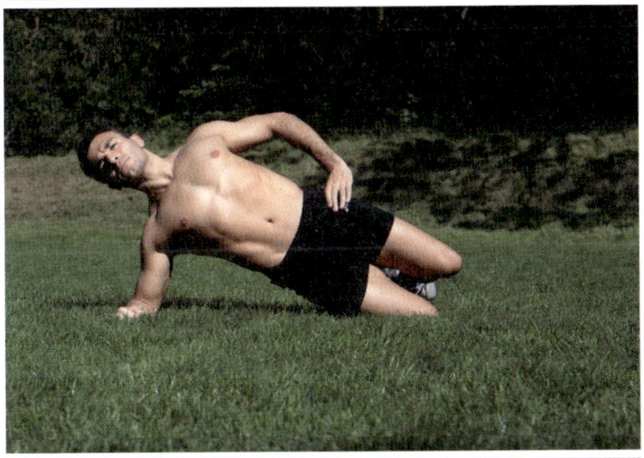
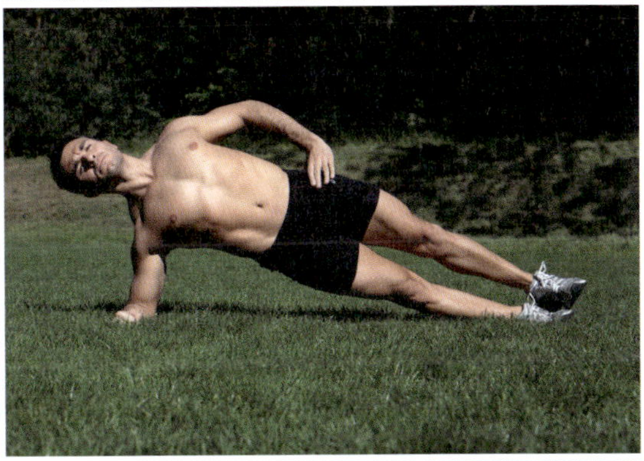
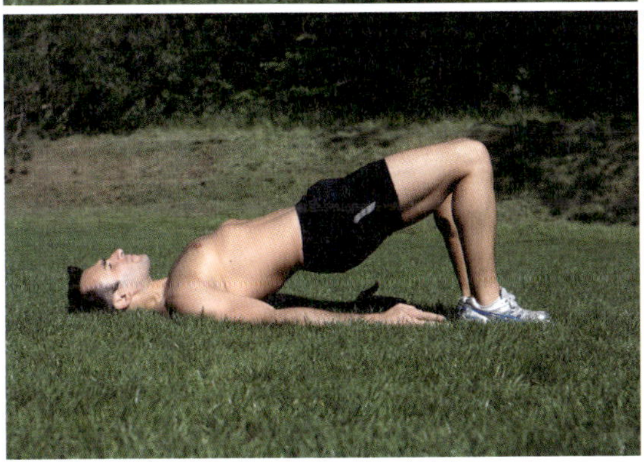
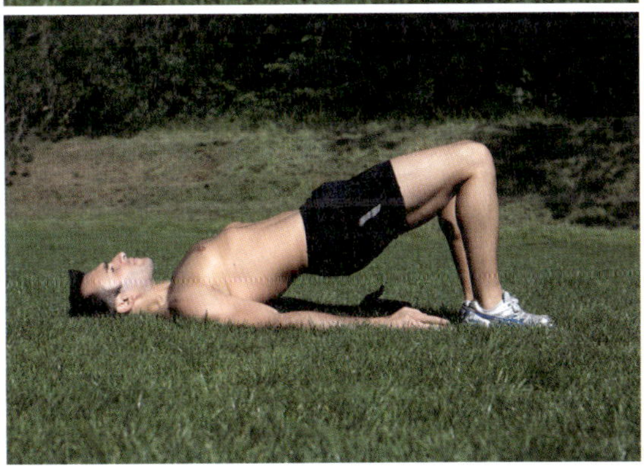

ÜBUNG 33

DIE »FANTASTISCHEN« ÜBUNGEN FÜR FORTGESCHRITTENE

- In Bauchlage, das Gesicht zum Boden. Stützen Sie sich nun auf die Hände, indem Sie das Becken heben und sich auf die Knie (leicht) oder auf die Füße (fortgeschritten) stützen. Strecken Sie nun einen Arm nach vorne, Daumen nach oben. Achten Sie darauf, dass Ihr Becken unbeweglich bleibt und dass in Ihrem Körper – als Säule der Kraft – auch sonst keine weitere Bewegung stattfindet.
  Kopf, Wirbelsäule, Becken und Beine sollen eine Linie bilden (stellen Sie sich vor, dass jemand am Scheitel an Ihren Haaren zieht).
- In Seitlage, auf einen Unterarm gestützt, heben Sie das Becken. Dabei stützen Sie sich auf ein Knie (leicht) oder auf die Füße (fortgeschritten). Denken Sie daran, den Körper in einer Linie zu halten. Heben Sie nun das Bein, das keinen Bodenkontakt hat.
- Schließlich gehen Sie in die Rückenlage, die Beine sind gebeugt. Spannen Sie die Gesäßmuskeln an, um Ihr Becken zu heben, und strecken Sie ein Bein nach vorne (für alle Schwierigkeitsgrade, die Muskelkette ist häufig bei jedem zu schwach). Ihr Becken soll auf einer Höhe bleiben. Um dies zu überprüfen, können Sie einen Besenstiel über Ihre Beckenkämme legen und damit kontrollieren, ob es eine Abweichung nach rechts oder links gibt.

Am wichtigsten ist, dass Sie im Bereich der Lendenwirbelsäule immer ein leichtes Hohlkreuz beibehalten (Neutralstellung des Beckens), den Bauchnabel einziehen und dabei die Muskeln des Beckenbodens anspannen.

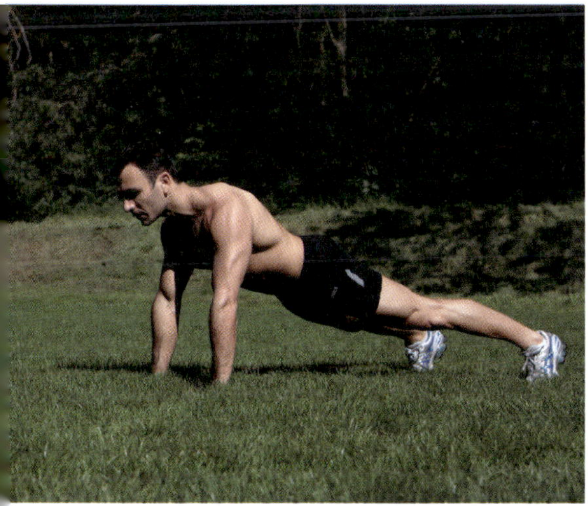

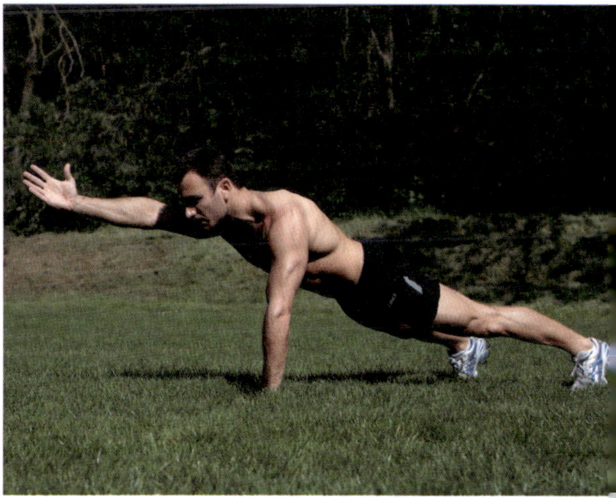

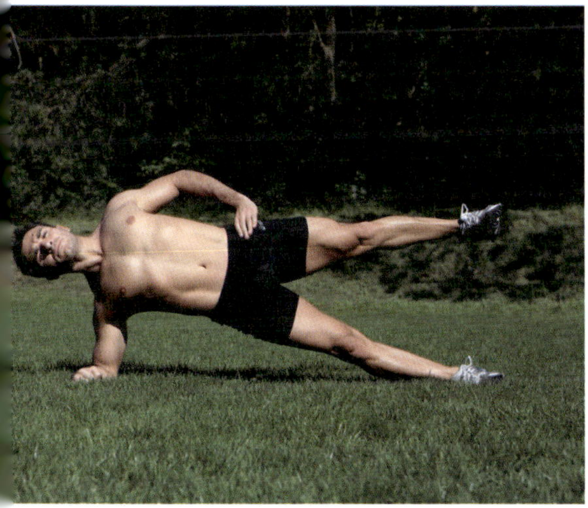

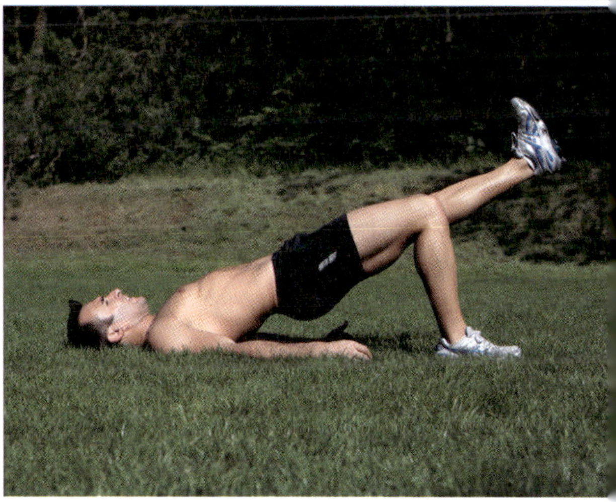

ÜBUNG 34

DIE »FANTASTISCHEN« SUPERÜBUNGEN

- In Bauchlage, das Gesicht zum Boden. Stützen Sie sich nun auf die Hände, indem Sie das Becken heben und sich auf die Füße stützen. Kopf, Wirbelsäule, Becken und Beine sollen eine Linie bilden (stellen Sie sich vor, dass jemand am Scheitel an Ihren Haaren zieht). Ziehen Sie nun den Griff eines in passender Entfernung sicher befestigten Gummibandes zu sich heran. Nutzen Sie dafür zuerst die Muskeln des Schulterblatts, ziehen Sie dann aus dem Ellenbogen. Achten Sie darauf, dass Ihr Becken unbeweglich bleibt und dass in Ihrem Körper – als Säule der Kraft – auch sonst keine weitere Bewegung stattfindet.
- In Seitlage, auf einen Unterarm gestützt, heben Sie das Becken und stützen sich dabei auf die Füße. Denken Sie daran, den Körper in einer Linie zu halten. Ziehen Sie den Griff des Gummibandes nun zu sich heran. Beginnen Sie die Bewegung zuerst mit dem Schulterblatt, dann mit dem Ellenbogen. Auf der rechten und der linken Seite üben.
- Schließlich gehen Sie in die Rückenlage, die Beine sind gestreckt. Spannen Sie die Gesäßmuskeln an, um das Becken zu heben. Halten Sie beide Griffe Ihres Gummibandes, und holen Sie die Griffe nacheinander zu sich heran. Am wichtigsten ist, dass Sie im Bereich der Lendenwirbelsäule immer ein leichtes Hohlkreuz beibehalten (Neutralstellung des Beckens), den Bauchnabel einziehen und dabei die Muskeln des Beckenbodens anspannen.

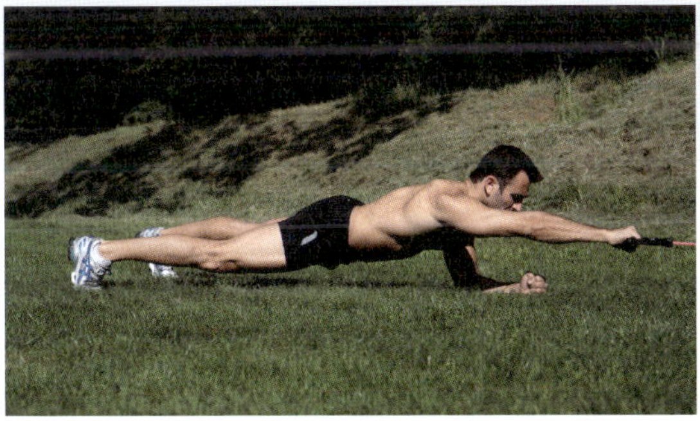
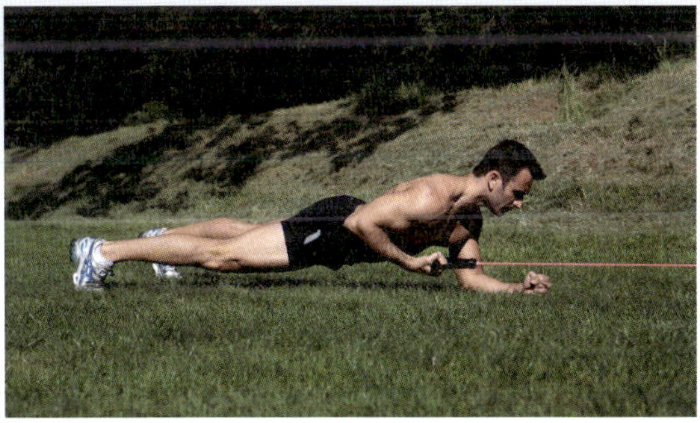
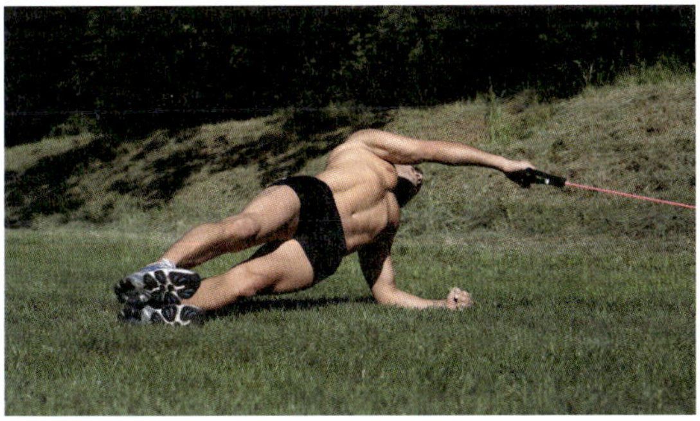
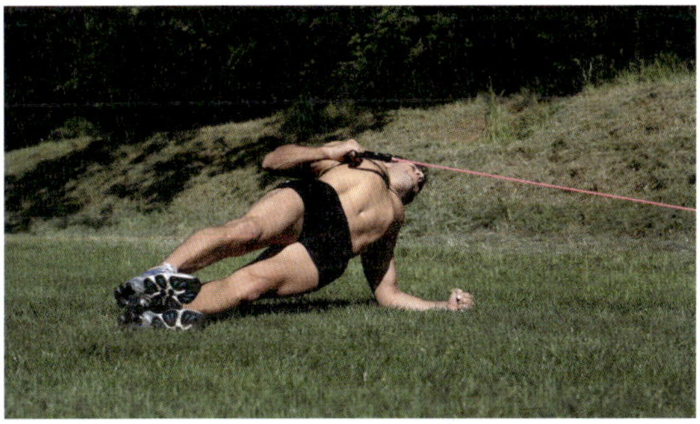
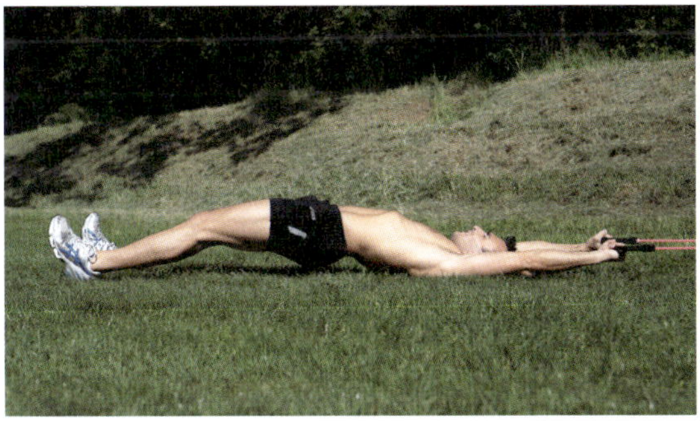
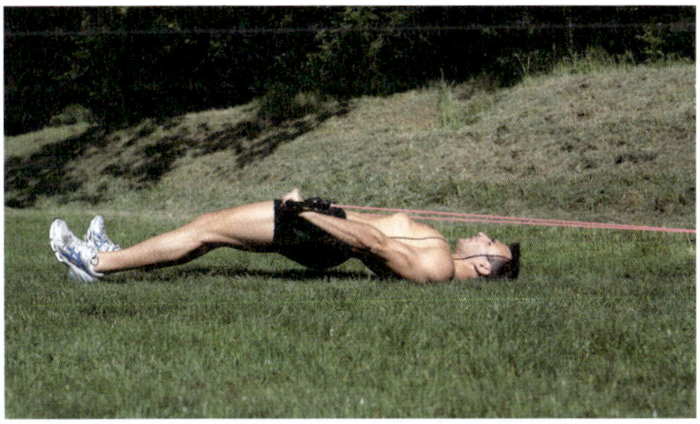
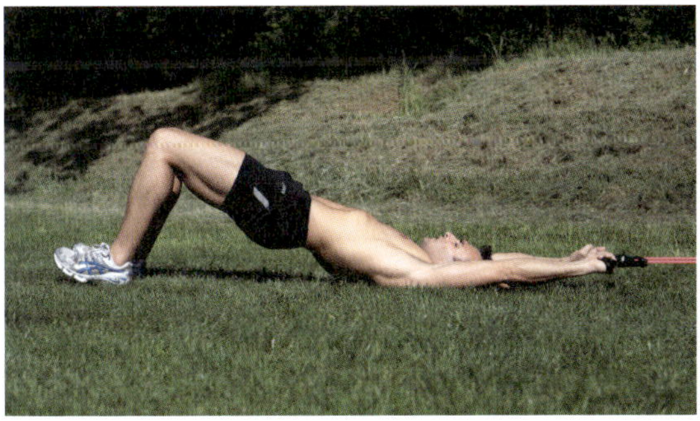
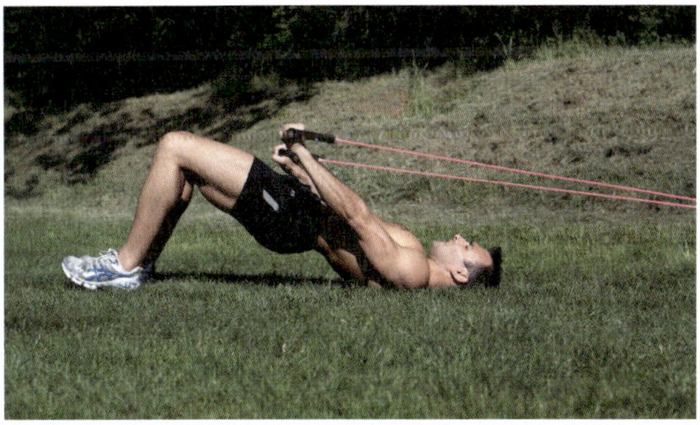

3 » Fortgeschrittene Übungen für die Core-Stabilität

ÜBUNG 35

SKIPPING MIT EINEM GYMNASTIKBALL

Hände am Boden, ein Fuß auf dem Ball, das Bein gestreckt.

- Ziehen Sie das andere Bein zur Brust, dabei Hüfte und Knie beugen.
- Drücken Sie die Ferse des Spielbeins nach hinten. Ziehen Sie dabei das Knie des Beins auf dem Ball zu sich heran. Mit kontrolliertem Tempo üben, die Haltung soll perfekt sein (keine übermäßige Krümmung nach innen und kein Rundrücken).
- Wenn alle Wiederholungen ausgeführt wurden, die Seite wechseln.

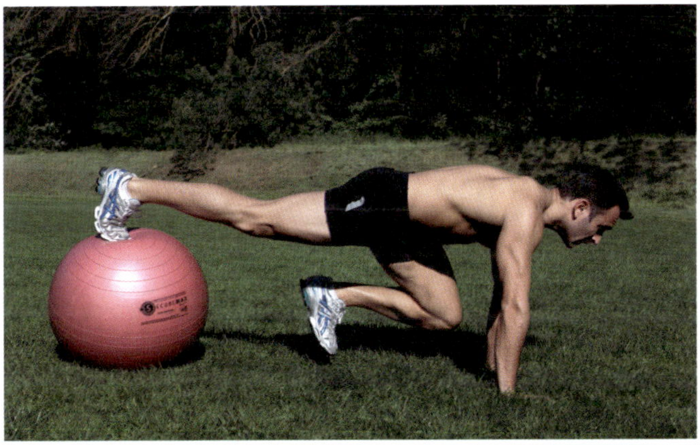

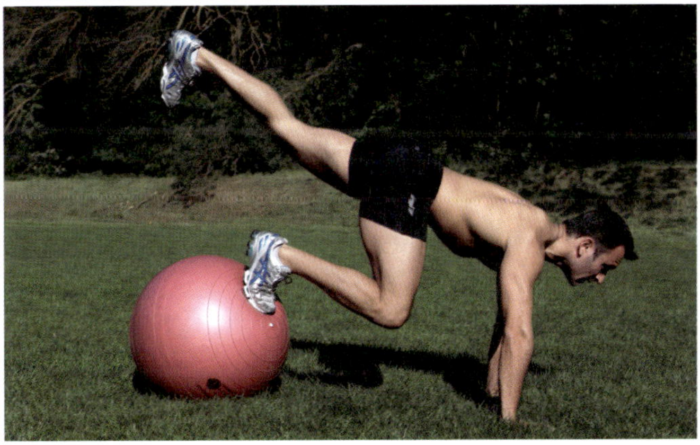

ÜBUNG 36

POWERTWIST

Hände sind am Boden, beide Beine gestreckt, die Füße umschließen den Gymnastikball.

- Lassen Sie einen Fuß langsam in Richtung Boden gehen, kontrollieren Sie die Bewegung über das Becken und die Bauchmuskulatur.
- Ändern Sie die Richtung, wenn Sie merken, dass Sie ansonsten die Kontrolle verlieren.

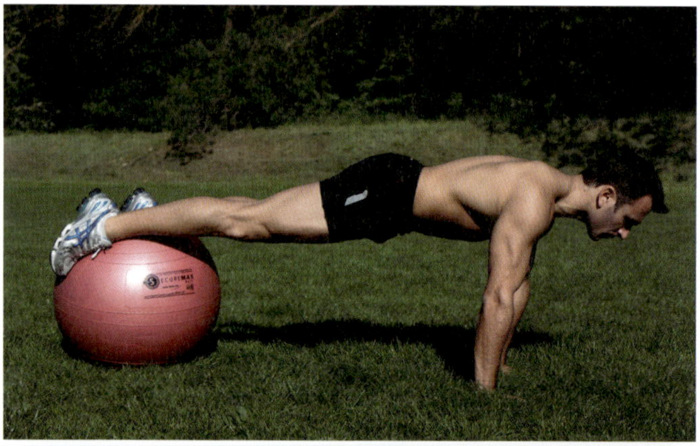

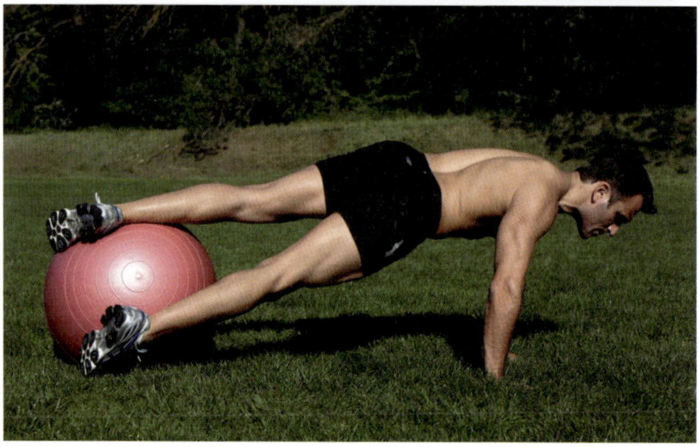

ÜBUNG 37

SCHRITTBEWEGUNGEN MIT BLICK ZUM HIMMEL

Oberer Rücken auf dem Gymnastikball, Beine gebeugt.

- Heben Sie das Becken, indem Sie Ihre Gesäßmuskeln fest anspannen. Heben Sie einen Fuß einige Zentimeter hoch, bewegen Sie das Becken dabei so wenig wie möglich (legen Sie sich eventuell einen Stab auf Ihr Becken, um die Bewegungen zu sehen), und lassen Sie die Gesäßseite des Standbeines sehr stark angespannt.
- Machen Sie auf diese Weise so viele Schrittbewegungen wie gewünscht.

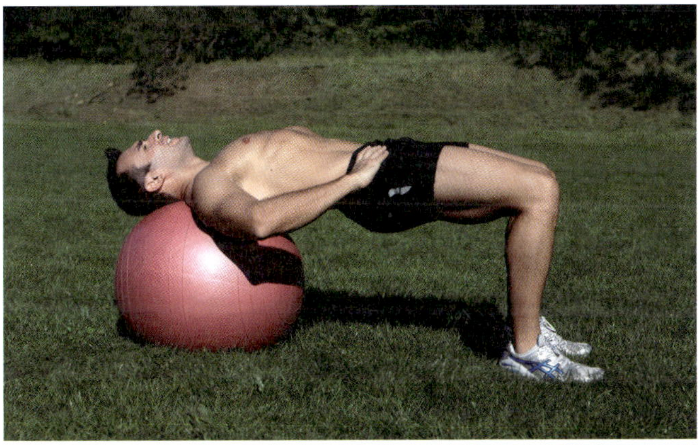

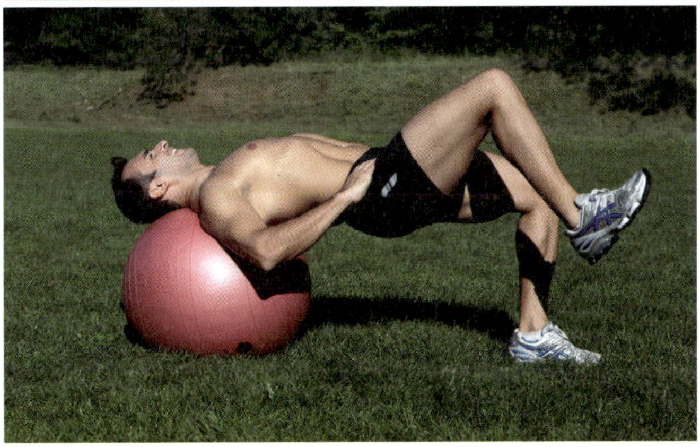

ÜBUNG 38

BOXEN VOM GYMNASTIKBALL AUS

Sie liegen mit dem oberen Rücken auf einem Gymnastikball.

› Eine Hand ist gen Himmel gestreckt, mit dem anderen Arm führen Sie einen Boxschlag aus, wobei Sie das Becken gut in der Luft halten (Kontraktion der Gesäßmuskulatur) und gleichzeitig den entgegengesetzten Ellenbogen in den Gymnastikball drücken.

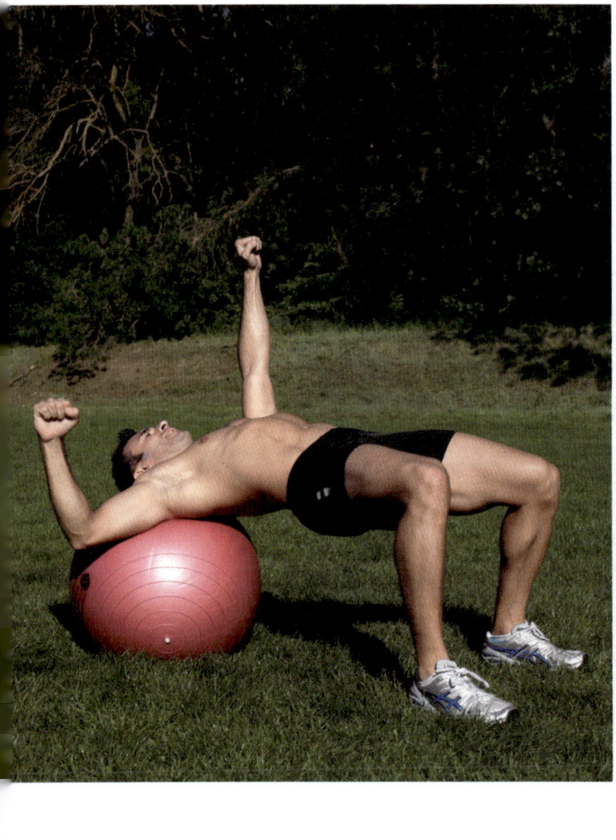

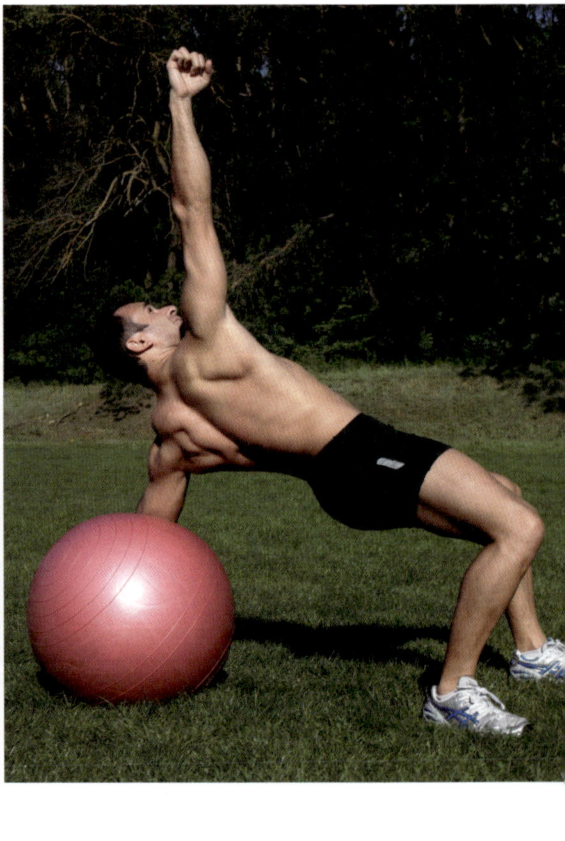

ÜBUNG 39

PENDELBEWEGUNG IN DER VERTIKALEN

Halten Sie auf einem Bein das Gleichgewicht.

- Heben Sie einen Medizinball oder eine Hantel mit möglichst gestreckten Armen über den Kopf.
- Ein Knie möglichst hoch angehoben halten, das Gesäß auf der Seite des Standbeins möglichst stark anspannen.
- Führen Sie mit dem Ball eine Pendelbewegung nach vorne und hinten aus. Machen Sie sich groß, und halten Sie die Arme gestreckt.
- Nach der gewünschten Anzahl Wiederholungen die Seite wechseln.

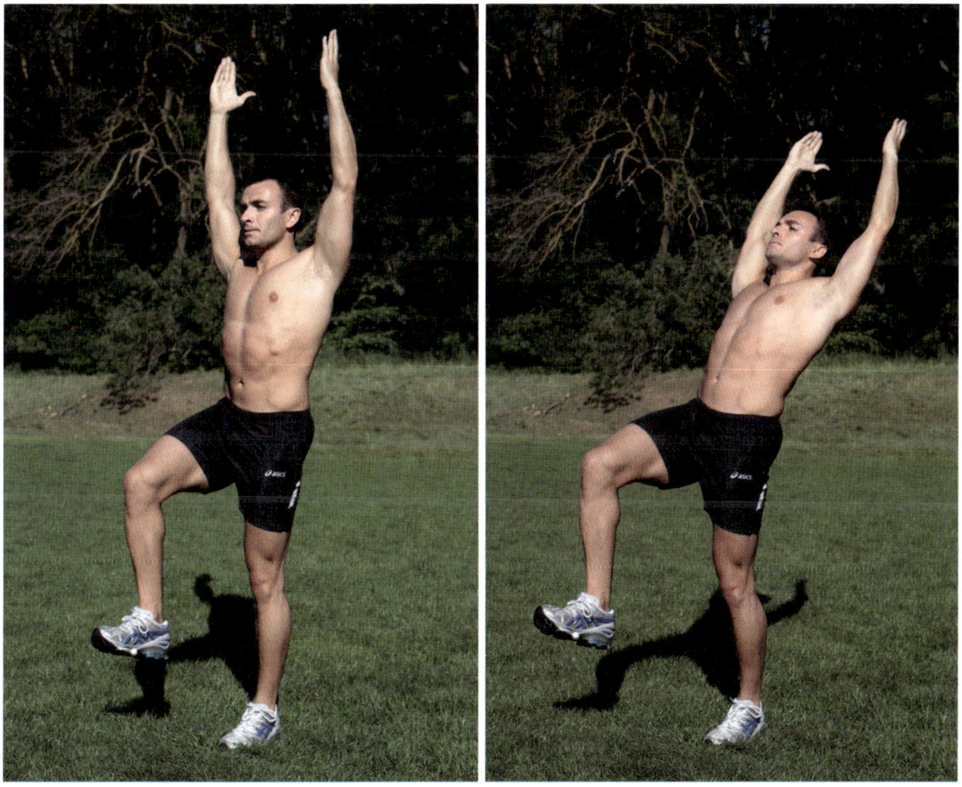

ÜBUNG 40

PENDELBEWEGUNG ZUR SEITE

Halten Sie auf einem Bein das Gleichgewicht.

- Heben Sie einen Medizinball oder eine Hantel mit möglichst gestreckten Armen über den Kopf.
- Ein Knie möglichst hoch angehoben halten und das Gesäß des Standbeins möglichst stark anspannen.
- Führen Sie mit dem Ball eine Pendelbewegung zur Seite aus, machen Sie sich weiterhin groß, und halten Sie die Arme gestreckt.
- Nach der gewünschten Anzahl Wiederholungen die Seite wechseln.

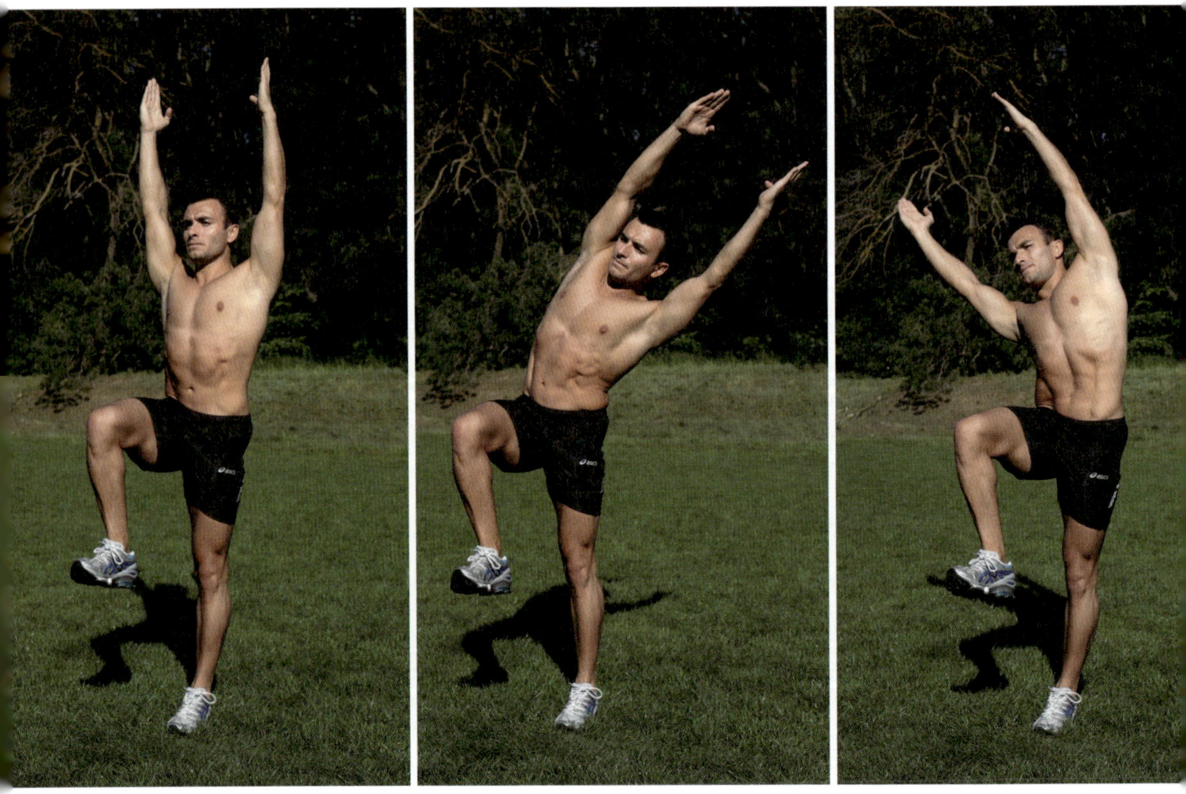

ÜBUNG 41

PENDELBEWEGUNG IN DER HORIZONTALEN

Halten Sie auf einem Bein das Gleichgewicht, halten Sie dabei einen Medizinball oder eine Hantel mit möglichst gestreckten Armen vor sich.

- Ein Knie möglichst hoch angehoben halten und das Gesäß des Standbeins möglichst stark anspannen.
- Führen Sie mit dem Ball eine Drehbewegung nach links und nach rechts aus, machen Sie sich dabei weiterhin groß und halten Sie die Arme gestreckt.
- Nach der gewünschten Anzahl Wiederholungen die Seite wechseln.

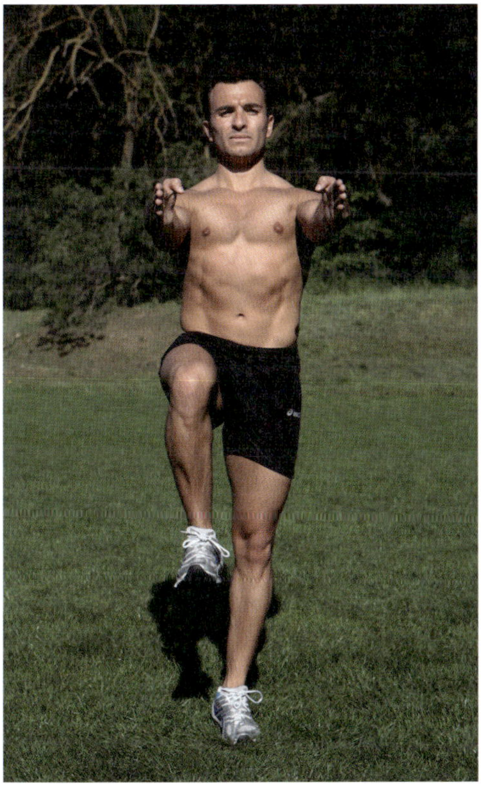

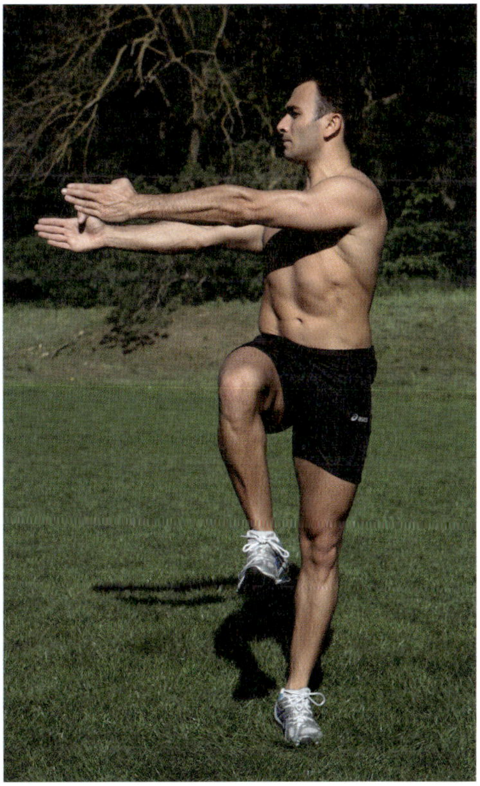

ÜBUNG 42

DIE GROSSE 8

Im Stand, Beine leicht gebeugt, Kopf und Rumpf aufgerichtet, Unterbauch eingezogen.

- Halten Sie den Medizinball mit gestreckten Armen vor sich.
- Beschreiben Sie mit dem Ball rasch eine stehende 8 vor dem Körper.

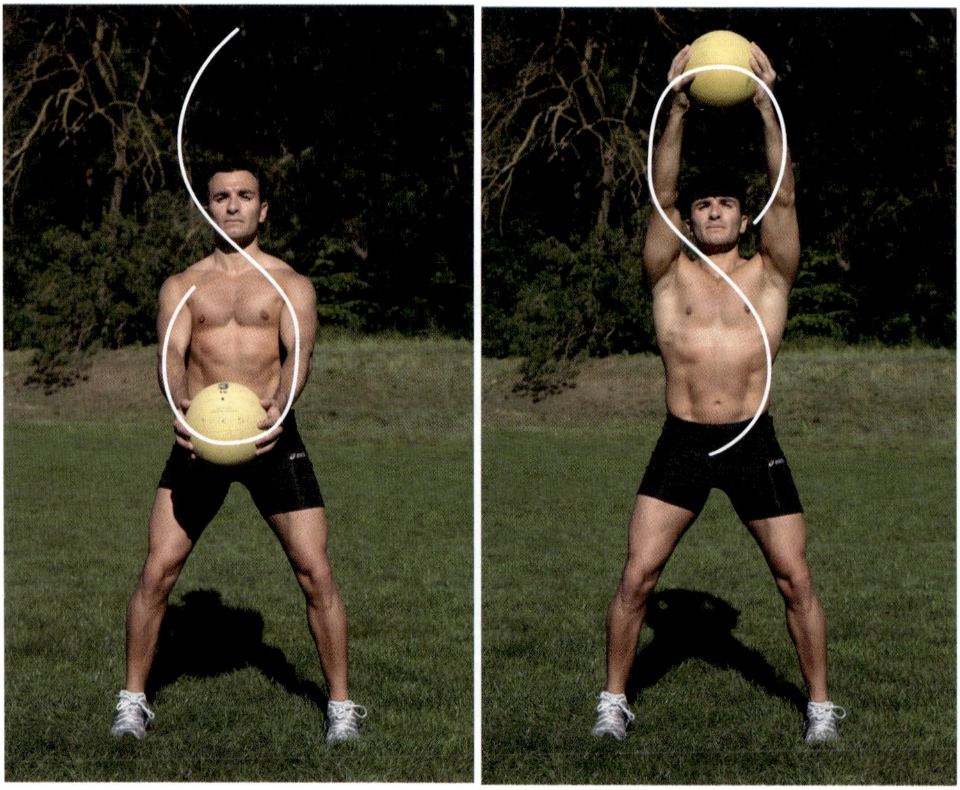

ÜBUNG 43

DER HOLZFÄLLER

Im Stand, Beine sind leicht gebeugt, der Unterbauch ist eingezogen, Kopf und Rumpf sind gerade aufgerichtet.

- Führen Sie den Medizinball diagonal rechts neben Ihren Kopf.
- Schlagen Sie, ohne den Ball loszulassen, diagonal durch die Luft in Richtung Ihrer linken Hüfte.
- Führen Sie den Ball rasch wieder nach oben und wiederholen das Ganze zunächst in die eine, dann in die andere Richtung.
- Ziel ist es, des Holzfällers Schlag mit der Axt nachzumachen. Die Ausgangshaltung ist während der gesamten Übung beizubehalten.

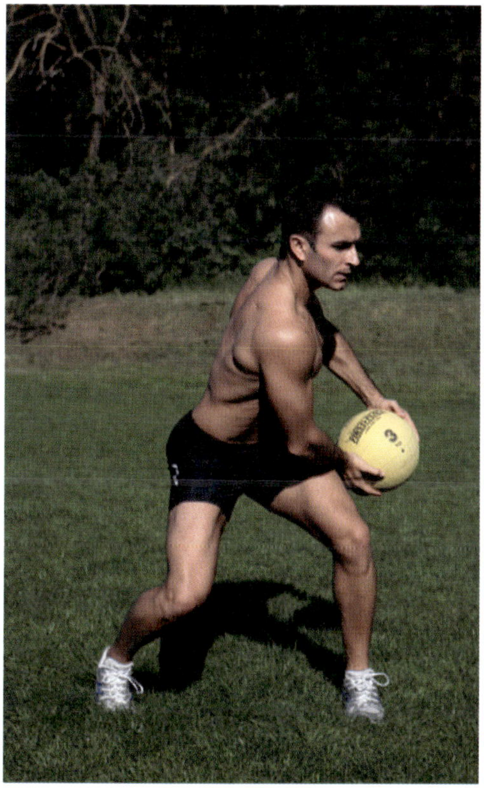

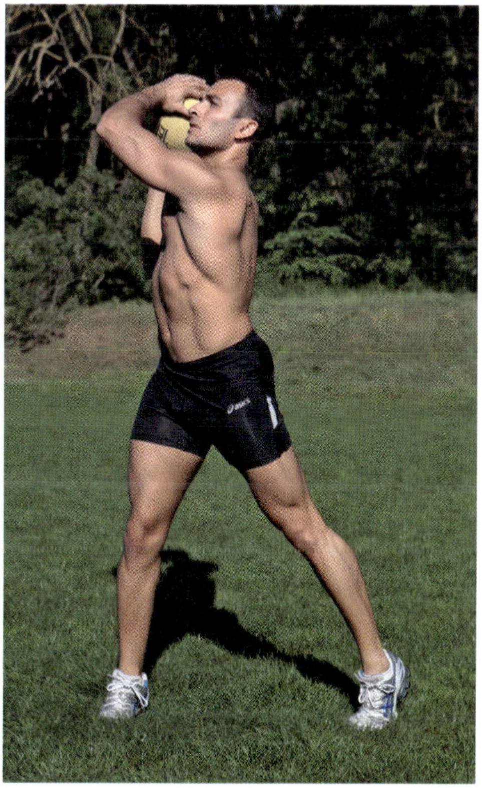

ÜBUNG 44

SCHEIBENWISCHER MIT DEM GYMNASTIKBALL

In Rückenlage, der untere Rücken liegt flach am Boden.

- Heben Sie die Beine auf 90 Grad, legen Sie die Arme beidseits des Kopfes wie ein Kreuz auf den Boden, und stützen Sie die Hände kräftig gegen den Boden.
- Senken Sie die Beine zur rechten Seite. Kurz vor dem Boden heben Sie die Beine wieder an.
- Beine in einer kontrollierten Bewegung zur anderen Seite senken.
- Falls das zu schwierig ist, beugen Sie die Knie 90 Grad an.
- Ist es so wiederum zu einfach, binden Sie Gewichte an Ihre Knöchel, oder halten Sie einen Gymnastikball zwischen den Beinen.

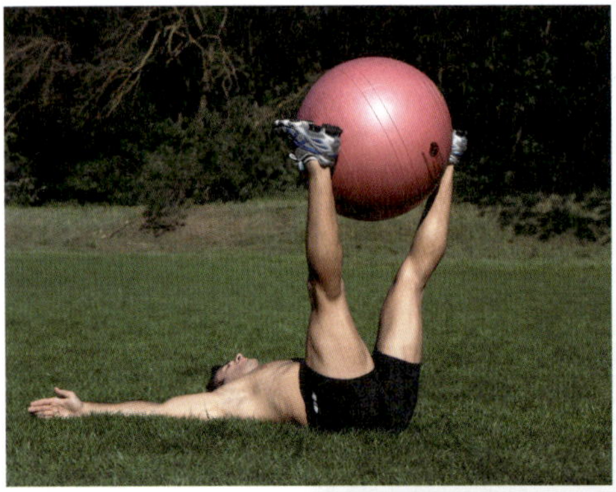

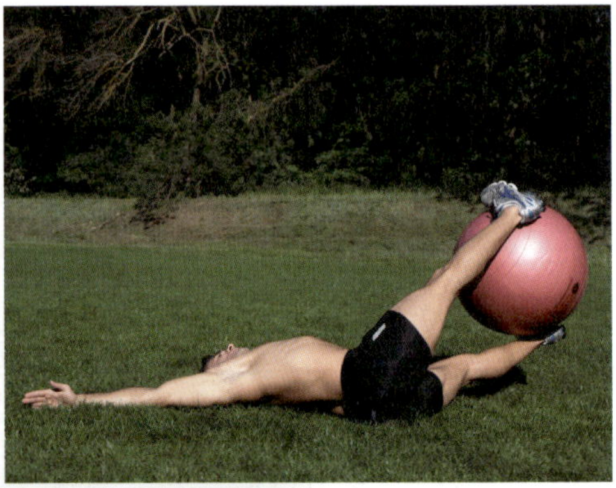

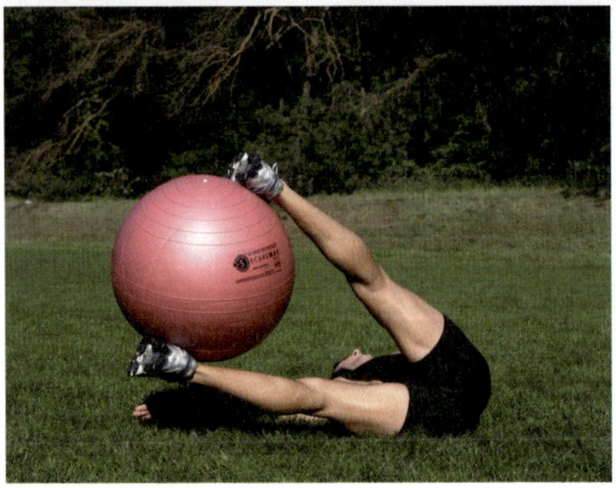

ÜBUNG 45

DIE BAUCHMUSKELN DES STABHOCHSPRINGERS

Hängen Sie sich mit den Händen an eine feste Stange.

- Heben Sie das Becken, indem Sie zuerst Ihre Bauchmuskeln, dann Ihre Beine anspannen, und versuchen Sie, in einer gut kontrollierten Bewegung anschließend mit den Füßen den Himmel oder die Decke zu berühren.
- Senken Sie die Beine ab, wobei Sie die Muskeln in derselben Reihenfolge entspannen.
- Wenn Sie zu unsicher sind oder das Gefühl haben, die Bewegung zu plötzlich und unkontrolliert auszuführen, beenden Sie die Übungsreihe.

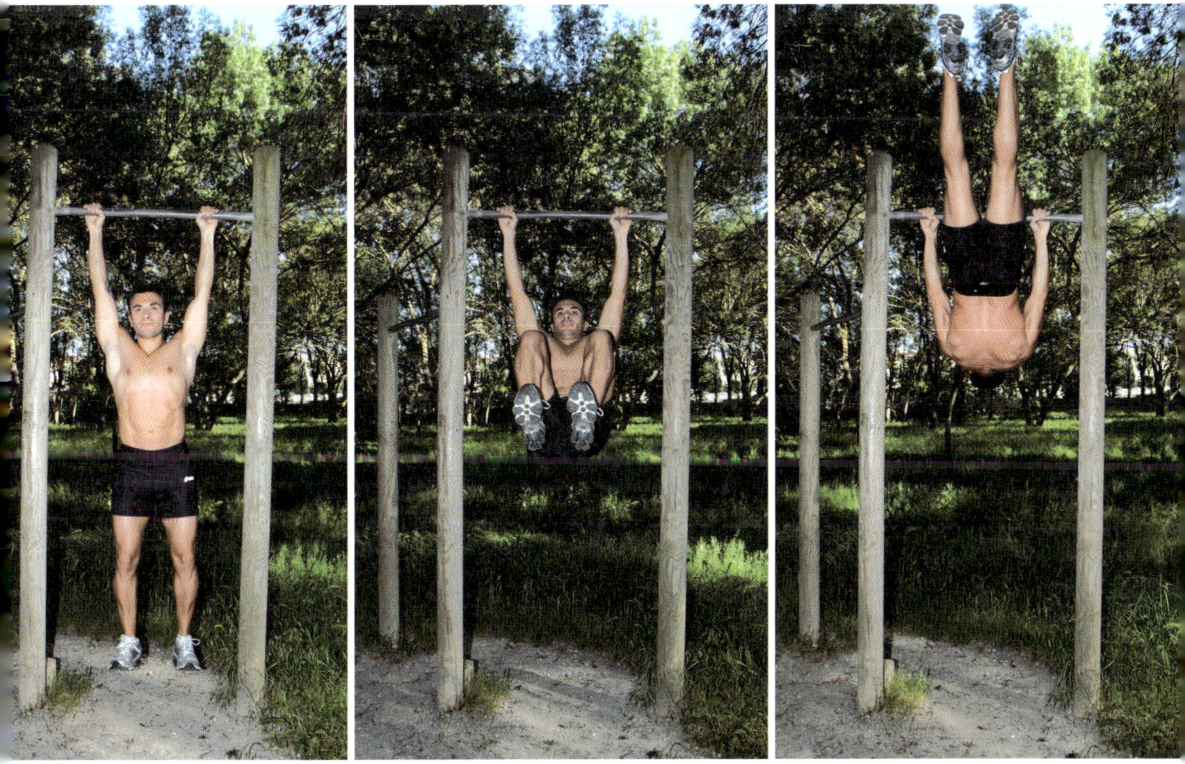

ÜBUNG 46

EXTENSION NACH HINTEN MIT EINEM GUMMIBAND

Befestigen Sie ein dickes Gummiband (Typ Spannseil) am Fuß eines Baumes oder einem anderen, fest verankerten Platz. Befestigen Sie das andere Ende an einem Fuß.

- Stützen Sie sich gegen den Baum.
- Halten Sie Ihr Becken und Ihren Körper nach vorne geneigt und ziehen Sie das Bein nach hinten in die Horizontale und zurück. Die gesamte Bewegung soll gut kontrolliert ausgeführt werden.
- Auf diese Weise die gewünschte Anzahl an Wiederholungen ausführen, dann die Seite wechseln.

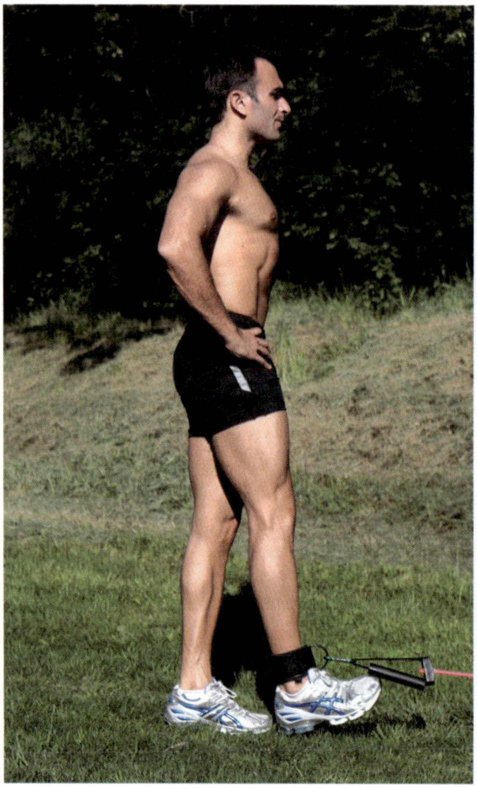

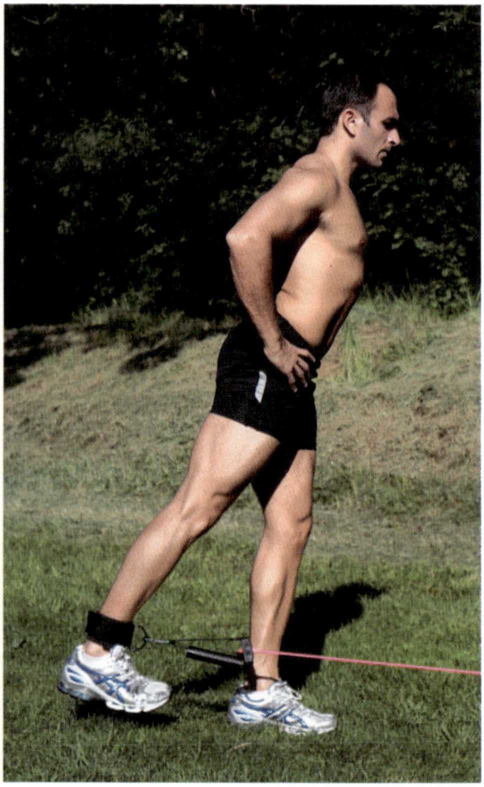

ÜBUNG 47

EXTENSION MIT GUMMIBAND FÜR DIE ADDUKTOREN/ABDUKTOREN

Gleiche Übungsanordnung wie für die Gesäßmuskeln. Für die Adduktoren stellen Sie sich seitlich zum Befestigungspunkt des Gummibandes und befestigen dieses am inneren Bein.

› Führen Sie das vom Gummibein gehaltene Bein zum freien Bein zurück.

› Spannen Sie die Adduktoren fest an und lösen Sie anschließend die Spannung langsam wieder auf. Beginnen Sie dann erneut.

› Um die Abduktoren (auf der Gesäßseite) zu trainieren, befestigen Sie das Gummiband an dem Fuß, der weiter entfernt ist vom Befestigungspunkt des Gummibandes.

› Spreizen Sie das Bein nach außen ab, lösen Sie die Spannung. Beginnen Sie erneut.

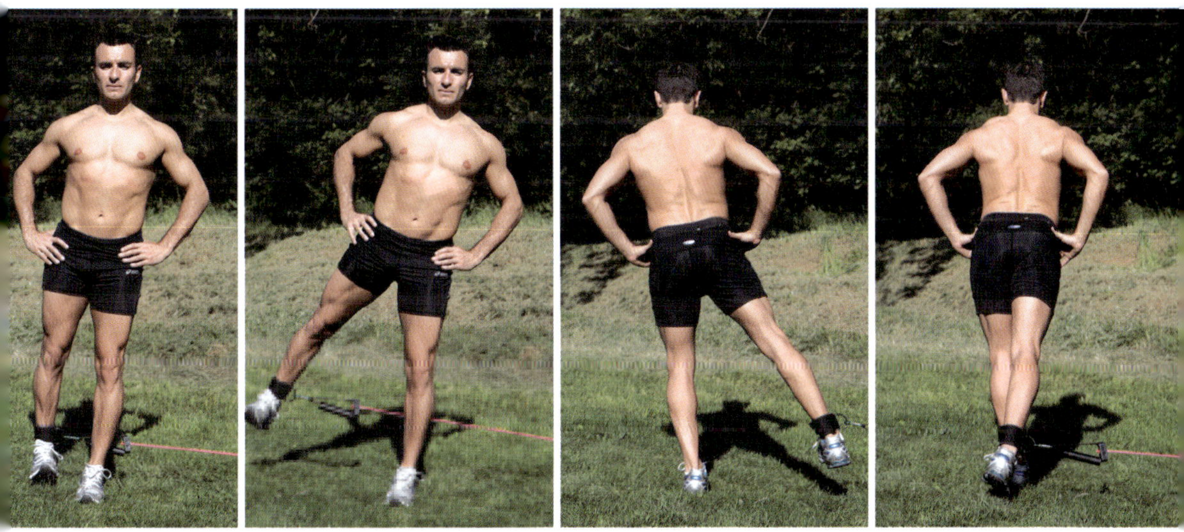

ÜBUNG 48

EXTENSION NACH VORNE MIT GUMMIBAND

Befestigen Sie ein dickes Gummiband (Typ Spannseil) am Fuß eines Baumes oder einem anderen, fest verankerten Platz. Befestigen Sie das andere Ende an einem Fuß.

- Während Sie Ihr Becken und Ihren Körper nach vorne geneigt halten, ziehen Sie das Bein nach vorne in die Horizontale und führen es wieder zurück. Die gesamte Bewegung soll gut kontrolliert ausgeführt werden.
- So fortfahren, bis Sie die gewünschte Anzahl an Wiederholungen erreicht haben.
- Sie können die Übung auch mit gebeugtem Knie ausführen.
- Oder seitlich, indem Sie das Knie vor dem Körper kreuzen lassen.
- Diese verschiedenen Positionen kräftigen die Muskeln rund um Ihre Hüfte auf spezifische Art und Weise.

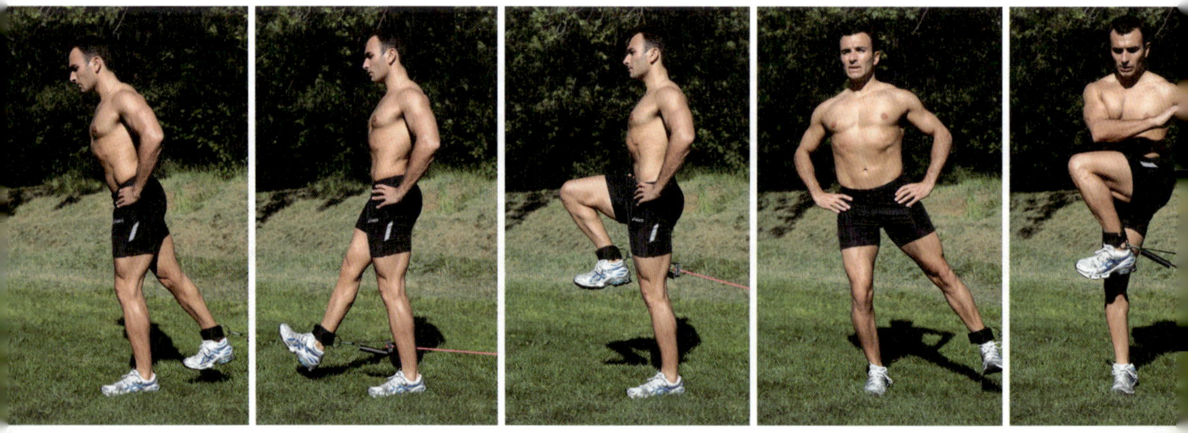

ÜBUNG 49

KREISENLASSEN EINES GEWICHTS IM STAND

Aufrecht stehend einen Medizinball oder eine Hantel in den Händen.

- Lassen Sie die Beine leicht gebeugt und halten Sie einen Medizinball fest zwischen den Knien (Fixierung des Beckens durch Kontraktion der Adduktoren).
- Beschreiben Sie große Kreise mit dem Gewicht, führen Sie es über Kopf, nach hinten, zur Seite und nach unten.
- Einige Wiederholungen nach rechts, dann nach links ausführen.
- Die Übung soll langsam und gut kontrolliert ausgeführt werden.

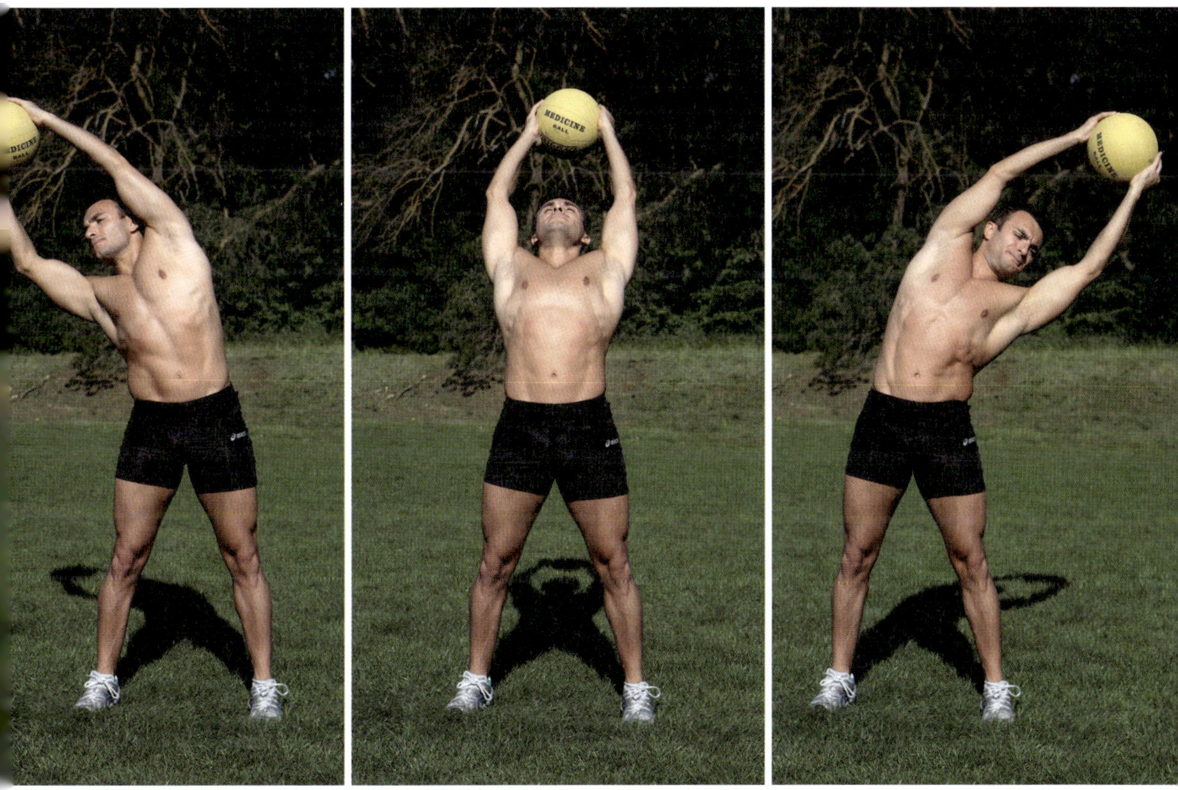

ÜBUNG 50

ROTATION DES KÖRPERS IM LIEGEN

In Bauchlage, die Arme sind nach vorne gestreckt, auch die Beine sind gestreckt und werden durch Anspannen der Gesäßmuskeln angehoben.

- Behalten Sie diese Position bei, und rollen Sie sich über eine Seite auf den Rücken.
- Rollen Sie zurück in die Ausgangsposition, dann zur anderen Seite. So weitermachen.
- Diese von den Turnern übernommene Übung soll langsam und möglichst wenig ruckartig ausgeführt werden.
- Um die Schwierigkeit noch zu steigern, können Sie einen Medizinball zwischen den Händen halten und Gewichte an den Füßen befestigen.

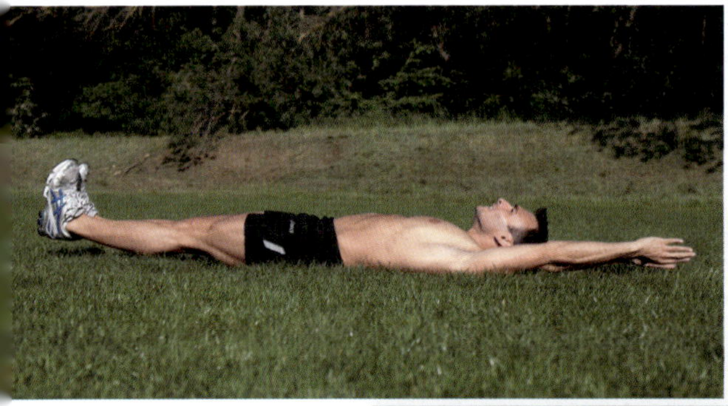

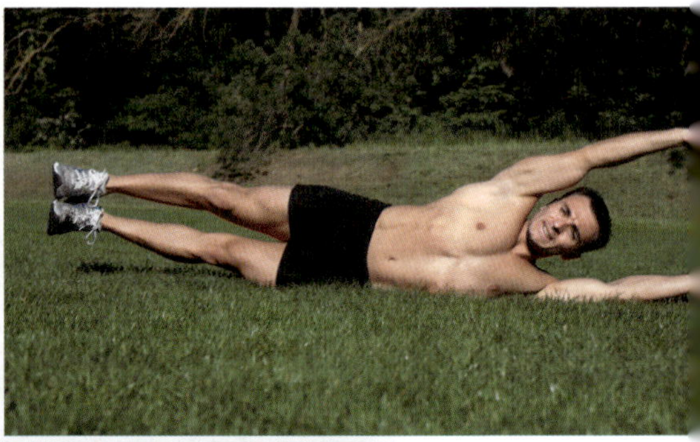

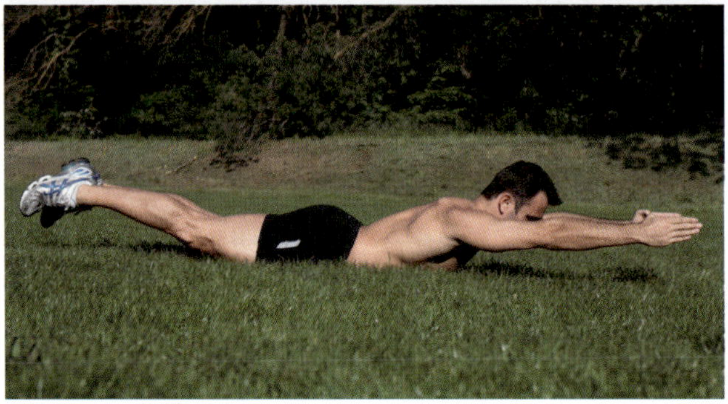

ÜBUNG 51

ZIEHEN

Im Knien, der Ball liegt vor dem Körper, das Becken durch Anspannung der Gesäßmuskeln vorschieben.

- Halten Sie den Oberkörper gerade.
- Handrücken und Unterarme streckseitig auf dem Rand des Balls.
- Ball nach vorne rollen lassen, der Körper bleibt gerade, das Becken befindet sich in Neutralposition, der Unterbauch ist eingezogen.
- Sobald der Körper gestreckt und die Arme in Extension sind, beugen Sie die Ellenbogen und ziehen Sie zurück in Richtung Ihrer Rippen.
- Der Körper soll gerade/in einer Linie bleiben.
- Die Übung erneut beginnen, indem Sie die Arme strecken.

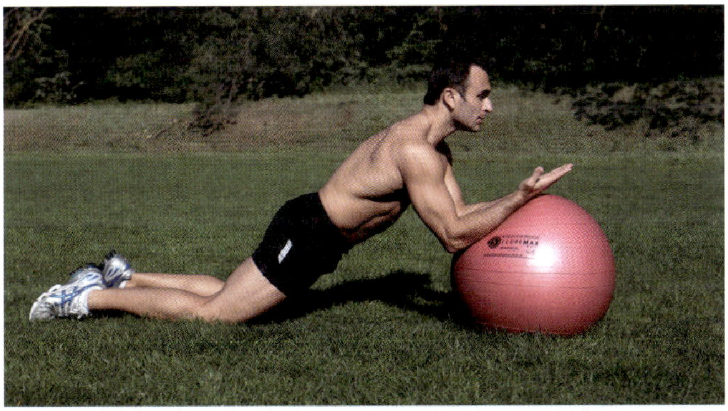

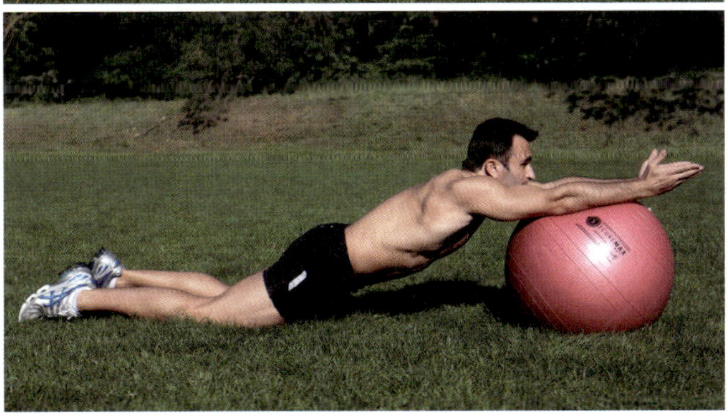

ÜBUNG 52

BEINBEUGER AUF DEM GYMNASTIKBALL

In Rückenlage

- Ziehen Sie den Unterbauch ein. Legen Sie die Fersen auf den Ball, die Beine bleiben dabei gestreckt.
- Heben Sie das Becken so hoch wie möglich, indem Sie Ihre Gesäßmuskeln anspannen.
- In dieser Position ziehen Sie die Fersen Richtung Gesäß, indem Sie die Muskeln der Rückseite der Oberschenkel (ischiokrurale Muskulatur) anspannen.
- Strecken Sie die Beine wieder, lassen Sie dabei den Unterbauch eingezogen und das Becken in der hohen Position fixiert. Die Übung erneut beginnen.
- Ziel ist es, die Gesäßmuskulatur ständig angespannt zu halten, damit das Becken während der Übung nicht »herabfällt«.
- Sie können die Übung auch nur mit einem Bein ausführen, vorausgesetzt, Sie lassen das Becken nicht fallen.

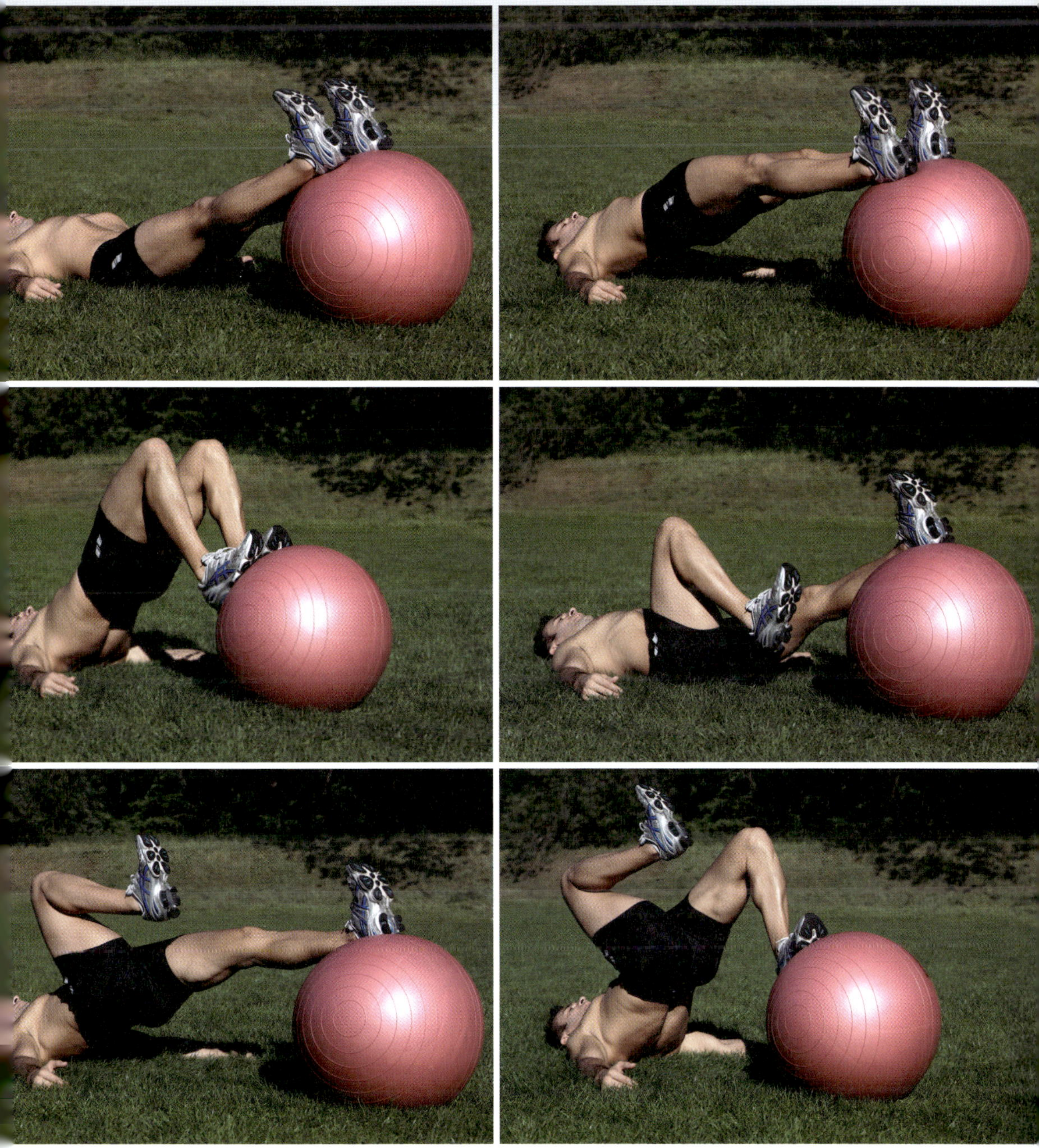

ÜBUNG 53

HÜFTBEUGEN IM LIEGESTÜTZ

In Liegestützposition mit den Händen auf dem Boden, die Schienbeine liegen auf dem Ball.

- Während der gesamten Übung den Unterbauch einziehen. Ziehen Sie die Knie in Richtung Brust.
- Führen Sie die Beine wieder nach hinten, und beginnen Sie die Übung erneut.
- Ein häufiger Fehler bei dieser Übung besteht darin, die Bewegung zu beenden, sobald die Knie auf Hüfthöhe kommen. In diesem Fall könnten Sie die Knie entweder noch etwas weiter in Richtung Brust führen (seien Sie also nicht faul), oder dies ist ohne eine Veränderung Ihrer Position nicht möglich, was bedeutet, dass Ihre Becken- und paravertebrale Muskulatur verhärtet und verkürzt ist (denken Sie also daran, Dehnübungen zu machen).

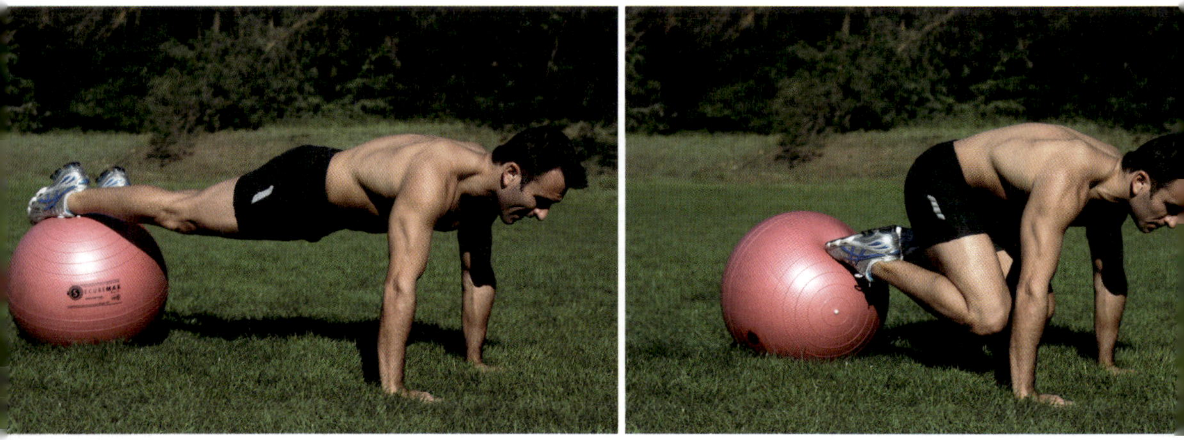

Je weiter sich der Körper vom Ball entfernt, desto schwieriger wird die Übung.

3 Die Plyometrie

A » Kurzer chronologischer Überblick

Die Plyometrie, deren spezifische Mechanismen wir hier zu verstehen versuchen, ist eine Methode, die unbewusst bereits seit sehr langer Zeit angewendet wird. Im Mittelalter veranstalteten nämlich die Bewohner der Karpaten (im heutigen Rumänien) Weitsprungwettbewerbe über mehrere Pferde. Man weiß auch, dass Turner ungefähr im Jahr 1700 Sprünge und Mehrfachsprünge trainierten, um ihre Technik zu verbessern. Ihren wirklichen Aufschwung aber nahm die Plyometrie erst um das Jahr 1930, als Sportler in den Ländern im Norden und Osten Europas in ihr Wintertraining strukturiertere Sprung- und Mehrfachsprungmethoden aufnahmen. Spuren der Plyometrie (die damals noch nicht diesen wissenschaftlichen Namen trug) findet man in einem Handbuch, das 1933 von einem Mitglied der Rumänischen Akademie für Leibeserziehung geschrieben wurde und den Titel trug »Sprungtraining für Sportler«.

In den letzten dreißig Jahren haben einige Wissenschaftler gründliche Studien durchgeführt und Bücher über die Plyometrie wie über ihre Effekte veröffentlicht. Diese Forschungsarbeiten von Experten wie Verkhoshanski, Bosco, Komi, Wilt oder Chu sind auch heute noch Referenzwerke. Dank der Ergebnisse dieser Studien konnte eindeutig nachgewiesen werden, dass plyometrische Übungen die Explosivkraft signifikant steigern. Zudem nimmt die Kontraktionsgeschwindigkeit der Muskeln zu. Im Interesse absoluter Objektivität haben allerdings andere Forscher, völlig zu Recht, auch die Risiken und Grenzen dieser Methode unterstrichen.

B » Die physiologischen Mechanismen

Um die Funktionsmechanismen der Plyometrie zu verstehen, muss man sich die Muskelfasern bis ins Innere genau anschauen. Dabei sieht man, dass sich diese bei einer einfachen Bewegung auf verschiedene Weise kontrahieren können:

- Sie sind bei einer Kontraktion gedehnt, etwa wenn wir eine Treppe hinuntergehen. In diesem Fall zieht sich der an der Vorderseite des Oberschenkels gelegene Quadricepsmuskel zusammen und verlängert sich gleichzeitig. Die Bewegung des Beins nach unten wird also gebremst. Dies nennt man eine »exzentrische Bewegung«.
- Sie ziehen sich auf statische Weise zusammen ohne Verlängerung oder Verkürzung. Das nennt man eine »isometrische Bewegung«.
- Sie verkürzen sich, wie es zum Beispiel der Fall ist, wenn man den Bizeps anspannt. Das nennt man eine »konzentrische Bewegung«.

Darüber hinaus besitzt der Muskel dank komplexer Strukturen eine selektive Elastizität im Bereich seiner Muskelfasern. Diese adaptive Elastizität bringt eine allgemeine Spannung aller erregten Muskelfasern mit sich, die dem Muskel einen Federeffekt verleiht. So werden sich die wie Federn gespannten Muskelfasern mit mehr Kraft kontrahieren, wenn sie auf exzentrische Weise aktiviert werden (wie beim Hinuntergehen einer Treppe). Bei einer zu kraftvollen Erregung verfügt die Muskulatur des menschlichen Körpers auch über einen Schutzreflex, der als myostatischer Reflex bezeichnet wird. Stellen wir uns vor, dass der Muskel plötzlich mächtigen Dehnungszwängen ausgesetzt ist, die über das hinausgehen, was seine Fasern aushalten. Dann wird vom Nervensystem ein Warnsignal ausgesandt, wobei der betroffene Muskel die Botschaft erhält, sich zusammenzuziehen, um eine Verletzung, ja sogar einen Riss der zu weit gedehnten Fasern zu verhindern. Dieser Mechanismus der Selbstverteidigung ist der myostatische Reflex.

Die Plyometrie berücksichtigt alles, was wir weiter oben erwähnt haben, um die Risiken zu vermindern und gleichzeitig die Leistung des Muskels zu optimieren. Eine plyometrische Kontraktion ist nämlich eine intelligente mechanische Antwort auf die Erregung eines Muskels, bei der dessen Fasern gedehnt (exzentrische Bewegung) und danach sofort kontrahiert werden (konzentrische Bewegung). Dies geschieht in einem maximal kurzen Zeitraum. Aus diesem Grund sprechen die Wissenschaftler vom Zyklus Dehnung-Verkürzung, wenn sie die plyometrische Kontraktion meinen. Da dieser Zyklus durch die Schnelligkeit der Dehnung und folgenden Kontraktion gekennzeichnet ist, kommen zudem die Faktoren ins Spiel, die mit den elastischen Eigenschaften des Muskels zusammenhängen sowie der myostatische Reflex. Anders gesagt: das Warnsignal.

Die wissenschaftliche Untersuchung der Muskelphysiologie zeigt, dass ein Muskel mehr Kraft entfalten kann, wenn er zuvor gedehnt wurde. Daher sieht man bei verschiedenen Sportdisziplinen, dass Sportler beim Trainieren ihre Muskeln stark in die der eigentlichen Bewegung entgegengesetzten Richtung dehnen. Dies geschieht mechanisch und nahezu unbewusst. Diesen Reflex sieht man etwa in der Bewegung, die beim Fußball einem Torschuss oder im Volleyball einem Schmetterball über das Netz vorausgeht, wenn der Sportler einen richtigen Sprung ausführt, um seine Quadricepsmuskulatur zu dehnen.

Solche Dehnungen führt der Sportler automatisch aus. Beim Laufen rüstet ein Sportler seinen Fuß für die Bewegung, bevor der Fuß den Boden berührt, indem er die Wadenmuskulatur und die Achillessehne dehnt. Daraus resultiert eine stärkere Kontraktion der vorab gedehnten Muskeln. Bei all diesen Beispielen sieht man, dass die Plyometrie eine lebenswichtige mechanische Notwendigkeit ist, um die Unversehrtheit und Wirksamkeit der Muskelfasern zu erhalten. Der Sportler greift auf diese wirksame Methode zurück, ohne überhaupt darüber nachdenken zu müssen.

Die Plyometrie hat aber noch ein weiteres Anwendungsgebiet, da sie sich auch auf andere, ebenfalls sehr wichtige Faktoren auswirkt. Um die weiteren Vorteile der Plyometrie zu verstehen, ist es angebracht, die entscheidenden Faktoren zu analyisieren, die es den Muskeln erlauben, Kraft zu gewinnen. Wobei man wissen muss, dass die Muskelkraft ein Schlüsselfaktor bei allen Bewegungen ist.

Die Muskelkraft wirkt direkt auf alle anderen Qualitäten, die bei körperlichen Leistungen eine Rolle spielen. Um eine gute Muskelkraft zu entwickeln, kann man auf verschiedene Faktoren einwirken, die:

- mit der eigentlichen Struktur des Muskels und seinem intrinsischen Aufbau in Verbindung stehen;
- mit dem Nervensystem sowie mit der Art und Weise in Verbindung stehen, wie sich die Fasern, die den Muskel bilden, zusammenziehen;
- mit mechanischen Dehnungen des Muskels in Verbindung stehen, die weiter oben bereits erwähnt und erklärt wurden.

Die strukturellen Faktoren

Wird ein Muskel erregt, reagiert er – wenn die Erregung ausreichend stark war –, indem er dicker wird. Dieses Phänomen nennt man muskuläre Hypertrophie. Sie ist das Ziel der Sportler im Fitnessstudio, da so ein muskulöseres Aussehen erreicht wird. Mehr Muskelmasse bedeutet also mehr Muskelkraft, was es den Muskeln erlaubt, sich kraftvoller zu kontrahieren und zu entwickeln.

Die neurologischen Faktoren

EIN MUSKEL BESTEHT AUS ZWEI WICHTIGEN FASERTYPEN:

- Die sich langsam kontrahierenden Muskelfasern (Typ 1) werden so genannt, weil sie einen aeroben Stoffwechsel haben, d.h. sie benötigen Sauerstoff. Bewegungen, bei denen dieser Fasertyp mobilisiert wird, sind im Allgemeinen von geringer oder mittlerer Intensität. Muskelfasern vom Typ 1 ziehen sich also relativ langsam zusammen und können daher über eine lange Zeitdauer arbeiten.

- Die sich schnell kontrahierenden Fasern (Typ 2) werden in zwei Untergruppen aufgeteilt: Die Fasern 2a sind eine Mischform, denn bei ihrer Arbeit nutzen sie abwechselnd den aeroben und den anaeroben Stoffwechselweg. Fasern vom Typ 2 sind bei starken und relativ kurzen Belastungen (unter zehn Minuten) beteiligt. Die Fasern 2b sind besonders schnell. Sie verwenden den anaeroben Stoffwechselweg.

So weiß man heute, dass bei sehr vielen Sportdisziplinen, die auf Schnelligkeit und/oder Entspannung basieren, die Sportler am leistungsfähigsten sind, die einen höheren Anteil an schnell kontrahierenden Muskelfasern besitzen als ihre Konkurrenten.

Durch den ultraschnellen Kontraktionsmodus wirkt die Plyometrie hauptsächlich auf die schnellen Muskelfasern. Einigen Forschern wie Duchateau zufolge, die Studien zur Plyometrie durchgeführt haben, führt diese Methode fast ausschließlich zur Erregung der schnellen Muskelfasern vom Typ 2a und 2b, ohne oder fast ohne die langsamen Fasern vom Typ 1 zu nutzen. Zum Vergleich: Bei einer klassischen Trainingssitzung zum Muskelaufbau mit Gewichten von maximal 50 bis 70 Prozent dessen, was der Sportler heben kann, werden alle Muskelfasern erregt. Durch diese Form des Trainings wird eine Zunahme an Muskelmasse erreicht, die sich in vielen Disziplinen, bei denen man sein Körpergewicht schnell fortbewegen muss, wie beispielsweise beim Laufen, als problematisch erweisen kann.

Andererseits wirkt sich die Plyometrie auf die Synchronisation der Muskelfasern aus. Diese Methode ermöglicht es tatsächlich, dass sich die Fasern genau in dem Moment zusammenziehen, in dem das Nervensystem kurz vorher den Befehl zur Kontraktion sendet. Für ein besseres Verständnis dieses Phänomens nehmen wir als Beispiel einen Chor, der ohne vorherige Probe zum Singen eines Liedes aufgefordert wird. Die Sänger werden nicht gleichzeitig beginnen, der Zusammenklang wird leiden oder es entsteht sogar ein großes Durcheinander. Mit etwas Übung jedoch und wenn ein Dirigent den Einsatz gibt, werden alle Sänger gleichzeitig und im gleichen Tempo singen. Das Ergebnis wird ein harmonischerer Gesang und ein kräftigerer Klang sein.

Genau so ist es mit den Muskeleinheiten. Je besser sie synchronisiert werden, desto kraftvoller und wirksamer werden sie. In diesem Fall spricht man von einer guten intramuskulären Koordination.

Zudem trainieren Sportler sehr oft mit schweren Gewichten und Geräten, um Muskeln aufzubauen. Nun haben verschiedene wissenschaftliche Studien aber gezeigt, dass man für die Verbesserung der Kraft eines Sportlers unbedingt dessen spezifische Sportart berücksichtigen muss. Will also ein Sportler höher springen oder kräftiger schlagen, muss er unbedingt Übungen zur Muskelkräftigung machen, die der Technik oder der Bewegung, die in seiner Disziplin erforderlich ist, ähneln. Häufig sieht man beispielsweise Radrennfahrer oder Profi-Fußballer im Training Bewegungen zum Muskelaufbau oder plyometrische Sprünge mit den Beinen durchführen, gefolgt von einer Beschleunigung oder einem Torschuss. Dies hat eben zum Ziel, die Kraft, die von den Muskeln des Athleten entwickelt wurde, direkt auf seine spezifische technische Bewegung zu übertragen (Pedaltreten oder Laufen), um diese zu optimieren.

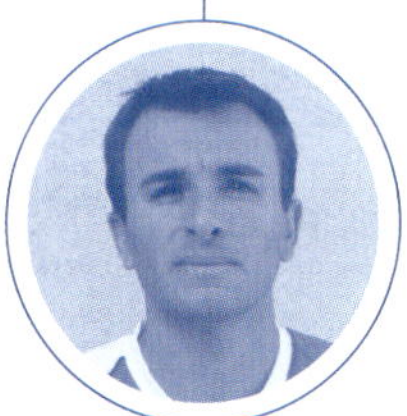

»Die wissenschaftliche Untersuchung der Muskelphysiologie zeigt, dass ein Muskel mehr Kraft entfalten kann, wenn er zuvor gedehnt wurde.«

Die Vorteile des plyometrischen Trainings

Die starken muskulären Spannungen, die der Muskel bei dieser Art von Training aushalten muss, provozieren eine Synchronisation der Fasern untereinander, was wiederum eine spürbare Vergrößerung der schnellen Kraft induziert, ohne dabei die Muskelmasse oder das Körpergewicht zu vergrößern. Dieser Vorteil ist bei allen Disziplinen nicht von der Hand zu weisen, bei denen die explosive Kraft wichtig ist (Leichtathletik, Mannschaftssportarten etc.). Dies gilt aber auch für Ausdauersportarten, bei denen ein wichtiger Leistungsfaktor ist, wie viel Eigenkörpergewicht die Sportler zu tragen haben (Marathon, Radsport, Triathlon etc.).

Dank der Vielfalt der Übungen, insbesondere mit zahlreichen Veränderungen der Körperposition und der Winkel, in denen die Muskeln arbeiten müssen, erlaubt die Plyometrie auch den Sportlern Fortschritte, die bereits über eine sehr gute Kraft- und Geschwindigkeitsentwicklung verfügen.

Die Plyometrie arbeitet vor allem über den Kreislauf Verlängerung/Verkürzung eines Muskels. Dieses Paar kommt bei allen Bewegungen des Körpers und vor allem bei der Sportausübung zum Ausdruck.

Schließlich kann die »Plyo«, wie sie im Sport abgekürzt wird, auf jedes Alter und jede Leistungsklasse angepasst werden, weil sich bei dieser Methode der Schwierigkeitsgrad der Übungen abstufen lässt.

Warnhinweise

Wie bei allen Methoden des körperlichen Trainings gibt es auch bei der Plyometrie einige Nachteile, die hier erwähnt werden müssen:

- Wir haben gesehen, dass die Kräftigung über den Zyklus Verlängerung/Verkürzung auf nervliche Faktoren im Inneren des Muskels wirkt. Da sich der Sportler auf die explosive Durchführung seiner Bewegungen konzentrieren muss, verlangt dies von ihm bei jeder Übung eine sehr starke Konzentration. Diese starken Erregungen des Nervensystems müssen im Zusammenhang mit den außersportlichen Umgebungsaktivitäten des Einzelnen (Beruf, Familie, Stress etc.) berücksichtigt werden. Eine zu ausgeprägte nervliche Erschöpfung vor dem Training könnte die Wirksamkeit und die Sicherheit der Trainingssitzung stören.
- Plyometrischen Übungen soll immer eine Aufwärmphase vorausgehen, da es sonst zu Verletzungen kommen kann. Dies gilt übrigens für alle körperlichen Aktivitäten!
- Die Spitzenathleten, die bereits über ein hohes Maß an intramuskulärer Koordination verfügen (Synchronisation der Muskelfasern untereinander) werden weniger spektakuläre Fortschritte machen. Jedoch bleibt die Plyometrie auch für sie interessant.
- Wegen der Belastungen, denen das Skelettsystem, die Gelenke, die Sehnen und die Muskeln ausgesetzt sind, müssen die Ausübenden während aller Übungen darauf achten, eine korrekte Körperhaltung einzunehmen. Darüberhinaus muss man aufpassen, Kindern, Jugendlichen und Sportlern nach Sportverletzungen nur plyometrische Übungen von geringer Intensität zu empfehlen.
- Wie jedes qualitative Trainingsverfahren ist die Plyometrie sehr wirksam. Jedoch muss auf ein gutes Verhältnis zwischen Trainings- und Erholungsphase geachtet werden. So sollen zwischen zwei Sitzungen mittlerer Intensität mindestens 48 Stunden Pause eingehalten werden und zwischen den intensiveren Trainingseinheiten mehrere Tage.

- Die exzentrische Phase (körperliche Bremsung der Bewegung) muss ganz besondere Beachtung finden. Diese Phase findet man nämlich bei den meisten Bewegungen, die die verschiedenen muskulären Segmente des Körpers mobilisieren. In dem Maße jedoch, in dem bei der Ausübung der Plyometrie der Körper gegen seine eigene Geschwindigkeit kämpft, kommt es zu exzentrischen, sehr starken Kontraktionen, besonders bei den Sprungübungen nach unten (Tiefsprüngen), von denen wir später noch sprechen werden. Der Missbrauch dieser Art von Übungen mit großen Fallhöhen oder einer schlechten Aufwärmphase kann zu Sehnenverletzungen führen. Muskeln können nämlich viel schneller gekräftigt werden als Sehnen. Nun kommt es aber in der exzentrischen Phase zu Veränderungen im Zentrum der Muskel- und Sehnenfasern, die mehrere Tage oder sogar Wochen benötigen, um sich vollständig zu erholen. Schließlich führen die gekräftigten Muskeln und Sehnen zu einer schnelleren Zunahme der reinen Kraft und der Geschwindigkeit während der Bewegung. Wenn die Sehnen nicht ausreichend Zeit haben, sich zu regenerieren, riskiert der Sportler die Entwicklung von Sehnenentzündungen. Daher ist es sehr wichtig, die Phasen der Erholung je nach gewählter Intensitätsstufe einzuhalten. Anders gesagt: Hören Sie auf Ihren Körper, und pflegen Sie einen Lebensstil, der im Einklang mit den gesetzten Zielen ist.

E» Das plyometrische Training

Die Plyometrie ist eine der wenigen Kräftigungsmethoden, die keine kostspielige und platzraubende Ausrüstung benötigt. Allerdings sollte vorzugsweise ein geeigneter Ort gewählt werden, an dem die »explosiven« Übungen problemlos ausgeführt werden können.

Der Ort des Geschehens

Wie Sie sehen werden, ist Einfachheit die oberste Devise bei der Ausübung der Plyometrie. Um nämlich die Übungen mit dem Zyklus Dehnung/Verkürzung auszuführen, ist eine Wiese die am besten geeignete Übungsfläche. Es ist nur darauf zu achten, dass die Wiese trocken ist, um zu verhindern, dass Sie ausrutschen und sich verletzen. Überprüfen Sie den Rasen daher, bevor Sie anfangen, vor allem, wenn es zuvor geregnet hat oder morgens wegen Frost oder Tau, die den Untergrund glitschig machen können. Übungen geringer oder mittlerer Intensität können Sie sehr gut auf dem Boden einer Turnhalle oder auf der Tartanbahn einer Leichtathletikanlage durchführen. Auch wenn ein Rasen wegen seiner stoßdämpfenden Eigenschaften empfehlenswert ist, ist ein zu weicher Untergrund wie ein Teppichboden absolut ungeeignet, da er den plyometrischen Anforderungen zuwiderläuft, indem er das Reaktionsvermögen beeinträchtigt, das ein wesentliches Element dieser Methode ist. Um nämlich »explosiv« auf einem Boden reagieren zu können, muss dieser unbedingt genügend Stoßfestigkeit aufweisen, um einen echten Impuls zu ermöglichen. Kurz gesagt empfehle ich Ihnen dringend, ziemlich feste Flächen zu wählen, die nur sehr schwach stoßdämpfend wirken.

Das Material

Die folgende Aufstellung ist nicht obligatorisch, aber mit den verschiedenen Gegenständen werden sehr viel mehr und sehr viel unterschiedlichere Übungen möglich. Zudem lässt sich mit ihrer Hilfe die Wirksamkeit der Methode dadurch steigern.

- Medizinball. Einen solchen mit Gewicht versehenen Ball, den man in Fitness-Studios häufig dort findet, wo die Bauchmuskeln trainiert werden, empfehle ich Ihnen wärmstens. Damit können Sie wirksame Übungen zur Kräftigung der Bauchwand aber auch der Lendenmuskulatur, der Rumpf- und Beinmuskulatur durchführen. Ich empfehle Ihnen den Kauf eines Medizinballs mit einem Gewicht zwischen drei und sieben Kilo.

- Eine Kiste oder sehr stabile Bank. Beides dient Ihnen für Tiefsprungübungen, deren technische Erläuterungen Sie in dem Kapitel finden, das den praktischen Demonstrationen vorbehalten ist. In allen Parks, auf allen Trimm-dich-Pfaden und Sportplätzen gibt es Bänke oder Möglichkeiten, sich abzustützen, die diesen Zweck ebenfalls gut erfüllen können.

- Ein Paar Hanteln oder, noch besser, einen ganzen Satz mit Hanteln zwischen drei und zehn Kilo. Diese Hanteln sind bei den fortgeschrittensten und intensivsten Übungen dieses Handbuchs nützlich.

- Für einige Übungen brauchen Sie eine Treppe oder mehrere Stufen. Diese Voraussetzungen finden Sie problemlos in einem öffentlich zugänglichen Sportstadion. Ein steiler Hang kann eventuell als Ersatz dienen.

- Ein Stepbrett, wie es in Fitnesskursen verwendet wird, kann die Treppenstufen ersetzen oder für andere Übungen verwendet werden.

- Spitzensportler verwenden Hürden unterschiedlicher Höhe. Damit können die Intensität der Übung und das Tempo der Muskelkontraktion beeinflusst werden, indem der Athlet gezwungen ist, diese Hürden zu überwinden.

- Ein gespanntes dickes Sandow-Gummiband, ähnlich einem Spanngurt, mit denen Gegenstände auf einem Autodach fixiert werden, kann die Hürden ersetzen.

- Ein dickes Fitness-Gummiband mit Griffen wird Ihnen ebenfalls bei einigen Übungen, die wir besprechen werden, hilfreich sein.

- Wichtig ist auch, das Thema passender Schuhe anzusprechen. Ich empfehle Ihnen ein Modell, das nach Möglichkeit eigens für den Sport konzipiert ist, aber nicht unbedingt teuer sein muss. Wichtig ist, dass die Schuhe in einem guten Zustand sind. Die Sohlen dürfen nicht zu stark abgenutzt sein, damit sie den Füßen Halt geben und Sie nicht ausrutschen.

F» Individuelle Gestaltung des plyometrischen Trainings

Um Fortschritte auf einem Gebiet zu machen, muss man die Übungen den jeweils aktuellen persönlichen Fähigkeiten anpassen. Es ist offensichtlich, dass ein Anfänger nicht genauso trainieren wird wie ein künftiger Olympia-Champion. Die Plyometrie folgt der Logik des gesunden Menschenverstands.

Das Geschlecht darf übrigens kein Hindernis für das plyometrische Training sein. **Das Märchen, wonach die Frau schwächer ist als der Mann und daher keine Übungen aus der Schwerathletik machen soll, ist ein Irrglaube**. Mann und Frau haben auf muskulärem Gebiet nämlich dieselbe Konstitution, auch wenn ihre Leistungen unterschiedlich sind. Beide Geschlechter können daher an der Entwicklung ihrer jeweiligen Kraft arbeiten und hierzu die plyometrischen Kräftigungsübungen ausführen.

Das Alter ist hingegen ein Faktor, der viel Aufmerksamkeit verlangt. Wie wir gesehen haben, ist die Plyometrie eine sehr wirksame qualitative Methode, die für Muskeln, Sehnen und Gelenke aber auch recht anstrengend ist. Aus diesem Grund muss man bei Kindern und Jugendlichen genau wie bei Personen über Vierzig vorsichtig sein. Jungen Menschen sollen keine harten oder schwierigen Übungen vorgeschlagen werden, sondern die Plyometrie sollte hier eher spielerisch angepasst werden, um sie für ihren Organismus, der noch in der Entwicklung steckt, spielerischer und weniger anstrengend zu gestalten. Schlagen Sie Kindern beispielsweise vor, so schnell zu springen wie eine Katze oder so schnell zu laufen wie ein Gepard und dann auch so weit und hoch zu springen wie ein Frosch. Auf diese Weise kann sich das Kind seine eigenen Vorstellungen von der Art der körperlichen Aktivität machen, die man von ihm verlangt. Andererseits ist darauf zu achten, die momentanen Möglichkeiten des Kindes zu respektieren, indem man ihm diese im Grunde sehr anspruchsvolle Körperarbeit in der amüsanten Form eines Workshops mit wenigen Übungsreihen und wenigen Wiederholungen anbietet.

Jugendlichen sollte hingegen die Stichhaltigkeit der Übungen und der angewandten Methoden gut verständlich erklärt werden, um sie dafür zu sensibilisieren und rasch in die Muskelarbeit einzubeziehen, die sie absolvieren sollen. So werden ihnen die richtige Körperstellung und die angemessene Erholungspause zwischen den Übungsreihen bewusst. Auch wenn die Pubertät eine wichtige Schlüsselperiode bei der Entwicklung körperlicher Qualitäten wie Schnelligkeit und Explosivität darstellt, muss die Intensität der Übungen gemäßigt bleiben. In der Pubertät ist das Wachstum noch nicht abgeschlossen, und es ist darauf zu achten, die Gelenke und Knochen zu schonen. Daher sind alle intensiven Formen des Zyklus Dehnung/Verkürzung wie Tiefsprünge oder Übungen, die auf den Leistungsstufen 4 und 5 im Teil »Übungen« beschrieben werden, zu vermeiden.

Mit zunehmendem Alter nehmen die Regenerationsfähigkeit und die Elastizität der Körpergewebe ab. Daher ist bei der Ausübung der Plyometrie jenseits der Vierzig ebenfalls Vorsicht geboten. Bestimmte Degenerationen der Gelenke und Knochen wie eine Arthrose können eine Gegenanzeige für die Ausübung der Plyometrie darstellen. Allerdings haben neue wissenschaftliche Studien gezeigt, dass es plyometrische Übungen geringer Intensität erlauben, die Bildung und Regeneration der Gelenkgewebe zu fördern – ein Phänomen, das interessant sein könnte, um das Auftreten eines bestimmten Arthrosetyps hinauszuzögern. Auf jeden Fall empfehle ich Ihnen, mit zunehmendem Alter alle Übungen in den Schwierigkeitsstufen 1 und 2 durchzuführen und in Stufe 3 nur dann, wenn Sie in sehr guter körperlicher Form sind.

Konsultieren Sie in jedem Fall Ihren Arzt, bevor Sie eine neue Trainingsart wie die Plyometrie beginnen. Dies gilt besonders, wenn Sie nach einer recht langen Pause wieder eine körperliche Aktivität aufnehmen. Wie sagt doch das Sprichwort: Vorbeugen ist besser als Heilen!

Das Trainingsniveau

Bei diesem Thema sind zwei wichtige Faktoren zu berücksichtigen: Die Intensitätsstärke der gewählten Übungen und die Erfahrung des Athleten. Das plyometrische Training soll, ebenso wie alle Schritte der körperlichen Vorbereitung, hinsichtlich der Intensität und Schwierigkeit der Übungen allmählich und gleichmäßig gesteigert werden. Bei jedem Programm wird also mit elementaren Grundübungen begonnen, gefolgt zunächst von einer Zwischen- und dann von einer intensiven Stufe; schließlich kann das als »Schocksystem« bezeichnete Training folgen, das den am besten trainierten Athleten vorbehalten ist. Die Übungen sollen immer dynamisch und explosiv ausgeführt werden, also mit viel Energie und Lebhaftigkeit, um die Explosivität und Reaktionsgeschwindigkeit bei Ihren Bewegungen und Ihrer Technik zu verbessern. In allen Fällen sollten Sie nie aus dem Blick verlieren, dass diese Übungen für den Körper belastend sind, egal in welchem Schwierigkeitsgrad. Seien Sie also immer aufmerksam-wachsam und schenken Sie Ihrer Körperposition bei den Übungen große Aufmerksamkeit.

Der andere Faktor, den es zu berücksichtigen gilt, ist die Erfahrung des Athleten. Ein Anfänger muss zwingend mit plyometrischen Übungen geringer Intensität beginnen, bevor er sich an ein schwierigeres Trainingsprogramm wagt. Je besser trainiert der Sportler ist, desto eher kann er anspruchsvollere Übungen in sein Programm aufnehmen, sowohl was die Ausführung als auch was die Intensität betrifft. So kann ein Sprinter, ein Fußballer oder Basketballspieler, der regelmäßig trainiert, bereits nach einem Zyklus einiger Einheiten der Schwierigkeitsstufen 1 und 2 Übungen der Schwierigkeitsstufe 3 oder 4 ausführen. Ein Athlet, der auf Regionalebene oder höher an Wettkämpfen teilnimmt, kann Übungen aller Schwierigkeitsstufen in sein Programm aufnehmen, je nachdem, auf welche Wettkämpfe er sich vorbereitet und wie gut die aktuelle bzw. die von ihm angestrebte Kondition ist.

Die Intensität Ihres Programms

Bei allen Trainingsprogrammen sprechen wir von Übungsumfang und/oder Übungsintensität. Übungsumfang bedeutet, dass während einer Trainingssitzung viele Übungen oder Wiederholungen einer Übung auszuführen sind. Die Erholungsphase zwischen den Übungsreihen ist lang, die ausgeführten Übungen können in Bezug auf die Intensität konstant gehalten werden. Beide Faktoren können kombiniert werden, damit die Trainingseinheit nicht zu intensiv wird. Will man hingegen eine Trainingseinheit kompakter gestalten, spricht man von Intensität. In diesem Fall kann man Übungen nutzen, deren Schwierigkeitsgrad entweder auf muskulärer Ebene oder hinsichtlich des Stoffwechsels höher ist. Man kann die Erholungszeiten zwischen noch nicht abgeschlossenen Übungsreihen variieren.

Ein Beispiel: Der Trainer von Michael Johnson, dem berühmten 400 m-Läufer, erklärt, dass sein Schüler in jüngeren Jahren häufig verletzt war und daher nicht regelmäßig im Höchsttempo trainieren konnte. Zur Abhilfe setzte der US-amerikanische Coach seinem Schützling das Ziel, die gewählten Distanzen langsamer zu absolvieren, jedoch mit sehr kurzer Erholungszeit zwischen den Übungsreihen. Trotz geringer Trainingsmenge und nicht sehr hohen Geschwindigkeiten konnte Michael Johnson mit diesem auf Qualität statt auf Quantität setztenden System deutliche Fortschritte machen.

Bei der Plyometrie geht es um die Intensität und den Umfang der absolvierten Übungen. Die Intensität bemisst oder definiert sich anhand der großen Vielfalt der Übungen und deren Ausführungsmodus. Ein Beispiel: Eine Flexion, gefolgt von einem Hochsprung mit beiden Beinen, ist weniger hart als diese Übung mit nur einem Absprungbein. Das gilt auch für den Absprung von einer Plattform, der hinsichtlich der exzentrischen Kontraktionen der Quadricepsmuskulatur intensiver ist als die vorhergehenden Übungen. Er wird also als intensiver betrachtet.

Die Anzahl von Sprüngen oder Bodenkontakten bemisst und charakterisiert den Umfang der Plyometrie. Zu Beginn der Saison kann ein Athlet, der sein Training wieder aufnimmt, bei jeder Sitzung zwischen fünfzig und achtzig Sprünge oder Bodenkontakte geringer Intensität oder in den Schwierigkeitsstufen 1 und 2 ausführen. Je weiter die Saison voranschreitet, desto mehr sollten die Gesamtmenge an Sprüngen sowie der Intensitätsgrad unabhängig von der gewählten Übung zunehmen. Nachdem man die Anzahl der

Sprünge und der verschiedenen Übungen festgelegt hat, plant man der Einfachheit halber die Trainingssitzung mit Übungsreihen und Wiederholungen. Beispiel: Ich soll drei Übungsreihen mit »Frosch«-Sprüngen mit jeweils zehn Wiederholungen absolvieren, gefolgt von vier Übungsreihen auf einem Bein rechts und links mit jeweils zehn Wiederholungen. Auf diese Weise können mehrere zusammengefasste Übungen innerhalb des Trainings geplant werden, was sich wegen des spielerischen Aspekts günstig auf die Motivation auswirkt. Alle vorbereitenden Übungen zum Warm-up werden bei der Berechnung der Gesamtzahl an Sprüngen, die bei der Sitzung zu absolvieren sind, nicht mitgerechnet. Man muss nur einplanen, dass die gewählten Übungen nicht zu intensiv sind, um das Potenzial des Athleten nicht zu beeinträchtigen.

Die Trainingshäufigkeit

Die Häufigkeit des plyometrischen Trainings konnte nach vielen empirischen Studien und Feldbeobachtungen definiert werden. Die Erfahrungen legen nahe, dass bei den meisten Menschen mindestens 48 Stunden Ruhe zwischen zwei Trainingseinheiten liegen sollten. Allerdings empfehlen einige Trainer, die sich auf die Vorbereitung von Sportlern mit gutem Trainingsniveau, insbesondere in den so genannten »explosiven« Sportarten spezialisiert haben, eine Häufung der Trainingsbelastung, um eine tiefe Muskelermüdung und eine intensive Beanspruchung des betroffenen Stoffwechsels zu erreichen. Daraus ergibt sich eine längere Erholungsphase, damit eine Überkompensierung erreicht wird, die das Durchhalten bei neuen Trainingseinheiten erlaubt. Die Anzahl an Trainingseinheiten pro Woche liegt bei mindestens einer und höchstens drei. Je intensiver die ausgeführten Übungen sind, desto mehr muss die Anzahl wöchentlicher Trainingseinheiten reduziert werden, damit sich der Organismus vollständig erholen kann.

Auch die Erholungszeit innerhalb einer Trainingseinheit ist wichtig. Die Plyometrie, eine qualitative Methode par excellence, beansprucht nämlich in erster Linie die sehr schnell kontrahierenden gestreiften Muskelfasern. Allerdings haben wir gesehen, dass diese weißen Fasern sehr wenig durchblutet sind und wegen des Stoffwechsels, den sie für ihre Kontraktion nutzen, sehr rasch ermüden. Dieser Stoffwechsel heißt anaerobe Energiegewinnung ohne Produktion von Laktat (anaerob-alaktazid). Er schaltet sich in den ersten Sekunden einer körperlichen Anstrengung ein, um den Muskelfasern die Kontraktion zu erlauben. Er funktioniert mit sehr geringen Mengen gespeicherter energetischer Moleküle, die im Inneren der Muskelzellen gebildet werden und die man ATP (Adenosintriphosphat) nennt. Das Problem ist die Tatsache, dass die Muskeln nur sehr geringe Reserven dieser Moleküle besitzen und es relativ lange dauert (mehrere Minuten), bis wieder neue Moleküle gebildet werden. Um diese Resynthese durchzuführen, nutzt der Organismus ein anderes Molekül, das in geringer Menge vorhanden ist und Kreatinphosphat heißt. Dieses Molekül ist im Organismus in geringfügig höheren Mengen vorhanden als die ATP-Moleküle. Durch komplexe Prozesse erlaubt es Kreatinphosphat, eine Übung vom anaerob-alaktaziden Typ (ohne Sauerstoff) einige Sekunden länger auszuführen.

Hält man die nötige Erholungsphase nicht ein, können die Muskelfasern vom Typ 2b, d.h. die sehr schnell kontrahierenden Muskelfasern, die nur in Gegenwart von ATP-Molekülen funktionsfähig sind, nicht korrekt arbeiten oder sich nicht ausreichend zusammenziehen, um wirksam zu sein. Daraus folgt die Aktivierung von Muskelfasern, die ausdauernder sind und mit anaerob-laktazidem Stoffwechsel oder aerobem Stoffwechsel funktionieren. Die Wirksamkeit hinsichtlich der Entwicklung der Explosivität wird dadurch allerdings reduziert.

Hingegen werden wir sehen, dass man während bestimmter Perioden des Jahres diese Unterschiede bei den Muskelfasern, dem beanspruchten Stoffwechsel und den damit verbundenen Erholungszeiten bei verschiedenen Sportarten oder mit Blick auf besondere Vorbereitungsphasen nutzen kann. Nach diesem kleinen Exkurs ins Innere der Muskelzelle wird verständlich, warum die Erholungsphase während einer Trainingseinheit so wichtig ist. Je nach Intensitätsgrad des Trainings ergeben sich daher folgende Erholungszeiten: zwischen 30 Sekunden und zwei Minuten für die Intensität 1 bis 2 und zwischen zwei und fünf Minuten für die Intensität 3 bis 5.

Diese häufig vernachlässigte Erholungszeit erlaubt tatsächlich ein gründliches qualitatives Training und bessere Fortschritte bei der Explosivität und der Geschwindigkeit. Ganz zu schweigen von der Zunahme des Verletzungsrisikos durch eine unangemessene Erholungszeit bei Übungen, die für die Strukturen der Muskeln, Knochen und Gelenke (muskulo-osteoartikuläre Strukturen) sehr anspruchsvoll sind.

Abschließend ist zu sagen, dass die Erholungszeit ein fester Bestandteil des Trainings sein muss. Die Plyometrie wird angewandt, um vorrangig den Faktor Explosivität oder Tempo zu verbessern. Bei vielen Sportarten sind diese Parameter allerdings nur ein Element der sportlichen Leistung. Es gibt auch die Arbeit an der Ausdauer, an der Belastbarkeit sowie an Technik und Taktik. Jeder dieser Bereiche verlangt die Beanspruchung und Nutzung eines bestimmten Muskelfasertyps und des Stoffwechselweges, den der jeweilige Muskel nutzt, um sich kontrahieren zu können. Es ist also darauf zu achten, nicht die Muskelgruppen und Stoffwechselformen zu beanspruchen, die der Sportler Tag für Tag auf dieselbe Weise nutzt. Wir werden dies später in einem Kapitel sehen, das sich mit der Planung der plyometrischen Trainingseinheiten befasst. Folgt man dieser Methode, kommt es zu einer besseren Erholung des gesamten Organismus; zugleich werden Verletzungen oder Phänomene einer tiefen und langen Erschöpfung verhindert, die als Übertraining bezeichnet werden.

Zurück zu Ruhe und Erholung

Ein weiterer Aspekt des Trainings ist die Rückkehr zur Ruhe nach einer Übung. Es ist tatsächlich gut, am Ende intensiver Trainingseinheiten stets Übungen geringer Intensität auszuführen. Statische Dehnungen (Stretching) sind Teil dieser Logik. Die Plyometrie erhöht den Muskeltonus, d.h. den Spannungszustand, in dem sich die Muskulatur im Allgemeinen befindet. Stretching-Übungen verursachen das Gegenteil, sie verringern diesen Spannungszustand. Weniger stark angespannte Muskeln befinden sich in einem Zustand, der die Erholung begünstigt.

Allerdings müssen in Bezug auf Dehnung und Plyometrie gewisse Vorsichtsmaßnahmen beachtet werden. Jahrelang dachten wir, Dehnungen wären eine wirksame Methode gegen Muskelkater. Muskelkater ist das Ergebnis von Mikroläsionen der Struktur der Muskelzellen. Häufig entstehen diese durch zu starke oder zu häufig wiederholte exzentrische oder plyometrische Muskelkontraktionen.

Das Problem ist, dass auch die Dehnungen Muskelkater verursachen wie das exzentrische oder plyometrische Training, da sie auf dieselben Muskeln wirken. Die kurzzeitige Abnahme des Muskelkaters bei Dehnübungen beruht auf einer Reduzierung des intramuskulären Ödems als Folge der Mikroläsionen (Muskelkater). Daher führen Dehnübungen, die auf einen Muskelkater oder nach exzentrischen Übungen durchgeführt werden, zu einer längeren Heilungszeit im Muskel. Es ist deshalb davon abzuraten, Muskeln mit Muskelkater zu dehnen.

Dennoch sind Dehnübungen im Sportbereich heute nicht unerwünscht. Sie verbessern die muskuläre Geschmeidigkeit, was eine Verbesserung der Gelenkmobilität zur Folge hat, die wiederum zu einer größeren Geschicklichkeit führt.

Dehnübungen wirken auf die muskulären Strukturen. So beeinflussen sie langfristig positiv die Fähigkeiten des Muskels, seine elastischen Energien wiederherzustellen – und damit, wie wir bereits gesehen haben, auch die plyometrischen Fähigkeiten des Sportlers.

Langfristig gesehen sind Dehnungen auch deshalb wichtig, weil nachgewiesen wurde, dass die am stärksten verhärteten Muskeln am anfälligsten für Muskelkater sind. Durch das Aufrechterhalten einer gewissen Elastizität haben Dehnübungen eine günstige Wirkung, weil durch sie das Auftreten von Muskelkater begrenzt wird. Zu verdanken ist dies dem veränderten Verhalten des Muskels bei exzentrischen und plyometrischen Übungen, die als Hauptverantwortliche für Muskelkater und Muskeltraumen bekannt sind: Tatsächlich verhindern es die Dehnungen, dass die muskulären Strukturen zu stark unter Spannungen und Deformationen kommen, da sie weniger steif sind und sich besser verlängern können. Somit kommt es auch weniger häufig zu Muskelkater.

Die bevorzugte Nutzung bestimmter Techniken sowie die Kräftigung der Muskeln, die in die Leistungsübungen einbezogen sind, führen zu einem muskulären Ungleichgewicht (muskuläre Dysbalance) und begünstigen Körperhaltungen, die zu Beschwerden oder sogar Verletzungen führen können. Dehnungen haben eine ausgleichende Wirkung auf diese Spannungen. Sie stellen die Flexibilität des früher einmal verletzten Muskels wieder her. Anstelle der muskulären Läsion bildet sich nämlich Narbengewebe. Da dieses Gewebe weniger elastisch ist als die Muskelfasern, nimmt die Geschmeidigkeit der Muskeln ab. Wenn man die Tatsache berücksichtigt, dass Muskelkater auf Mikrorisse im Inneren der trainierten Muskelfasern zurückzuführen ist, versteht man besser, wie wichtig es ist, ein ständiges und ganzjähriges Programm mit Dehnübungen beizubehalten, das einen Effekt auf die elastischen Eigenschaften der Muskelfasern hat.

Durch die Dehnübungen wird es auch möglich, dass die verschiedenen Bindegewebsstrukturen besser gleiten können. In der Erholungsphase begünstigen die Dehnungen den venösen Rückfluss und damit die Elimination von

Abfallprodukten, die bei den Muskelkontraktionen anfallen. Durch ihre Auswirkung auf den Muskeltonus begünstigen die Dehnungen sowohl die Muskelerschlaffung als auch die Abnahme der muskulären Spannungen, da sie auf Muskelsteife einwirken (bedingt durch die Zunahme des Muskeltonus während der Anstrengung).

Wir sehen, dass Dehnungen äußerst günstige Auswirkungen im Rahmen der körperlichen Vorbereitung haben. Sie haben bei allen Menschen, ob Sportler oder nicht, eine große Bedeutung. Es ist wichtig, darauf hinzuweisen, dass jeder Mensch, unabhängig von seinem Ausgangsniveau, Fortschritte in seiner Beweglichkeit machen kann. Es ist ebenfalls wichtig, darauf hinzuweisen, dass eine Überbeweglichkeit bei unserem Übungsprogramm schädlich sein kann. Die Faktoren, die die Dehnungsmöglichkeiten begrenzen, stehen in Zusammenhang mit der Steifheit von Muskeln, Sehnen und Gelenken.

Alle Kampfsportarten basieren auf einer mehr oder weniger langen Wiederholung explosiver Bewegungen, die häufig mit großer Bewegungsamplitude ausgeführt werden. Nun ist es aber genau diese Dualität aus Muskelkontraktion mit hoher Schnellkraft und Überbeweglichkeit, die Probleme bereitet, da sie zu Verletzungen führen kann.

Die Funktion von Muskeln, Sehnen und Bändern besteht darin, Körpersegmente um einen Hebelarm zu bewegen. Ihre weitere Funktion ist der Schutz und die Kräftigung der Verbindungsstellen jedes Hebels. Kurz gesagt mobilisieren die Muskeln die Gelenke, während Sehnen und Bänder diese Gelenke während der Bewegung stabilisieren.

Es ist deshalb wichtig, strenge Verhaltensmaßregeln einzuhalten, die das Ziel haben, die Gelenke bei Dehnübungen zu schützen. Gleichzeitig gilt es, darauf zu achten, dass das Training zu keiner Überdehnung der Gelenke führt. Denn dies würde eine Gelenkschlaffheit hervorrufen, die möglicherweise zu Luxationen, zu vorzeitiger Arthrose (Abnutzung des Knorpelgewebes im Gelenk) führen kann.

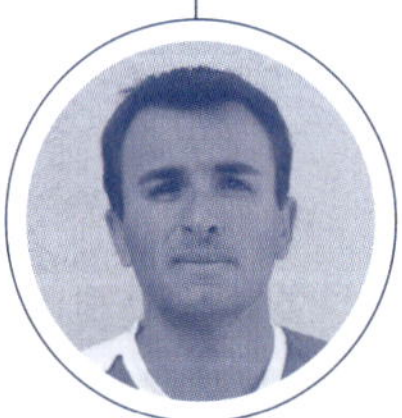

»Es ist wichtig, darauf hinzuweisen, dass jeder Mensch, unabhängig von seinem Ausgangsniveau, Fortschritte in seiner Beweglichkeit machen kann.«

Wie sehen richtige Dehnübungen in der Praxis aus?

Bevor wir die verschiedenen Dehnmethoden besprechen, die vom englischen »to stretch« (dehnen, strecken) her kommend auch als Stretching bezeichnet werden, sehen wir uns das allgemeine Dehnungsprotokoll an.

RICHTIG DEHNEN:

- Dehnübungen immer auf einer stabilen und bequemen Unterlage ausführen.
- Alle Dehnübungen werden systematisch sanft und niemals ruckartig ausgeführt.
- Damit eine Dehnübung wirksam ist, muss die Position mindestens 20 Sekunden, bis zu einer Minute gehalten werden.
- Am Ende einer Sitzung kann man, wenn diese nicht zu traumatisierend war (also Muskelkater erzeugt) zwischen drei und fünf Übungsreihen mit statischen Dehnübungen für jede Muskelgruppe ausführen. In diesem Fall werden die Dehnungen 20 bis 40 Sekunden gehalten.
- Es ist normal, die Dehnung zu spüren. Jegliche Kontraktion, jeglicher Krampf oder Schmerz ist dagegen ein Zeichen dafür, aufzuhören.
- Die Atmung nimmt bei Dehnübungen einen wichtigen Platz ein. Da sie direkten Einfluss auf den Muskeltonus hat, erlaubt sie eine Entspannung, die der Verlängerung der Muskulatur förderlich ist. Hingegen soll der Atem nicht angehalten werden, da dies den Muskeltonus erhöht.
- Die Vorgehensweise ist immer, eine Muskelgruppe zu dehnen und anschließend systematisch mit der entgegengesetzten Muskelgruppe fortzufahren nach dem Prinzip Agonist/Antagonist. Es wird immer die rechte und die linke Seite gedehnt.

Für Dehnungen gibt es mehrere Protokolle und Methoden, die je nach Zeitpunkt oder Ausübendem unterschiedliche Wirkungen haben. Im Rahmen dieses Buches schlage ich nur statische Dehnübungen vor. Bedenken Sie jedoch immer, dass es keine Methode gibt, deren Vorteile zu 100 Prozent bewiesen wären.

Die statischen Dehnungen:

Arm oder Bein in die Dehnposition bringen, anschließend langsam und allmählich dehnen, dabei die Atmung auf die Dehnung abstimmen. Es wird mit der Dehnung langsam und tief ein- und ausgeatmet.

Ich arbeite bei diesem Körpertraining auch mit Rotationen. Die Muskelbündel sind nicht alle in gleicher Weise ausgerichtet. Durch Aufnahme einer Rotation in die jeweilige Körperhaltung beanspruchen Sie das Gelenk und die Muskulatur auf unterschiedliche Weise, was Fortschritte begünstigt. Die Körperhaltungen sollen etwa zehn Sekunden bis eine Minute gehalten werden. Mit dem statischen Training arbeite ich vor allem während der Erholungsphase. Auf den folgenden Seiten finden Sie nun einige Dehnübungen, die ich Ihnen empfehlen kann.

ÜBUNG 56

DEHNUNG DES M. RECTUS ANTERIOR

- Legen Sie einen Fuß nach hinten auf einen Gymnastikball.
- Richten Sie sich auf, ziehen Sie dabei den Bauchnabel ein, und spannen Sie die Gesäßmuskeln auf der Seite des zum Gymnastikball gebeugten Beines an.
- Mit dem rechten und linken Bein ausführen.

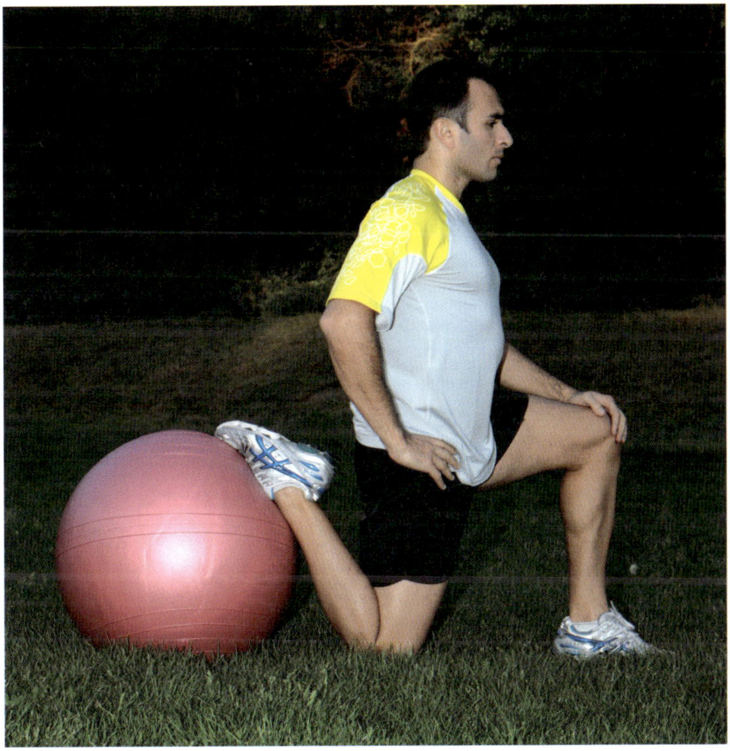

ÜBUNG 57

DEHNUNG DES M. PSOAS UND DES M. ADDUCTOR MAGNUS + ISCHIOKRURALE MUSKULATUR

- Machen Sie einen großen Ausfallschritt nach vorne.
- Neigen Sie den Oberkörper zur Innenseite des vorderen Beines und legen Sie eine Hand auf den Boden. Diese Position dehnt den M. adductor magnus, der ein kraftvoller Strecker und Hüftstabilisator ist, gleichzeitig dehnt sie auch den M. psoas des hinteren Beines.
- Strecken Sie nun (oder versuchen Sie dies) das vordere Bein, um die Ischiokruralmuskulatur (Rückseite des Oberschenkels) zu dehnen und ziehen Sie die Zehen zu sich nach oben, um die Wade zu dehnen.
- Mit dem anderen Bein wiederholen.
- Jede Position 20 Sekunden halten.

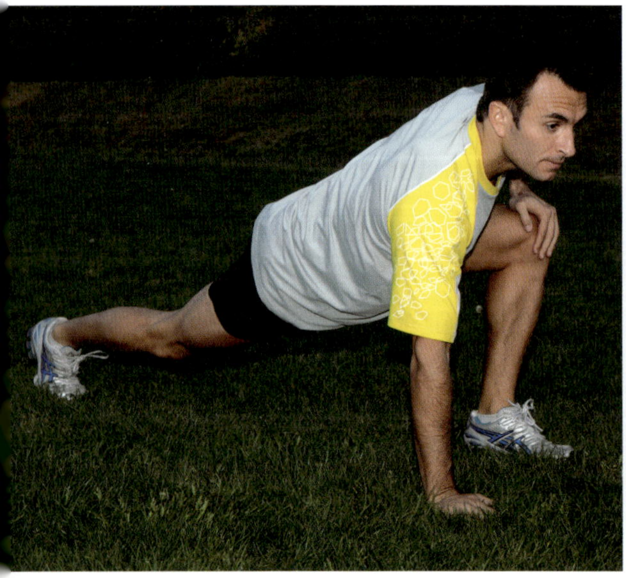

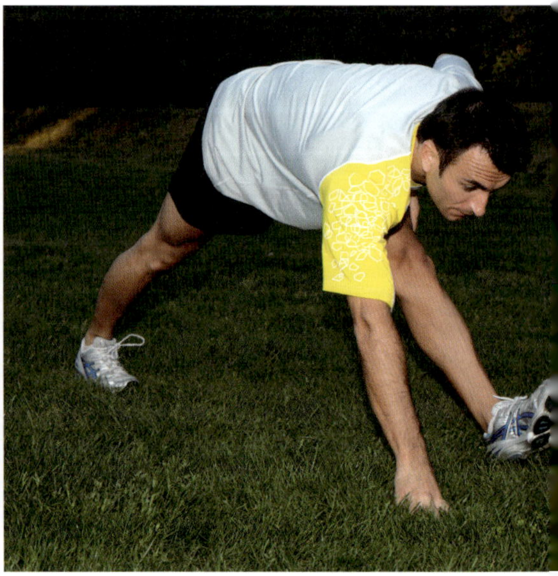

ÜBUNG 58

DEHNUNG DES M. GLUTEUS MAXIMUS (GROSSER GESÄSSMUSKEL) UND DES AUSSENROTATORS – Auf dem Boden sitzend, ein Bein liegt so, dass der Fuß nach innen zeigt, das andere Bein zeigt nach hinten.

- Beugen Sie sich, immer vom Becken ausgehend, so weit wie möglich nach vorne.
- Rechts und links ausführen, jeweils 10 bis 20 Sekunden halten.

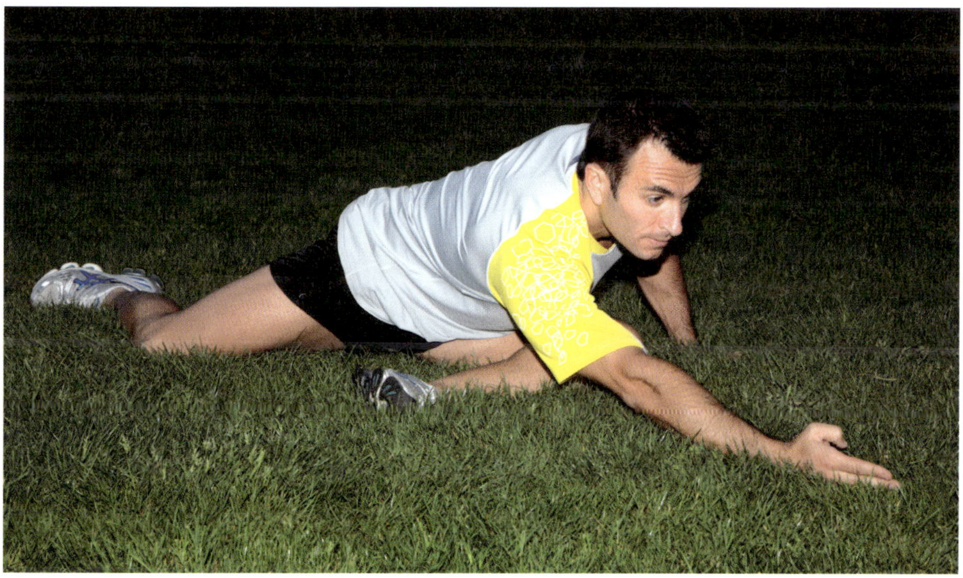

ÜBUNG 59

DEHNUNG DER ADDUKTOREN

Auf dem Boden sitzend, die Beine sind zu beiden Seiten geöffnet.

- Halten Sie den Oberkörper gerade, ziehen Sie den Unterbauch ein.
- Versuchen Sie, immer ausgehend vom Becken, sich nach vorne zu beugen.
- Je mehr Sie an Bewegungsamplitude gewinnen, desto weiter müssen Sie die Beine öffnen, bevor Sie sich nach vorne beugen. 10 bis 20 Sekunden lang halten.

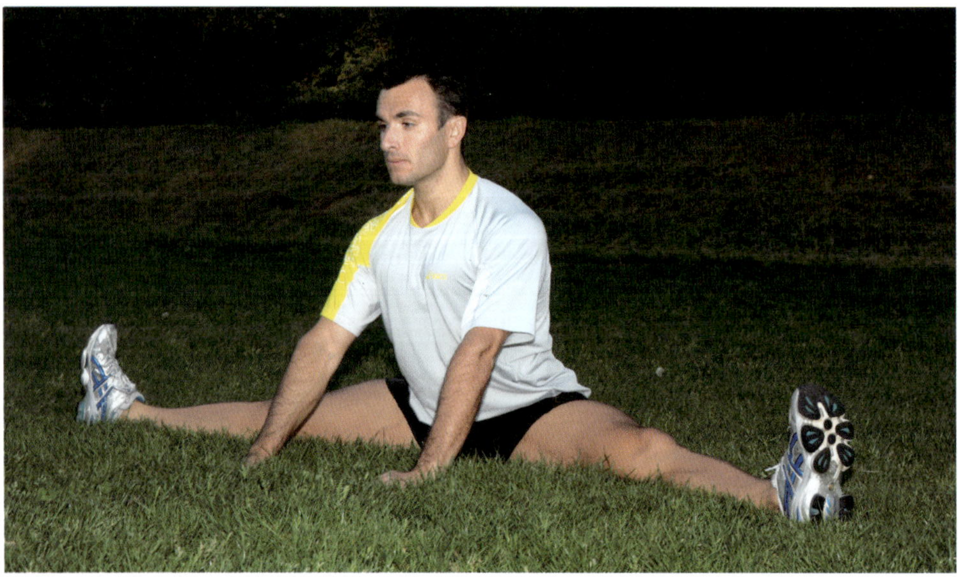

ÜBUNG 60

DEHNUNG DES M. GLUTEUS MAXIMUS, DES M. GLUTEUS MEDIUS UND DES M. PYRAMIDALIS – Am Boden auf einer Gesäßhälfte sitzen.

- Ein Bein über das andere stellen.
- Dieses Bein mit dem Arm der Gegenseite umfassen und eine Drehung ausführen, wie auf dem Foto zu sehen.
- Diese Übung hilft Spannungen im Becken zu lösen, insbesondere im Bereich des M. pyramidalis, ein kleiner, sehr kräftiger Muskel, der als Drehmuskel oder Stabilisator des Oberschenkels auf die Hüfte wirkt. 10–20 Sekunden rechts, dann links ausführen.

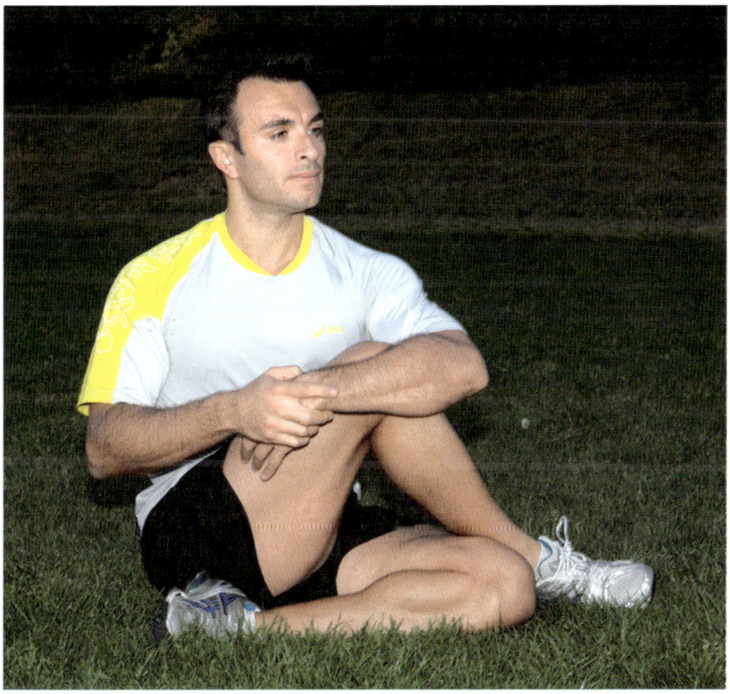

ÜBUNG 61

DEHNUNG DER GESÄSSMUSKELN UND DER ISCHIOKRURALEN MUSKULATUR IN RÜCKENLAGE – Legen Sie sich auf den Rücken.

- Halten Sie ein Bein gestreckt, während Sie das Knie des anderen Beines in Richtung Ihrer Brust ziehen.
- Strecken Sie sich in dieser Position, um den großen Gesäßmuskel zu spüren.
- Zur Dehnung der oberen Ansätze der Ischiokruralmuskulatur ziehen Sie das Knie in Richtung Brust und strecken die Ferse gen Himmel.
- Strecken Sie das Bein vollständig für eine umfassendere Dehnung.
- Jeweils 10–20 Sekunden halten.

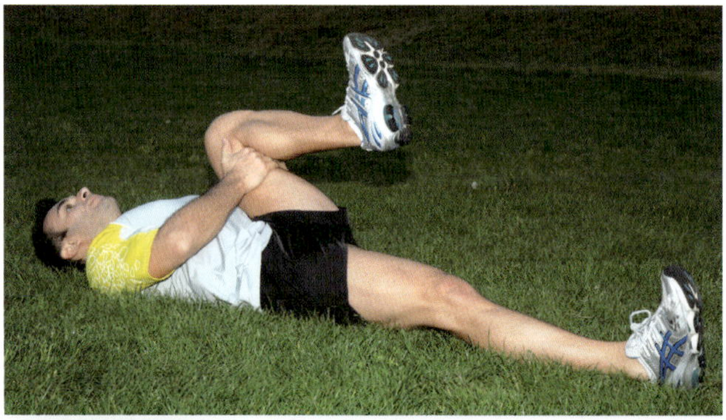

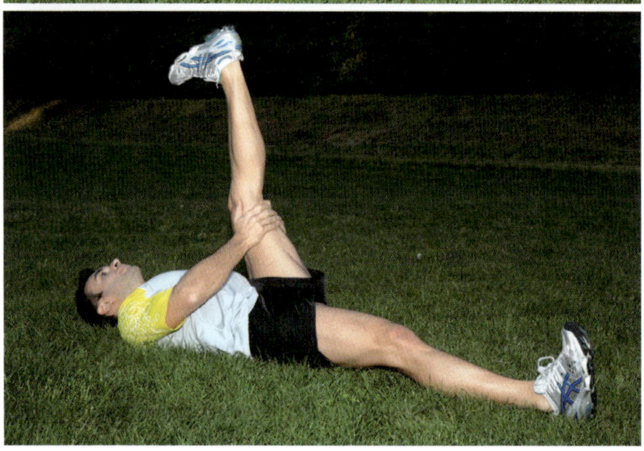

ÜBUNG 62

DEHNUNG DES M. TENSOR FASCIAE LATAE (TFL)

Seitlich auf den Gymnastikball gestützt.

- Bringen Sie das obere Bein in Richtung Brust, und stellen Sie den Fuß auf den Boden. Sie sollten nun eine Dehnung in der Seite des Oberschenkels spüren, die zum Boden zeigt, ausgehend von der Hüfte und möglicherweise bis zum Knie.
- 10–20 Sekunden halten.

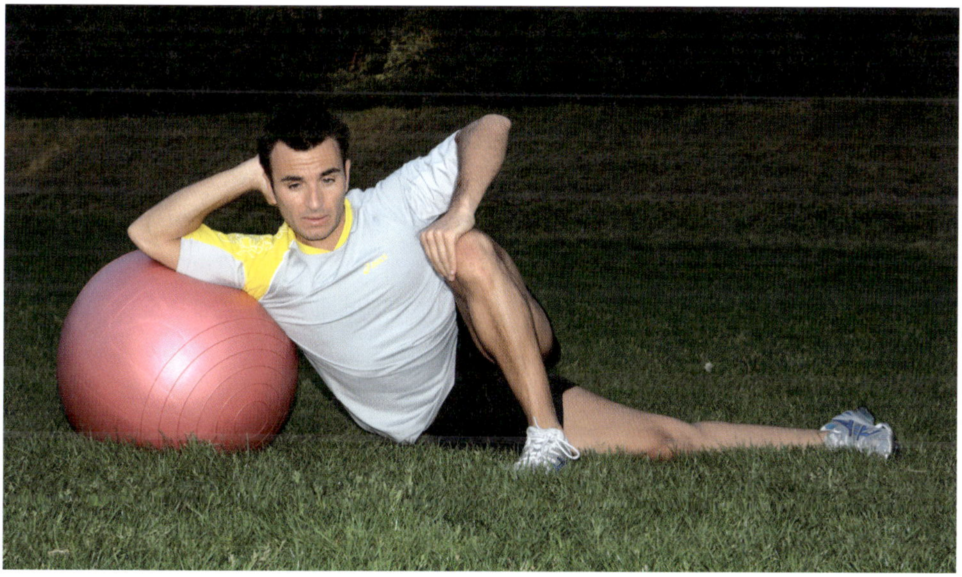

ÜBUNG 63

DEHNUNG DES M. LATISSIMUS DORSI (GROSSER RÜCKENMUSKEL)
Im Vierfüßlerstand, die Arme strecken und möglichst weit vom Körper entfernt auf einen Gymnastikball legen.

- Lassen Sie den Körper in der Mitte absinken.
- 10–20 Sekunden halten.

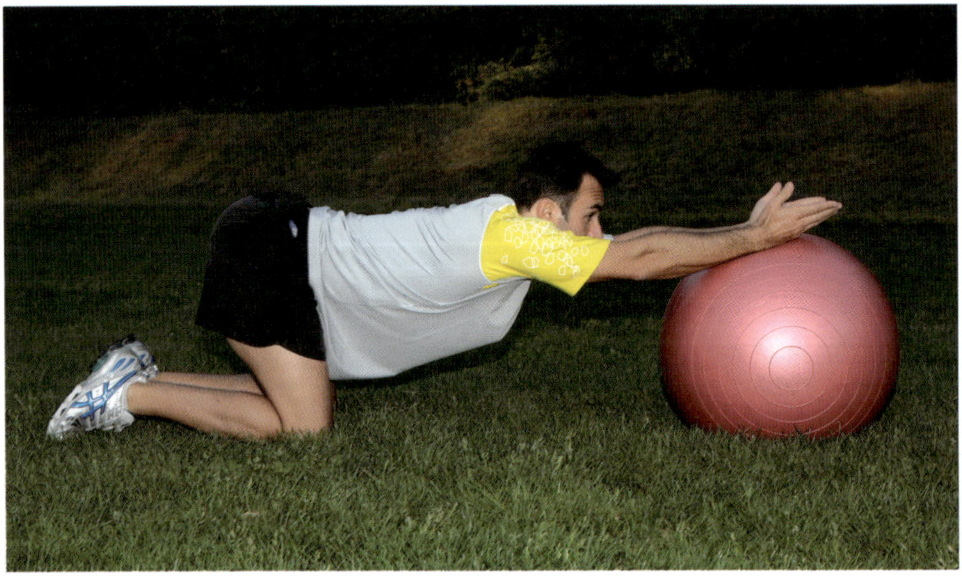

ÜBUNG 64

DEHNUNG DES M. PECTORALIS MAJOR (GROSSER BRUSTMUSKEL)

Im Vierfüßlerstand, einen Arm im rechten Winkel zum Körper strecken und auf einen Gymnastikball legen.

- Lassen Sie den Körper auf der Seite, auf der der Arm gestreckt ist, absinken.
- 10–20 Sekunden rechts und links halten.

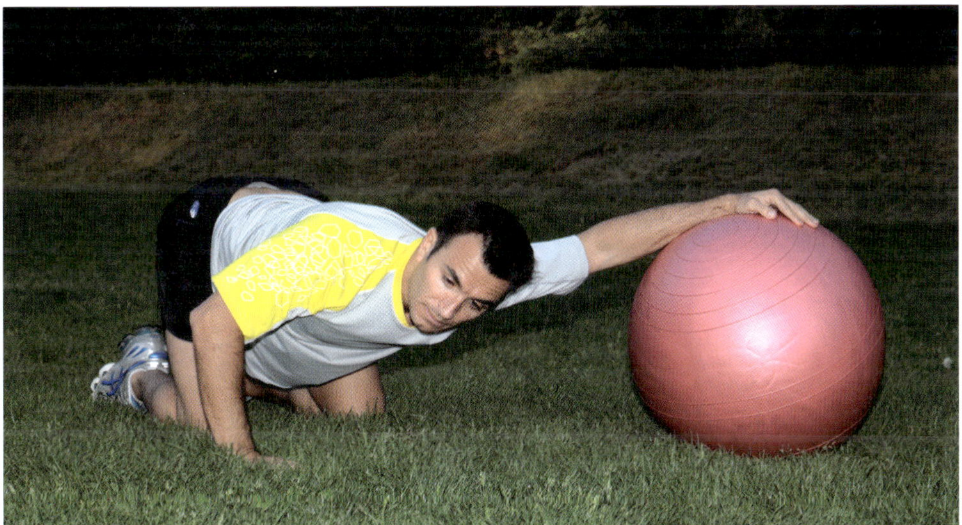

ÜBUNG 65

DEHNUNG DES M. RECTUS ANTERIOR (QUADRICEPS)

Mit eingezogenem Unterbauch auf einem Bein stehend spannen Sie beide Gesäßhälften an, um das Becken nach vorne zu kippen.

- Ziehen Sie die Ferse des Spielbeins zum Gesäß.
- Um die Dehnung noch zu verstärken, strecken Sie den freien Arm himmelwärts.
- Bei jedem Bein 10–20 Sekunden halten.

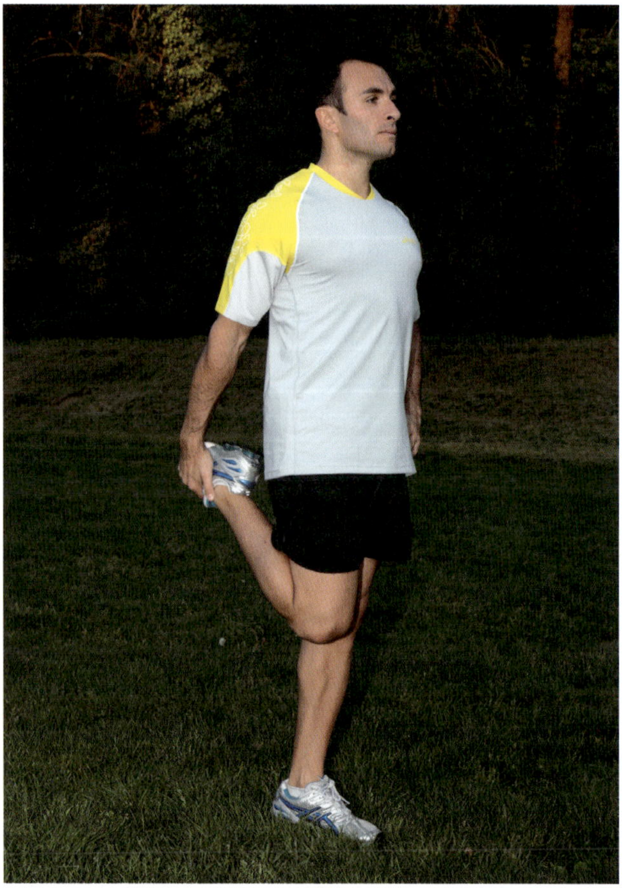

ÜBUNG 66

DEHNUNG DES SCHULTERGÜRTELS – Im Stand oder im Sitzen, der Unterbauch ist eingezogen. Einen Arm, mit der Handfläche nach oben, nach vorne strecken.

- Legen Sie die andere Hand an den Ellenbogen und ziehen Sie den gestreckten Arm zu sich heran, ziehen Sie gleichzeitig die Schultern nach unten.
- Bei jedem Arm die Position 10–20 Sekunden halten.

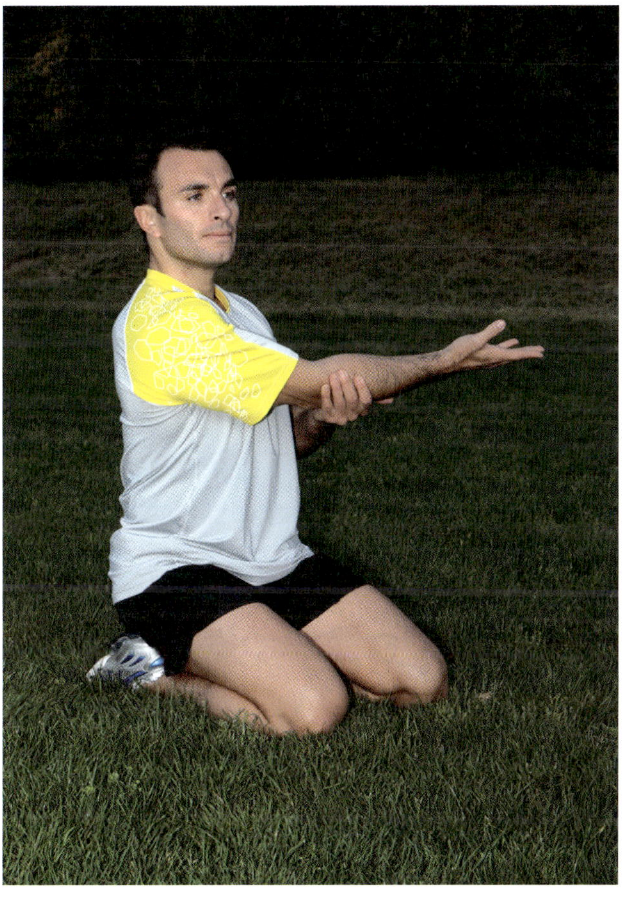

Die plyometrischen Übungen

Ich habe sie nach ihrer Intensität und ihrer Auswirkung auf die betroffenen Muskelgruppen zusammengefasst.

Im Folgenden finden Sie eine genaue Beschreibung der Übung und ihrer Ausführung, manchmal mit Anmerkungen zum Einsatz bei bestimmten Sportarten oder mit verschiedenen Empfehlungen.

INTENSITÄT 1 Grundübung, geringe Intensität, geringe Auswirkung

INTENSITÄT 2 Mittelstarkes Auftreffen auf dem Boden, mäßige Intensität

INTENSITÄT 3 Mittlere bis hohe Intensität, starkes Auftreffen auf dem Boden

INTENSITÄT 4 Sehr intensive Übung mit starkem Auftreffen auf dem Boden

INTENSITÄT 5 Maximale Intensität, maximales Auftreffen auf dem Boden

ÜBUNG 67 NIVEAU

SPRÜNGE AM PLATZ MIT GERINGER BEUGUNG DER KNIE

Im Stand, Beine und Körper sind gerade.

- Leichte und schnelle Beugung der Knie vor dem Sprung in die Höhe.
- Landung auf der Absprungstelle mit Abfangen und Stabilisierung vor dem nächsten Sprung.

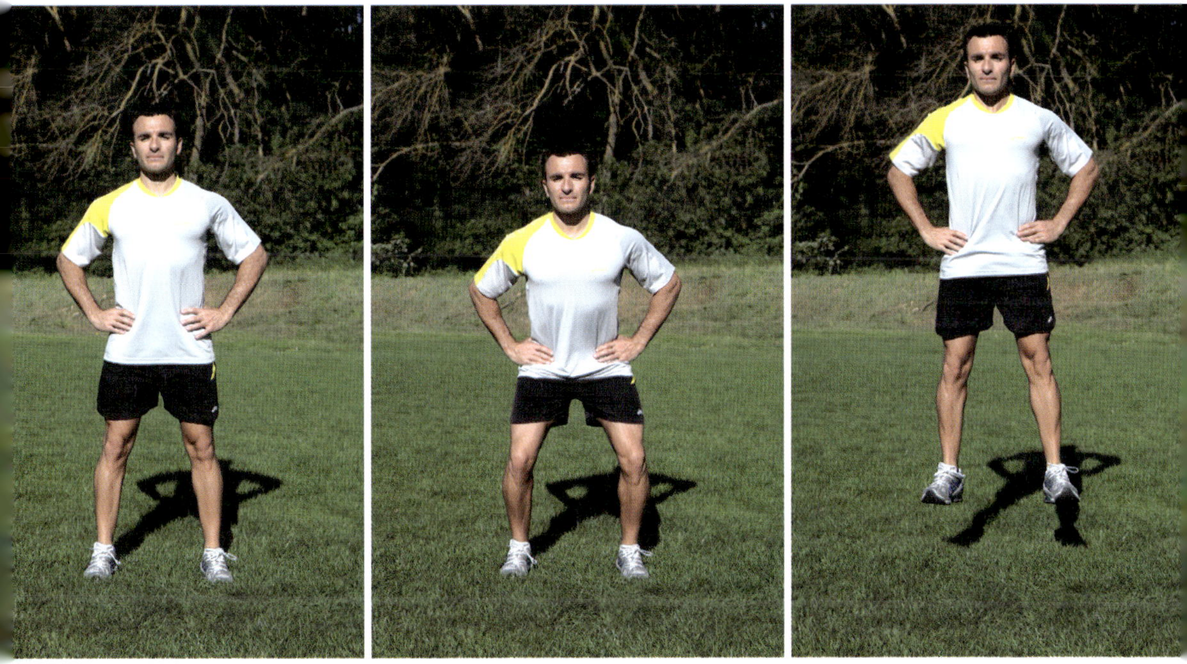

Grundübung der Plyometrie, da hier der Zyklus Dehnung-Verkürzung gelernt und bewusst gemacht wird.

ÜBUNG 68 NIVEAU

SEILSPRINGEN

Im Stehen.

› Springen Sie mit dem Seil, achten Sie dabei auf den Rhythmus der Sprünge, ohne ein hohes Tempo oder eine große Höhe anzustreben.

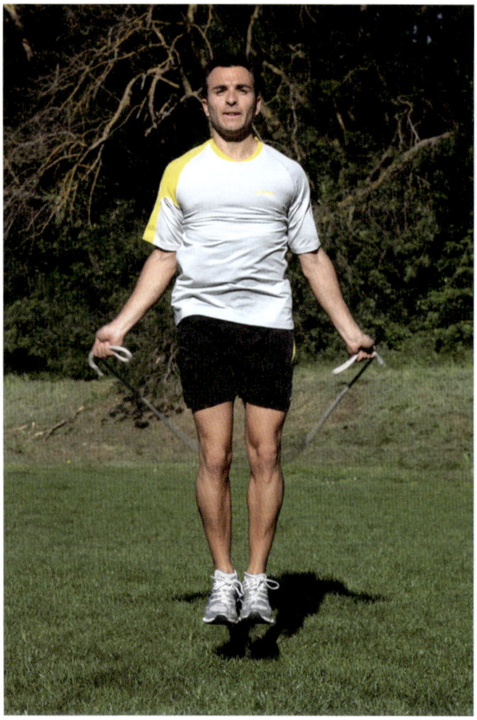

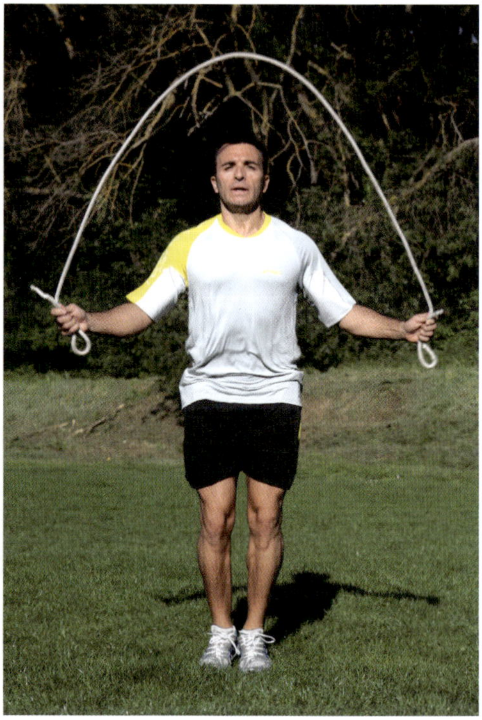

Geht auch ohne Seil. Varianten: vorwärts springen, rückwärts springen oder beides kombinieren. Von einem Fuß auf den anderen springen.

ÜBUNG 69 NIVEAU

SPRÜNGE ZUR SEITE MIT GUTER SPRUNGGELENKSARBEIT

Im Stehen, der gesamte Körper ist gerade. Die Knie leicht beugen.

› Zur Seite springen. Achten Sie dabei darauf, dass Sie auf die Fußarbeit am Boden gut reagieren können.

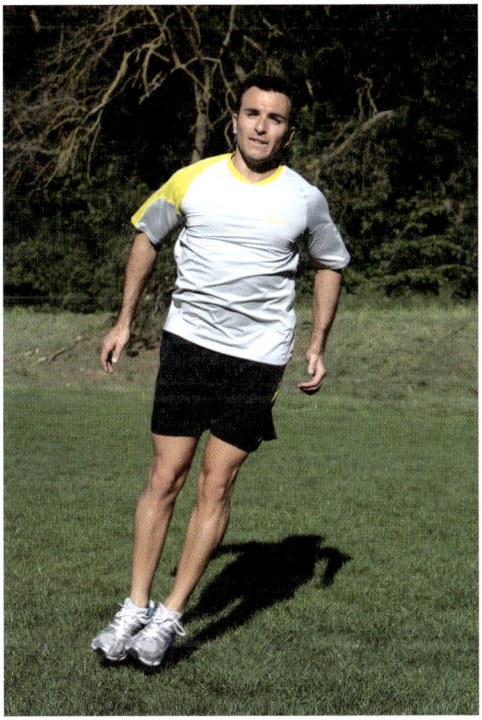

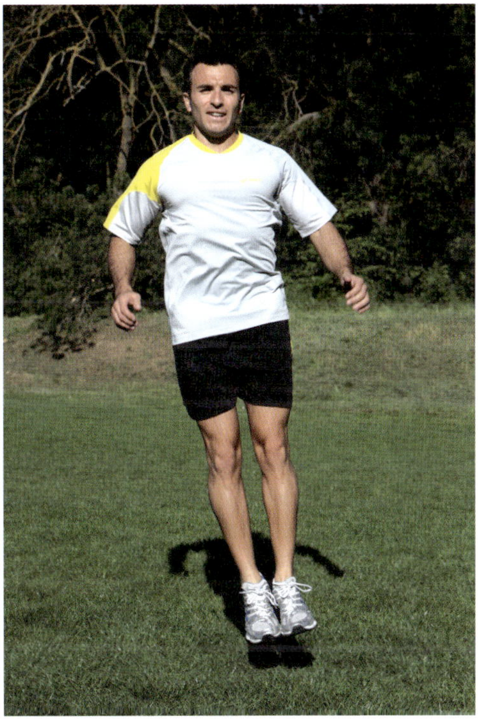

Sie können von einem Fuß auf den anderen oder immer mit demselben Fuß springen.

ÜBUNG 70 NIVEAU

SPRÜNGE, BEI DENEN EIN KNIE RICHTUNG BRUST GEHOBEN WIRD

Im Stehen mit geradem Körper.

- Machen Sie einen schwungvollen Anlaufschritt, bevor Sie auf dem rechten (oder linken) Bein nach oben springen, während Sie das Knie des linken (oder rechten) Beines Richtung Brust heben.
- Zur Intensivierung der Übung können Sie versuchen, mit dem Knie die Brust zu berühren.

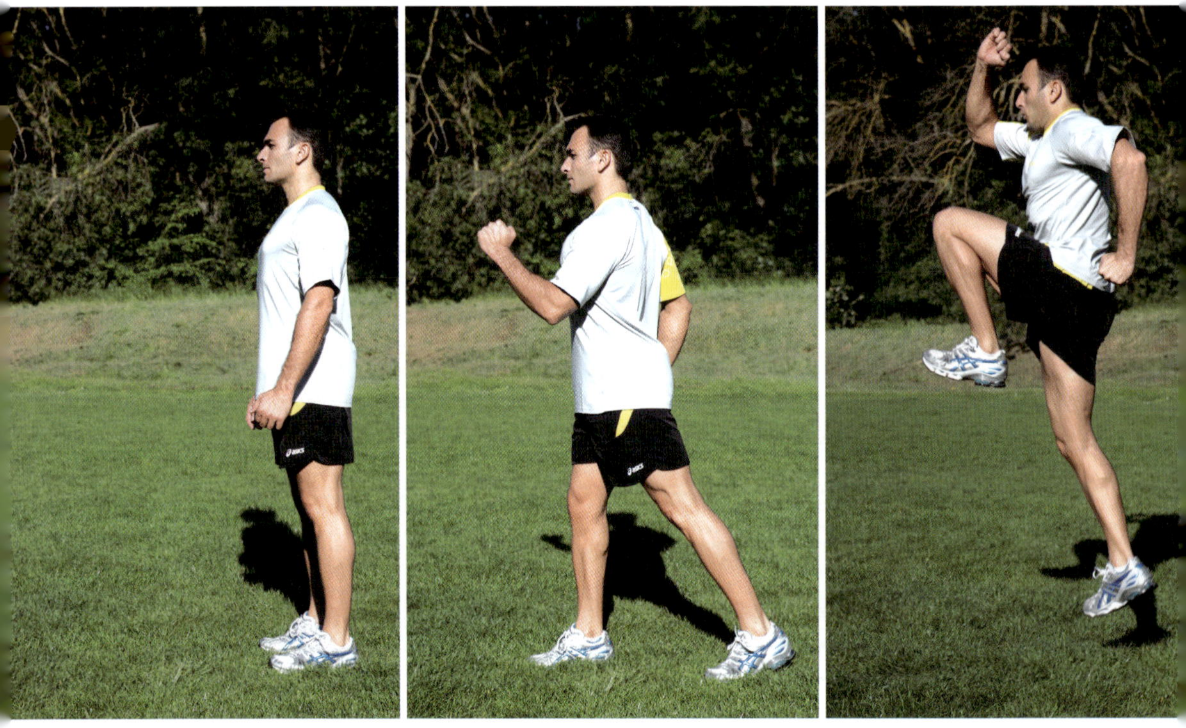

Kommen Sie während der Übung in einem gleichmäßigen Tempo vorwärts, halten Sie dabei den Körper immer gerade und das Becken nach vorne gekippt.

ÜBUNG 71 NIVEAU

SPRÜNGE MIT EINEM BEIN AUF EINER STUFE

Im Stehen, ein Fuß steht auf der Stufe.

- Stoßen Sie sich stark nach oben ab, versuchen Sie, die maximale Höhe zu erreichen.
- Landen Sie mit demselben Bein auf derselben Stufe.
- Stabilisieren Sie sich gut vor dem nächsten Sprung.

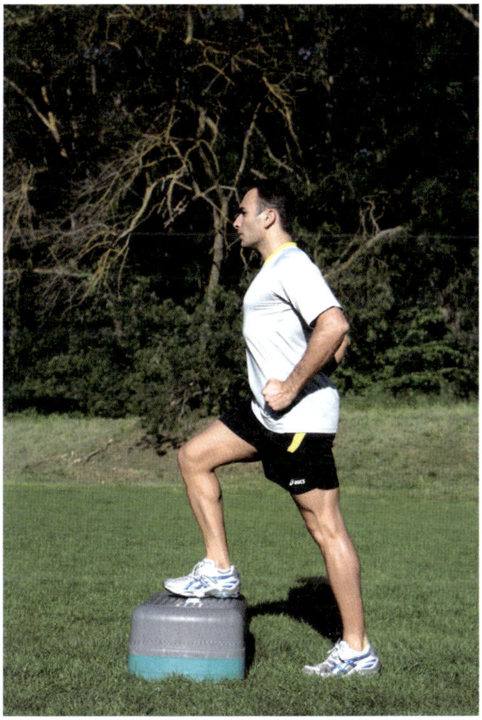

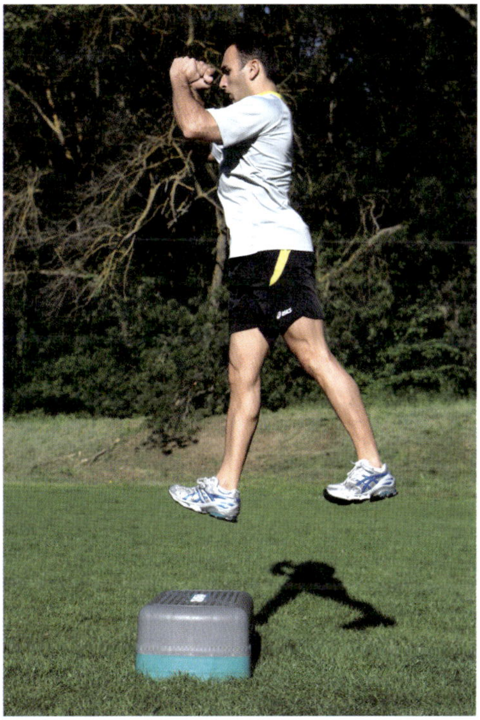

Nutzen Sie Ihre Arme, um in der Luft das Gleichgewicht zu halten.

ÜBUNG 72 NIVEAU

SPRÜNGE ABWECHSELND MIT DEM RECHTEN UND DEM LINKEN BEIN AUF EINER STUFE

› Dieselbe Position wie in der vorhergehenden Übung, nur wechseln Sie in der Luft das Bein: Wenn das rechte Bein das Sprungbein war, müssen Sie auf dem linken Bein landen.

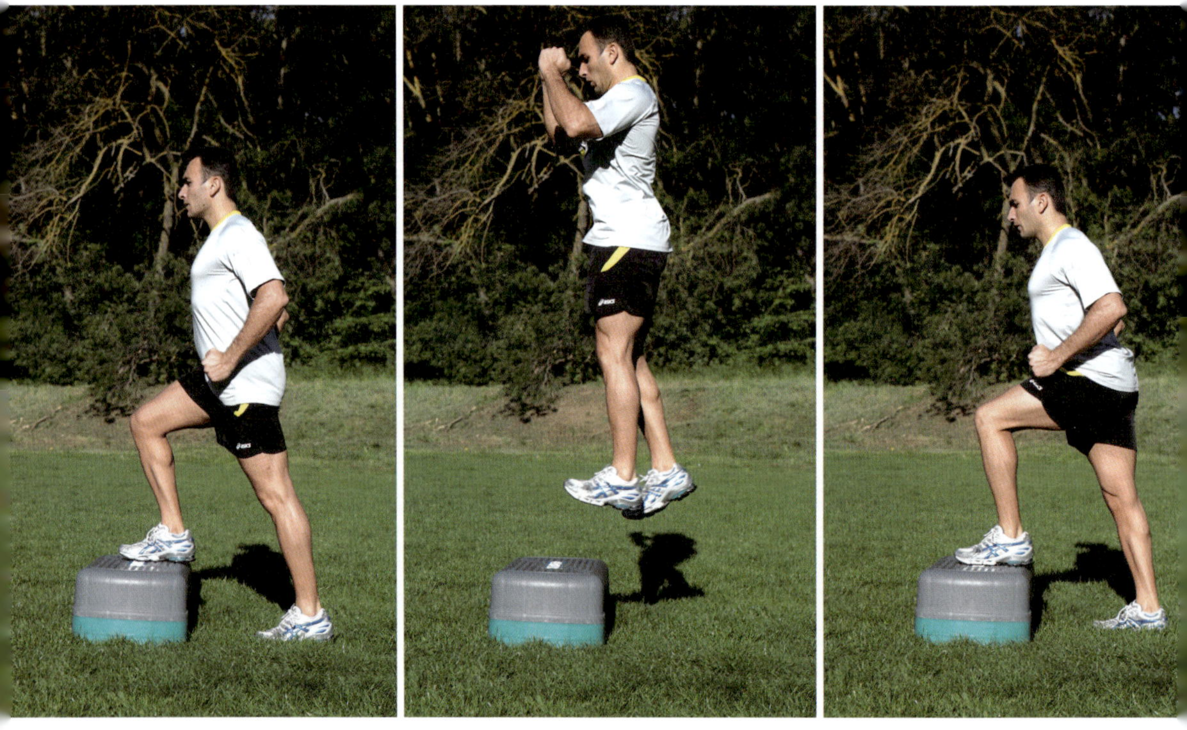

Man kann die Übung auch zur Seite über eine Bank ausführen.

ÜBUNG 73 NIVEAU

TREPPENSTEIGEN MIT BEIDEN FÜSSEN (»FEUERLAUF«)

Im Stand mit gerade aufgerichtetem Körper vor einer Reihe von Stufen oder einem Stepbrett.

- Mit gestreckten Beinen, jedoch ohne die Knie völlig zu verriegeln, eine Stufe nach der anderen ohne Zwischenpause hochspringen.
- Die Arbeit erfolgt ausschließlich aus dem Sprunggelenk.
- Denken Sie daran, auf jeder Stufe schnell zu reagieren, als würden Sie sich die Füße verbrennen.

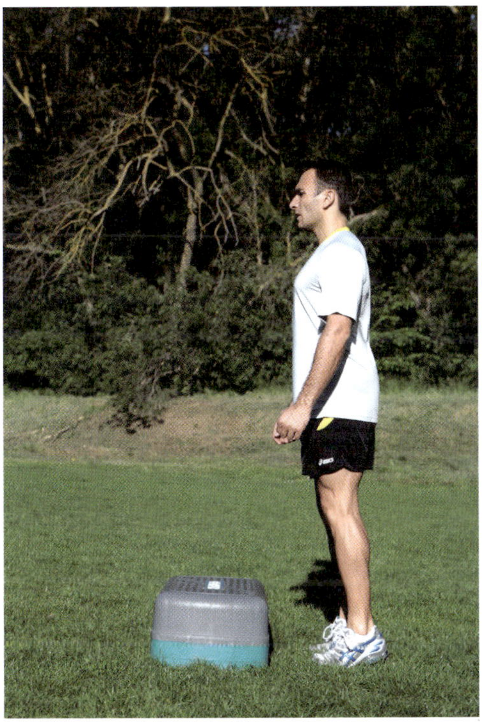

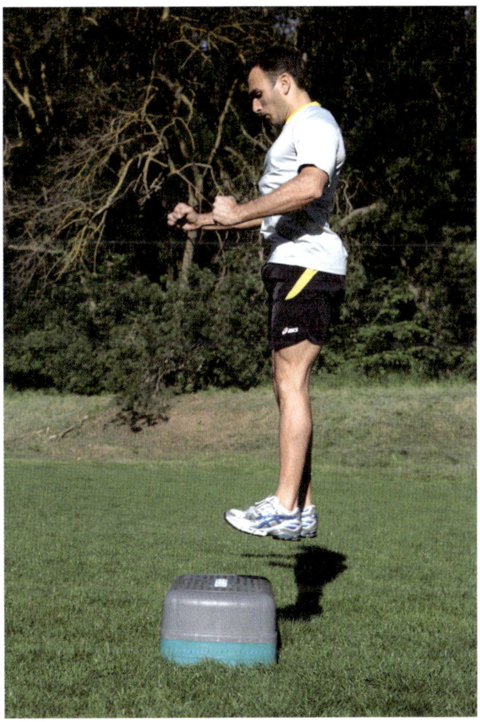

Man kann auch zwei oder drei Stufen auf einmal hochspringen. In diesem Fall wird die Übung intensiver, und das Schwierigkeitsniveau ist daher fortgeschrittener.

ÜBUNG 74 NIVEAU

BEINPENDEL

Die Beine sind leicht gebeugt.

- Provozieren Sie ein Kippen nach vorne, fangen Sie das verlorene Gleichgewicht in derselben Position mit leicht gebeugten Knien ab.
- Sobald die Füße den Boden berühren, stoßen Sie sich nach hinten ab und landen wieder auf dem Boden.
- Dies ist eine rhythmische Übung, das Pendeln von einem Ungleichgewicht ins andere soll permanent bis zum Ende der Übung erfolgen.
- Ideal ist es, eine Start- und eine Landelinie zu definieren und dann zwischen den beiden hin und her zu pendeln.

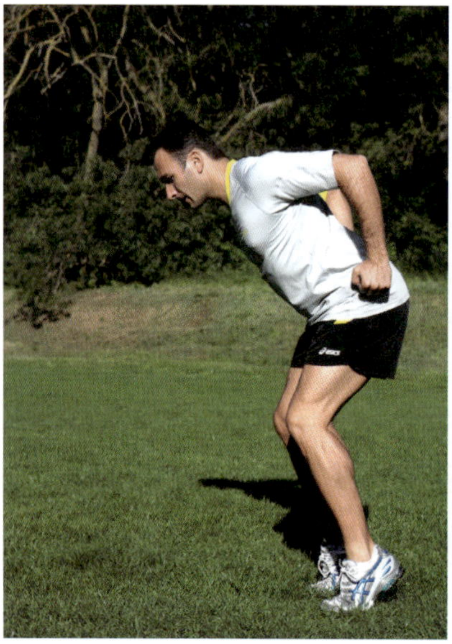

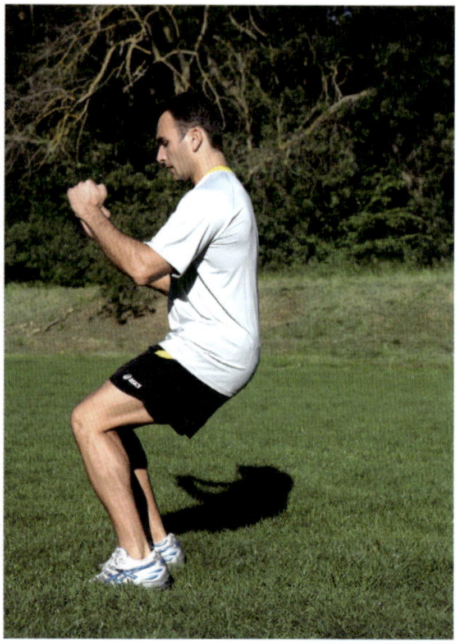

Die Distanz soll 80 cm nicht überschreiten, da Sie sonst in eine höhere Intensitätsstufe kommen. Um die Schwierigkeit etwas zu steigern, legen Sie die Hände auf den Kopf, um das Auspendeln ohne Arme durchzuführen.

ÜBUNG 75 NIVEAU

DER STERNFÖRMIGE SPRUNG

Im Stehen die Beine rasch beugen und gleichzeitig die Arme vor dem Körper überkreuzen.

- Ohne Pause in die Höhe springen.
- Versuchen Sie in der Luft den gesamten Körper zu öffnen, indem Sie Arme und Beine sternförmig strecken.
- Beim Landen gut federnd abbremsen und vor der Wiederholung die Ausgangsposition wieder einnehmen.
- Diese Übung eignet sich ausgezeichnet, um mehrere Muskelgruppen gemeinsam zu kräftigen und vor allem um eine explosive Bewegung gut zu koordinieren.

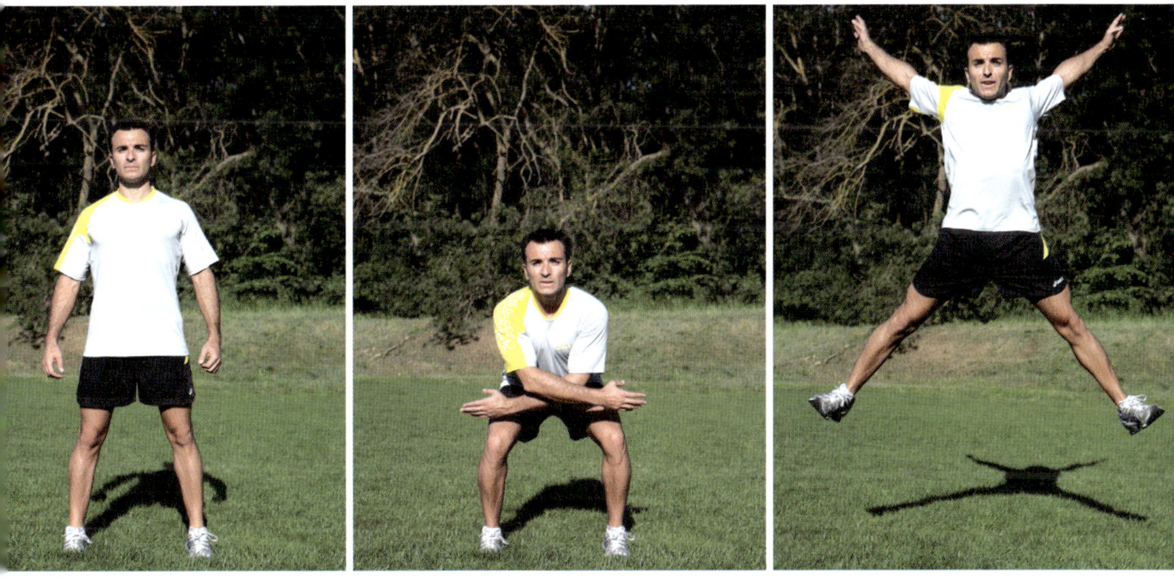

Versuchen Sie nicht, den Rücken durchzubiegen oder die Beine maximal zu öffnen. Die Übung kann auch vereinfacht werden, indem Sie nur versuchen, mit den Armen den Himmel zu berühren und sich in den Beinen kräftig abzustoßen.

ÜBUNG 76 NIVEAU

LIEGESTÜTZEN AUF DEN KNIEN MIT HÄNDEKLATSCHEN – Am Boden abgestützt auf den Knien (auf einer Wiese oder einem Teppich).

- Gehen Sie in den Liegestütz, die Knie bleiben am Boden und der Körper vom Kopf bis zu den Knien gerade und fest (gute Core-Stabilität).
- Beugen Sie die Ellenbogen, um die Bewegung in Gang zu setzen. Stoßen Sie sich kräftig ab, um Hände und Oberkörper vom Boden abzuheben.
- Klatschen Sie in die Hände, bevor Sie mit leicht gebeugten Armen wieder auf dem Boden aufkommen.
- Gut abfedern und wieder abstoßen, um die Bewegung zu wiederholen.

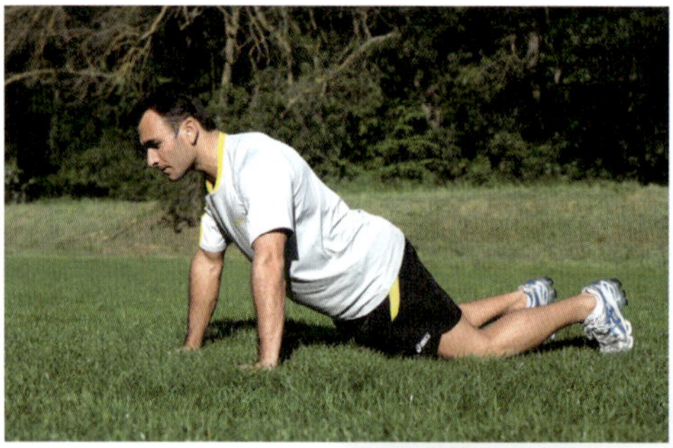

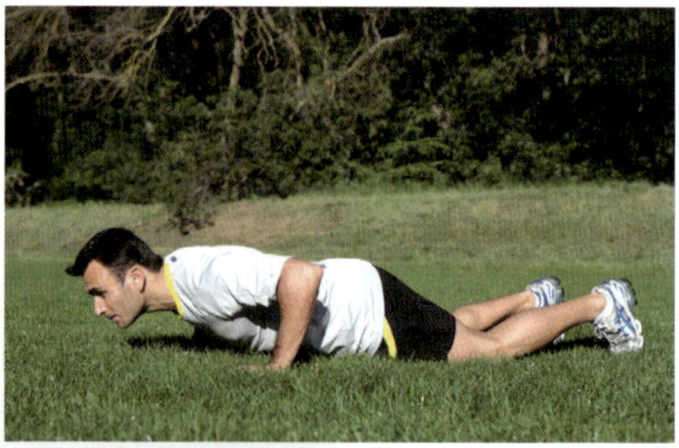

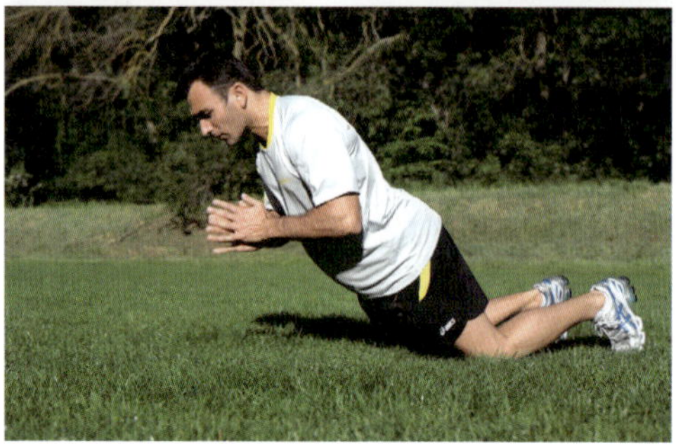

Wenn die Übung zu einfach ist, klatschen Sie mehrmals in die Hände, bevor Sie sich wieder am Boden abfangen.

ÜBUNG 77 NIVEAU

AUF KNIEN, WERFEN DES MEDIZINBALLS NACH VORNE

Im Kniestand halten Sie einen Medizinball in den Händen. Ziel ist es, den Medizinball nach vorne und oben zu werfen, etwa wie bei einem Pass beim Rugby.

› Sie kommen in der Liegestützposition auf dem Boden auf. Wichtig ist, dass Sie den Medizinball mit gestreckten Armen werfen und dass die Bewegung vollständig aus einer kräftigen Vorwärtsbewegung aus den Hüften erfolgt.

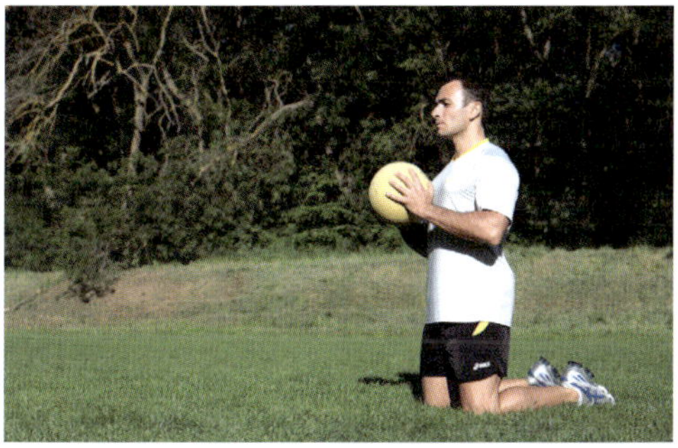

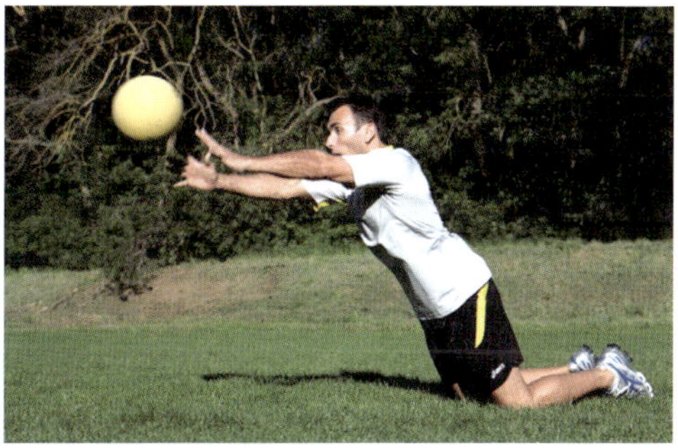

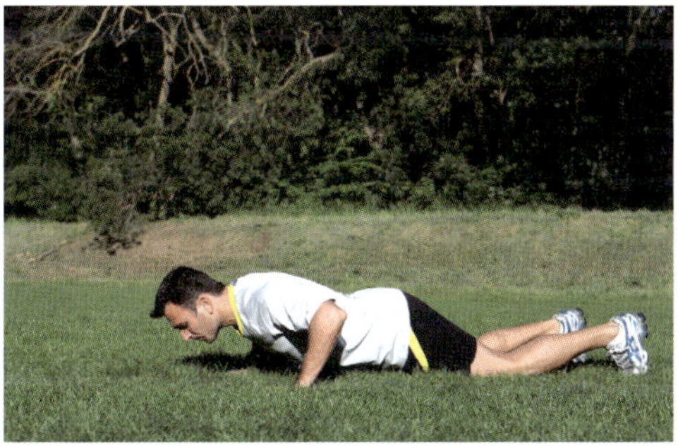

Der Medizinball soll nicht zu schwer sein, je nach Ausübendem zwischen drei und fünf Kilo. Suchen Sie sich eine Wand, ein Absperrgitter oder einen Partner, der den Ball auffängt und zu Ihnen zurückwirft. Diese Übung ist für viele Teamsportarten und für Disziplinen perfekt, in denen die Arme genutzt werden.

ÜBUNG 78 NIVEAU

MEDIZINBALL HOCHREISSEN UND WERFEN

Die Bewegung beginnt mit gebeugten Knien in einer tiefen Position (Kniebeuge). Der Medizinball wird zwischen den Händen und zwischen den Beinen gehalten. Der Kopf schaut nach oben.

- Stoßen Sie sich mit den Beinen kräftig ab, die Arme bleiben nach unten gestreckt, der Rumpf ist gerade und fest.
- Die Bewegung wird kontinuierlich fortgesetzt. Wenn der Körper fast gestreckt ist, werfen Sie den Ball mit gestreckten Armen nach oben.
- Durch die dynamische Bewegung sollen sich die Füße vom Boden heben.

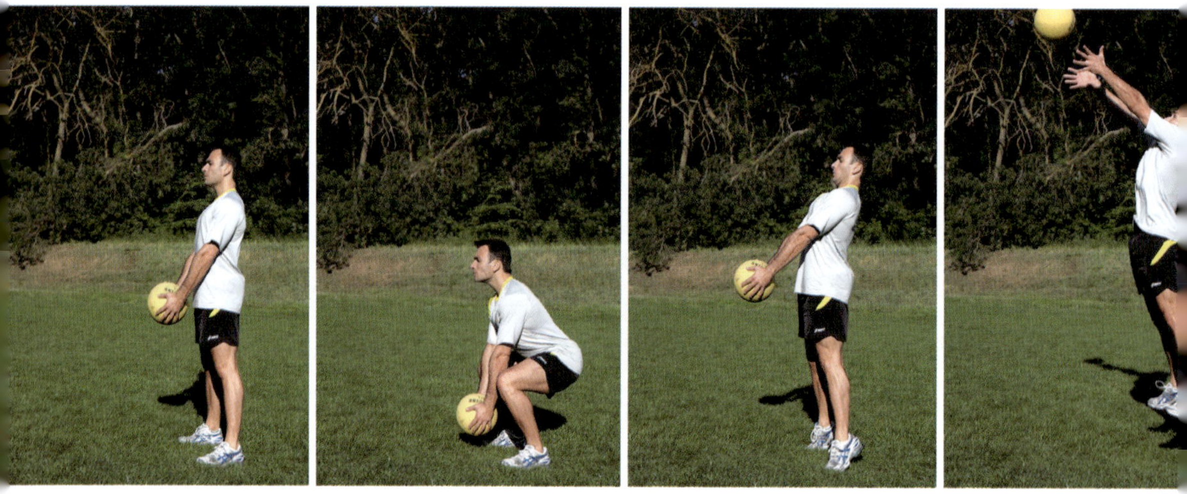

Diese Bewegung hat Ähnlichkeit mit Übungen aus dem Gewichtheben, sie ist für die Koordination von Armen und Beinen in vielen Sportarten sehr effizient. Die Übung kann auch mit einer raschen Beugung der Beine aus dem Stand begonnen werden.

ÜBUNG 79 NIVEAU

SITZENDER SPRINTER

Mit gestreckten Beinen sitzen.

- Beugen Sie die Arme, halten Sie die Ellenbogen dabei möglichst nah am Körper.
- Bewegen Sie die Arme, als würden Sie sehr schnell laufen.
- Versuchen Sie, möglichst groß zu werden.

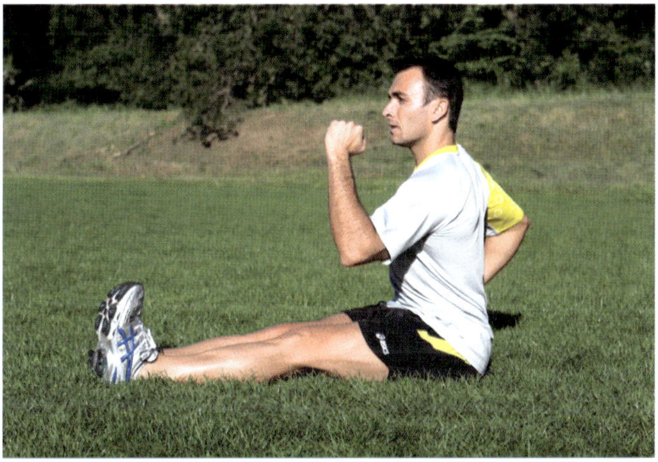

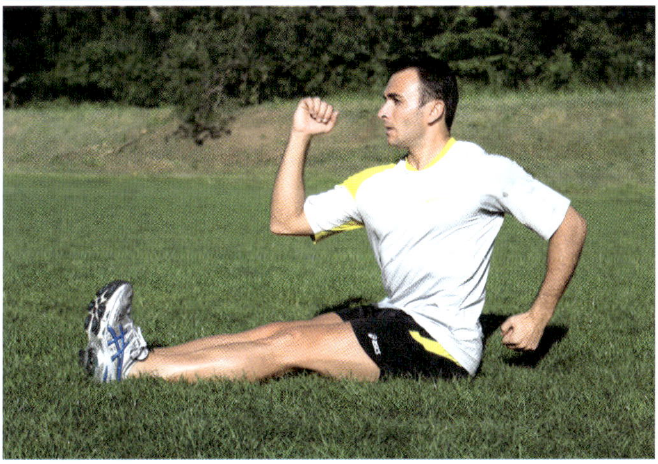

ÜBUNG 80 NIVEAU

HOCKSPRÜNGE

Im Stehen, der Körper ist gerade.

- Beugen Sie rasch die Beine, bevor Sie sich nach oben abstoßen. Wenn Sie vom Boden abkommen, führen Sie die Knie in Richtung Brust und gleichzeitig die Füße zum Gesäß.
- Sobald Sie wieder in Richtung Boden kommen, strecken Sie die Beine, um die Landung auf dem Boden vorzubereiten. Den Körper gut stabilisieren und die Übung wiederholen.

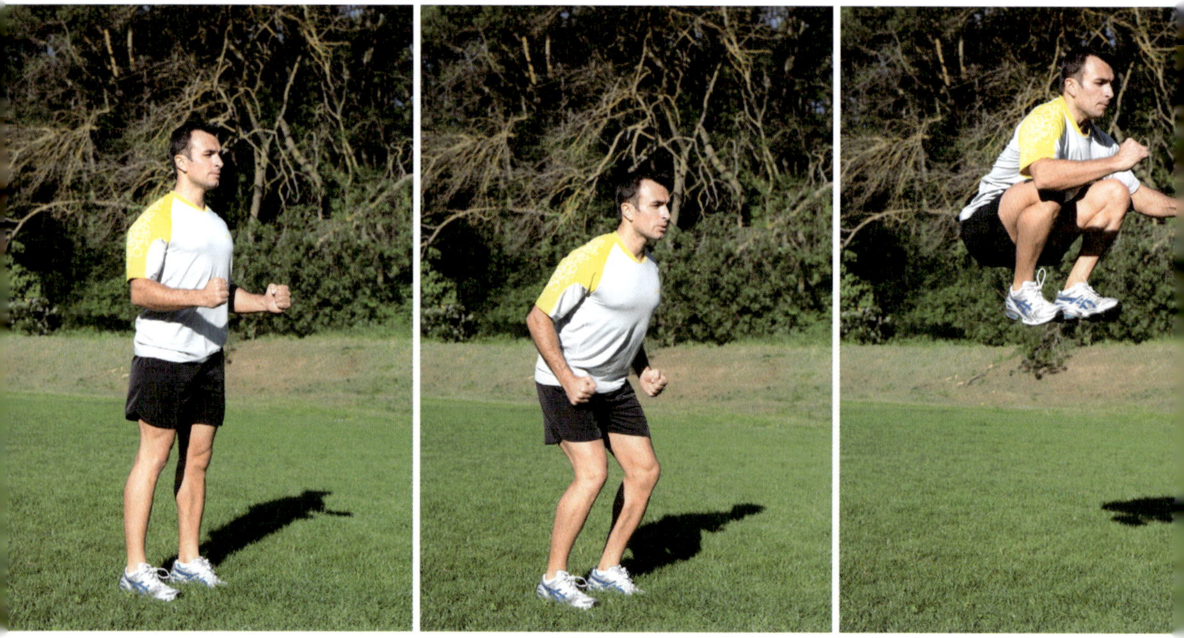

Diese Übung ist eine wichtige Grundlage der Plyometrie, da viele Übungen diese Form der Körperarbeit verwenden. Dabei wird große Kraft entwickelt.
Um die Übung schwieriger zu machen, können Sie die Hände auf den Kopf legen, damit die Arme bei der Bewegung möglichst wenig helfen können.

ÜBUNG 81 NIVEAU

AUF EINEM BEIN
Im Stehen auf einem Bein.

- Vollführen Sie kleine Sprünge auf einem Bein und kommen Sie dabei vorwärts. Sie müssen nicht versuchen, hoch oder weit zu springen, sondern Sie sollen einfach den Boden leicht überfliegen und den Fuß jeweils nur sehr kurz aufsetzen. Stellen Sie sich vor, Sie würden sich den Fuß verbrennen.
- Führen Sie die Übung mit dem rechten und mit dem linken Bein so oft aus, wie Sie sich das vorgenommen haben.

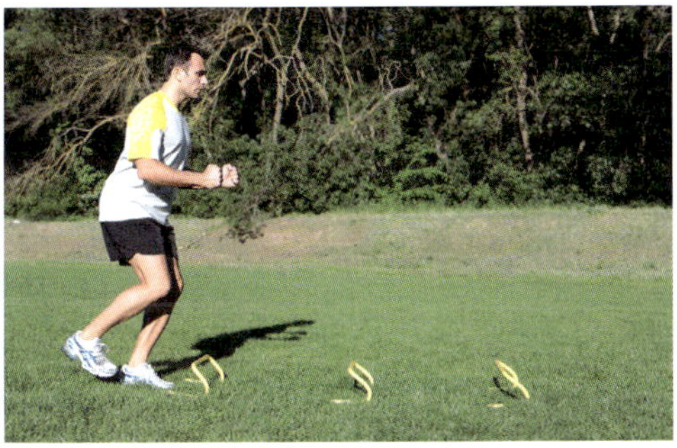

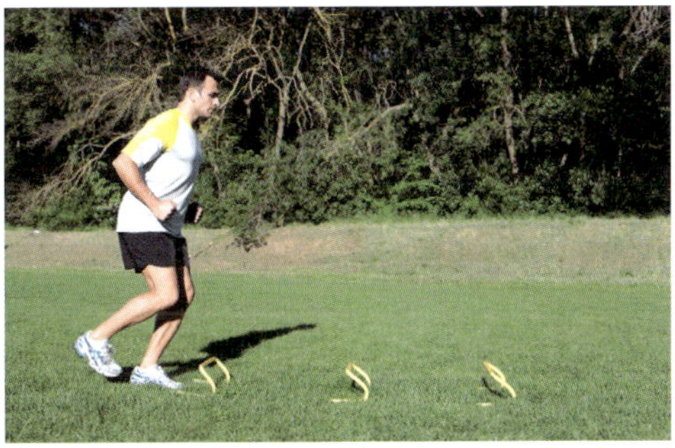

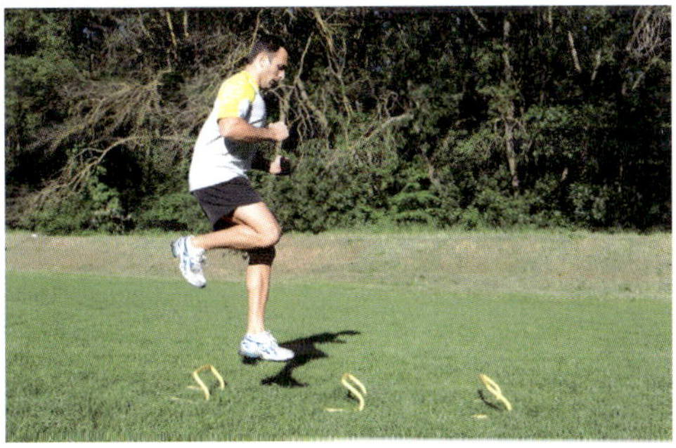

Denken Sie daran, die Arme während der Bewegung gut schwingen zu lassen. Wenn Ihr rechtes Bein den Boden berührt, muss Ihr linker Arm die Bewegung ausbalancieren.

ÜBUNG 82 NIVEAU

SPRÜNGE NACH VORNE IN DEN AUSFALLSCHRITT

Im Stehen, die Beine sind schulterbreit geöffnet.

- Machen Sie einen Schritt nach vorne. Beuen Sie das vordere und hintere Bein. Der Beugungswinkel im Knie soll bei jedem Bein nahezu 90 Grad betragen.
- Stoßen Sie sich möglichst kräftig ab, um nach oben zu springen. In der Luft sollen Ihre Arme dazu dienen, die Haltung und das Gleichgewicht zu halten.
- Bereiten Sie die Landung mit leicht gebeugten Beinen vor, und fangen Sie sie allmählich in der Ausgangsposition ab.
- Den Körper gut stabilisieren und die Übung wiederholen.

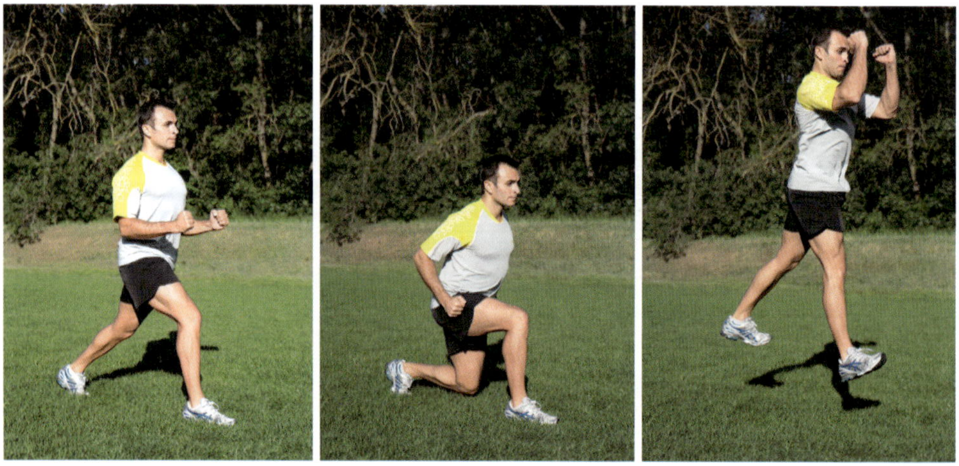

Diese Übung ist als Vorbereitung auf andere intensivere Übungen wichtig. Zudem wird die Gesäßmuskulatur gut beansprucht, die bei allen Aktionen sehr wichtig ist, bei denen man sich kräftig abstoßen muss (Sprint, Skilanglauf, Bergrennen, Radsport ...).

ÜBUNG 83 NIVEAU

ACHTERBAHN

Bei dieser Übung sind Sie hinter dem Ball in der Hocke.

- Stoßen Sie sich mit den Beinen kräftig ab und legen Sie sich mit dem Bauch über den Ball.
- Durch die Geschwindigkeit wird Ihr Körper nach vorn mitgenommen.
- Fangen Sie die Bewegung ab, indem Sie die Hände auf den Boden legen und die Arme beugen.
- Stoßen Sie sich kräftig in die Gegenrichtung ab.
- Zur Wiederholung kommen Sie wieder hinter dem Ball in die Hocke.

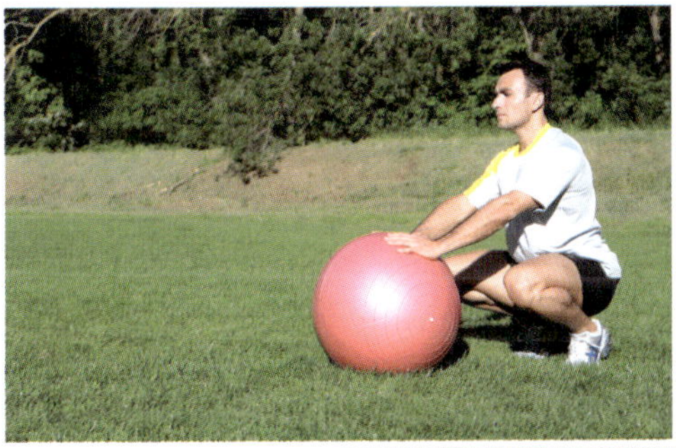

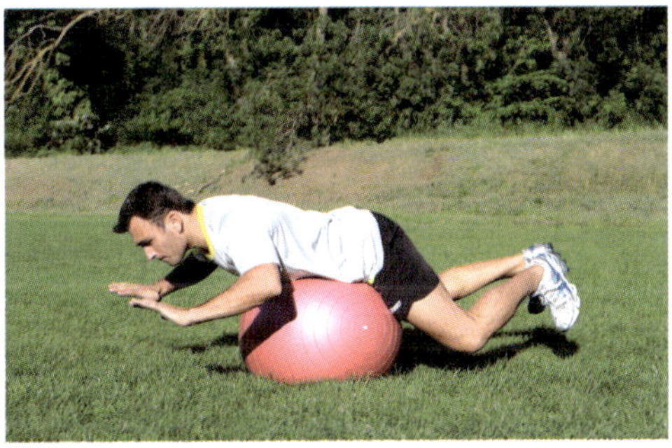

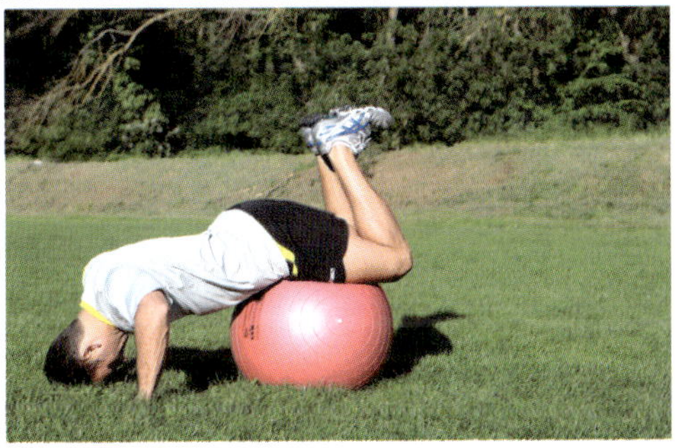

Alternative mit zwei Bällen: Man beginnt auf einem Ball sitzend. Während Sie den ersten Ball zwischen den Füßen einklemmen, bringen Sie den zweiten Ball, der vor Ihnen liegt, hinter sich. Die Übung wie oben beschrieben ausführen, dabei den ersten Ball zwischen den Füßen halten.

ÜBUNG 84 NIVEAU

KNIEBEUGE MIT SPRUNG MIT EINEM GUMMIBAND UM DIE KNIE

Im Stehen mit einem Gummiband um die Knie.

- Beine und Hüften beugen, bis die Oberschenkel waagerecht sind.
- Drücken Sie die Knie nach außen in das Gummiband, um die kleinen und mittleren Gesäßmuskeln zu aktivieren (deren Rolle ist es, u.a. das Kniegelenk zu stabilisieren).
- Stoßen Sie sich explosiv so hoch wie möglich ab.
- Fangen Sie durch Beugung von Hüften und Knien den Aufprall ab.

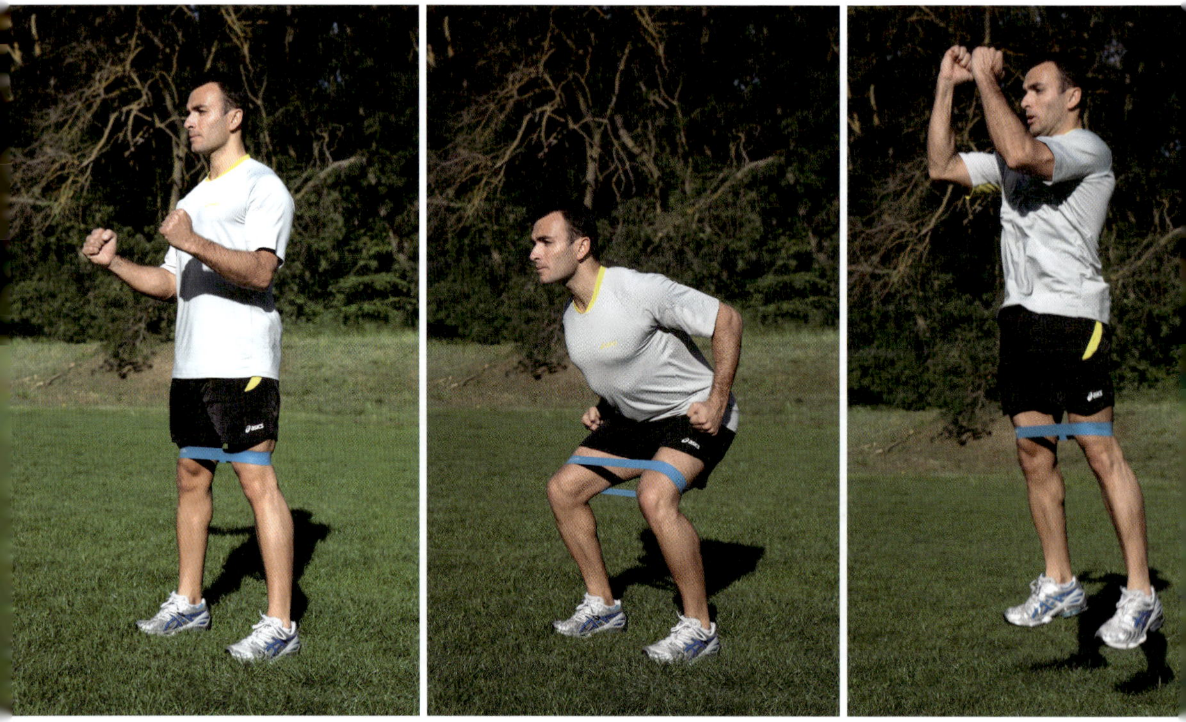

ÜBUNG 85 NIVEAU

MAXIMALER SPRUNG NACH OBEN

Vor einer Wand oder einem Gitter.

- Legen Sie ein Ziel fest und versuchen Sie, bei jedem Sprung diese Linie oder ein Band mit einer Hand zu berühren.
- Beugen Sie aus dem Stand rasch die Beine und springen Sie nach oben, um Ihr Ziel zu erreichen.
- Versuchen Sie, bei einem oder mehreren Sprüngen höher als vorgesehen zu kommen.

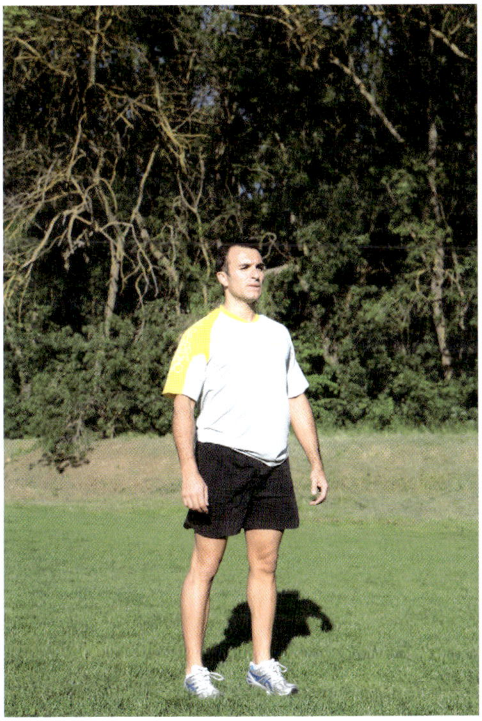

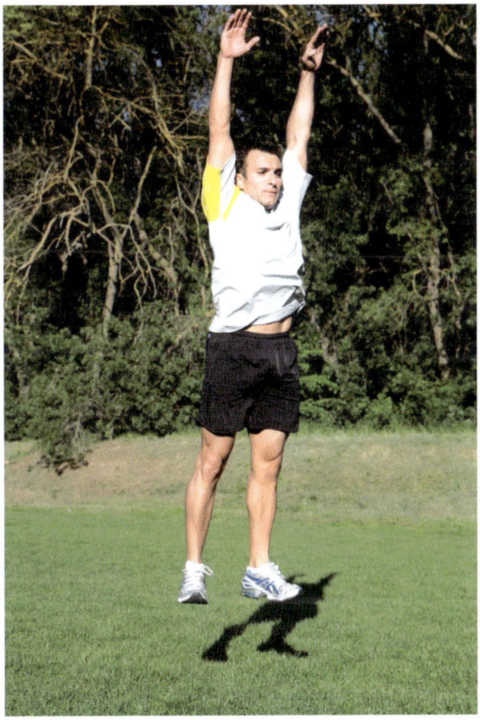

Interessante Übung für alle Balldisziplinen und als Motivationskick.

ÜBUNG 86 NIVEAU

WAAGERECHTER SPRUNG, STABILISIERT MIT EINEM GUMMIBAND

Sie stehen auf einer rutschfesten Fläche mit einem Gummiband um beide Knie. Rasche Beugungen der Beine und Arme begleiten die Bewegung. Springen Sie mit maximaler Streckung des Oberkörpers, Arme über den Kopf gestreckt, möglichst weit nach vorn.

- Die Beine rasch heranholen und die Landung mit gebeugten Beinen vorbereiten. Sobald Sie am Boden sind, stabilisieren Sie sich in dieser Position und drücken gleichzeitig das Gummiband fünf Sekunden, und ohne jede Bewegung seitlich nach außen.
- Anschließend die Übung wiederholen.

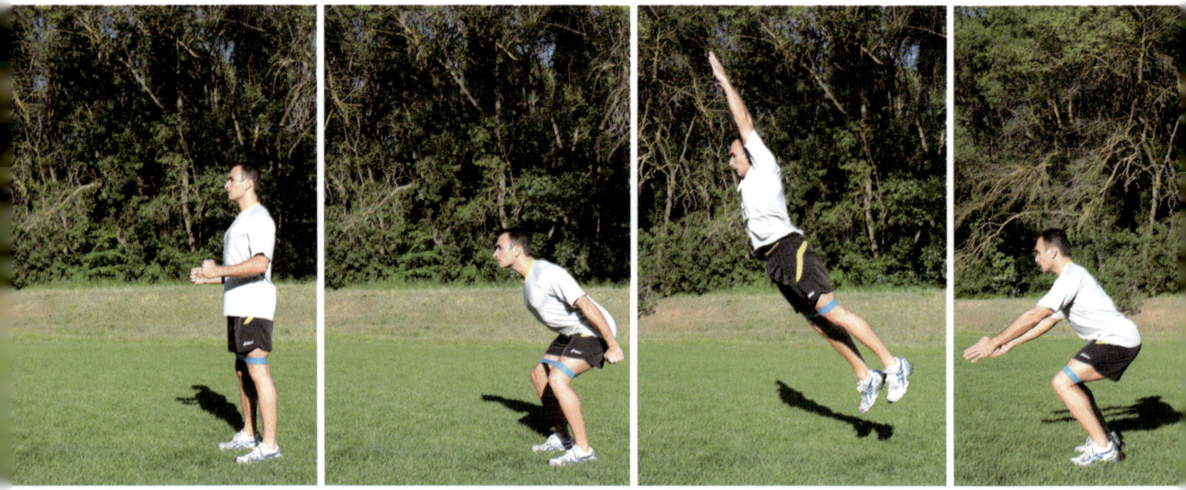

Eine sehr wichtige Übung für alle Disziplinen, bei denen ein Abstoppen aus vollem Tempo erforderlich ist wie in der Sportakrobatik oder in Mannschaftssportarten. Grundübung zur Vorbereitung der exzentrischen Phasen der folgenden schwierigeren und intensiveren Übungen.

ÜBUNG 87 NIVEAU

MIT EINEM BEIN STUFEN HINAUFSPRINGEN

Sie stehen auf einem Bein vor einer Treppe oder einem Stepbrett.

- Springen Sie mit diesem Bein jede Stufe hinauf wie bei Übung 81. Das Tempo soll Vorrang haben vor der Höhe.
- Wenn Sie die Übung mit einem Stepbrett machen, springen Sie von vorne auf und nach hinten ab.
- Das Bein wechseln.

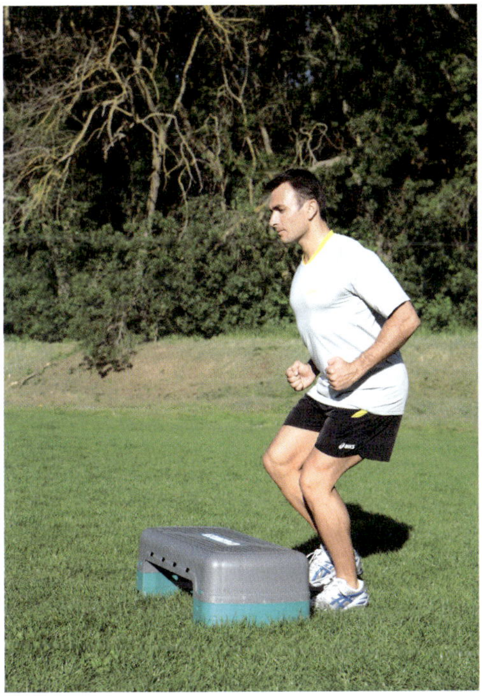

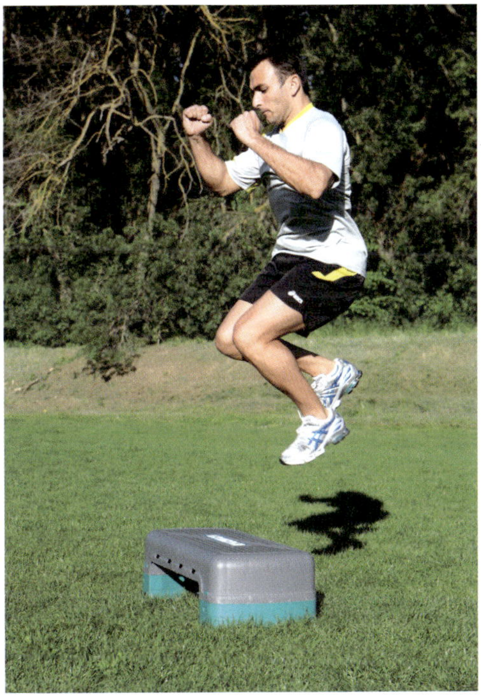

Sie können die Übung intensivieren, indem Sie zwei oder drei Stufen auf einmal nehmen oder die Höhe des Stepbretts vergrößern.

ÜBUNG 88 NIVEAU

SPRUNG MIT VIEL SCHWUNG NACH OBEN

Machen Sie im Stehen einen Anlaufschritt, um nach oben zu springen.

- Sobald Sie den Anlaufschritt gemacht haben, holen Sie das linke Bein rasch zum rechten Bein; beide Beine sollen halb gebeugt sein.
- Stoppen Sie die waagerechte Bewegung, stoßen Sie sich kräftig nach oben ab.
- Versuchen Sie, mit den Armen einen imaginären Gegenstand möglichst weit oben zu erreichen.
- Kommen Sie wieder auf und fahren Sie fort, wobei Sie das instabile Gleichgewicht nach vorne nutzen. Während der Übung werden die Arme beim Schwung nach unten und hinten gestreckt, beim Sprung kommen sie nach oben.

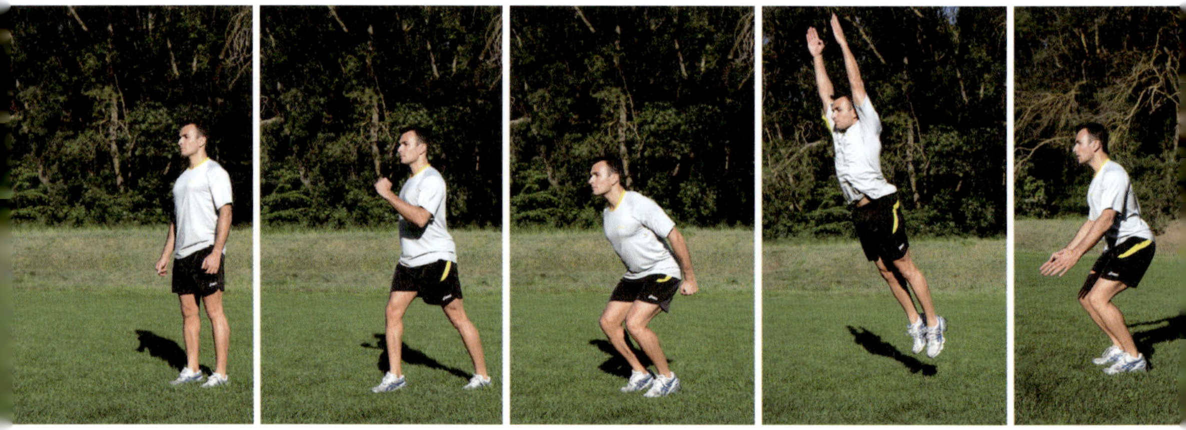

Diese Übung kann mit geradem Körper ausgeführt werden oder mit einem Anheben der Knie in Richtung Brust. Sie ist die Grundlage aller gestreckten Sprünge mit Anlauf, um nach oben zu kommen wie beim Basketball oder beim Schmetterball im Tennis …

ÜBUNG 89 NIVEAU

WERFEN EINES MEDIZINBALLS

Vor einer Wand oder einem Partner stehend, halten Sie den Ball seitlich vor Ihrer Brust.

- Werfen Sie den Medizinball kraftvoll in Richtung Ihres Partners. Das Zuspiel soll direkt und möglichst horizontal erfolgen (nicht nach oben).
- Der Partner muss den Medizinball fangen und mit der gleichen Technik zu Ihnen zurückwerfen usw.

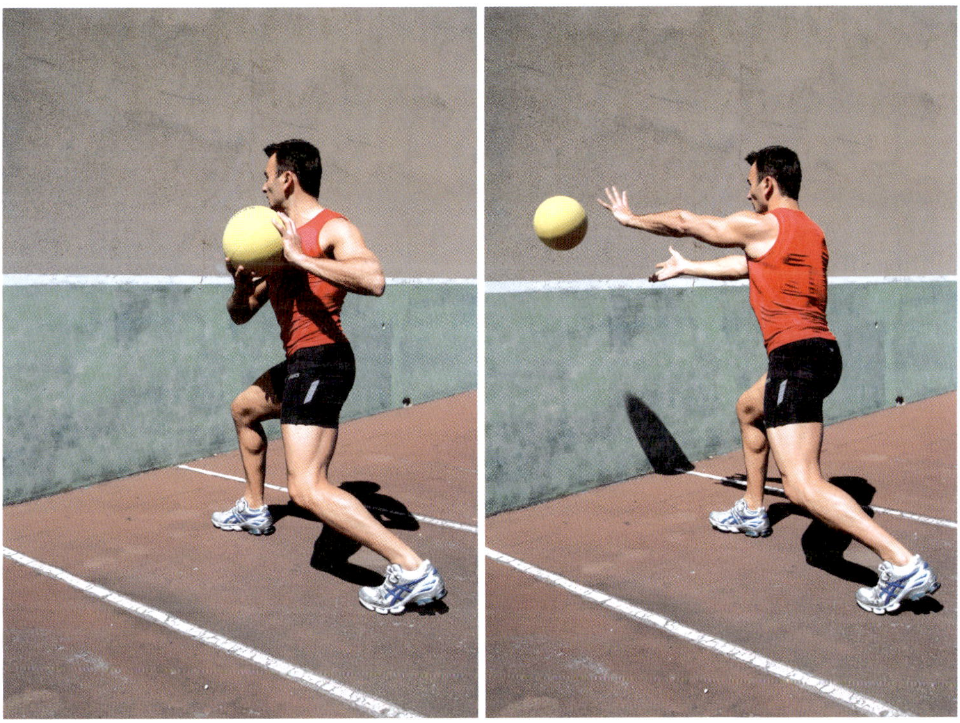

Wenn Sie an einer Wand trainieren, müssen Sie sehr nahe davor stehen, damit der Ball möglichst selten herunterfällt und andererseits durch den Abprall schnell zu Ihnen zurückkommt.

ÜBUNG 90 NIVEAU

WERFEN DES MEDIZINBALLS ÜBER KOPF GEGEN EINE WAND

Kniend (im Gras oder auf einem Teppich) oder stehend. Der Medizinball wird über und hinter dem Kopf mit den Händen gehalten.

› Werfen Sie den Gewichtsball so kraftvoll wie möglich nach oben und vorne. Ein Partner oder die Wand wirft den Ball zu Ihnen zurück, entweder mit Aufkommen auf dem Boden oder direkt.
› Von vorne beginnen.

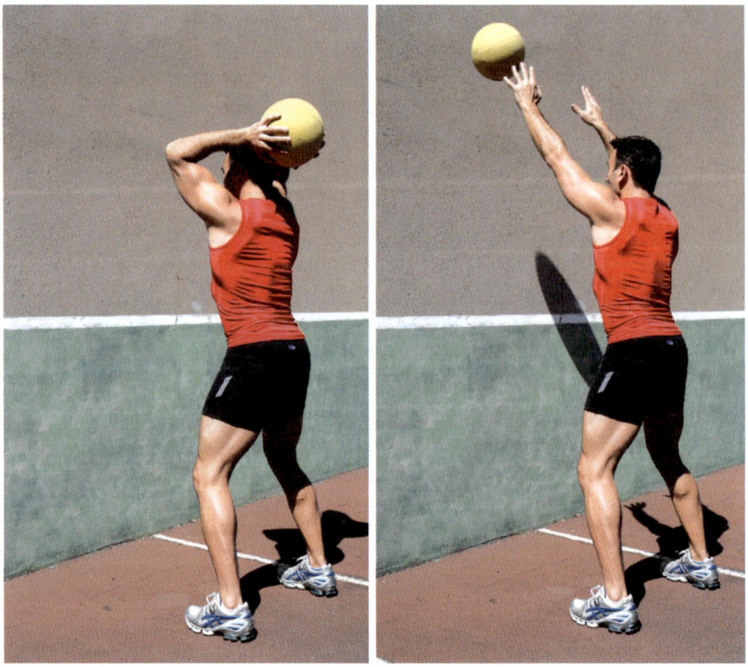

Diese Bewegung ist für ein kraftvolleres Zuspiel bei allen Ballspielen interessant. Zudem beansprucht es in hohem Tempo die Muskeln von Oberkörper und Armen. Es empfiehlt sich, vor der Übung ein gutes Warm-up für die Schultermuskulatur durchzuführen, beispielsweise Armkreisen nach vorne und nach hinten.

ÜBUNG 91 NIVEAU

ANHEBEN DES OBERKÖRPERS MIT BALLWURF – In Rückenlage auf dem Boden, die Beine leicht gebeugt, ein Medizinball vor der Brust.

- Heben Sie den Oberkörper und werfen Sie den Gewichtsball nach vorne. Der Ball kommt von der Wand zurück. (Alternativ können Sie die Übung auch mit einen Partner anstelle der Wand machen.)
- Fangen Sie den Ball, wobei Sie in der Position mit kontrahierten Bauchmuskeln bleiben.
- Mit den Armen abfedern, Oberkörper senken und neu beginnen.

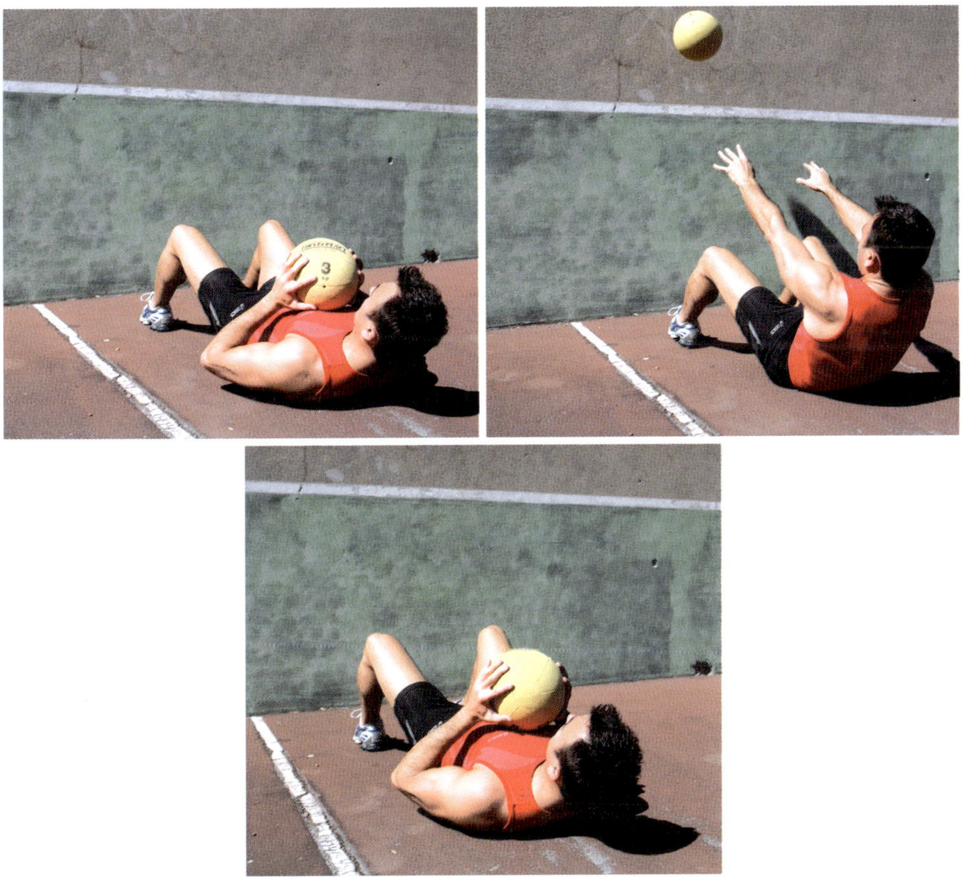

ÜBUNG 92 NIVEAU

WERFEN EINES MEDIZINBALLS AUS EINER KÖRPERDREHUNG
Im Stehen, Sie halten den Medizinball in den Händen.

- Führen Sie eine Drehung des Körpers nach rechts aus, kehren Sie die Bewegung dann sehr schnell um.
- Werfen Sie den Gewichtsball nach vorne.
- Fangen Sie den Ball wieder auf, wenn er von der Wand abgeprallt ist.
- Führen Sie dieselbe Bewegung automatisch wie eine Feder erneut aus.

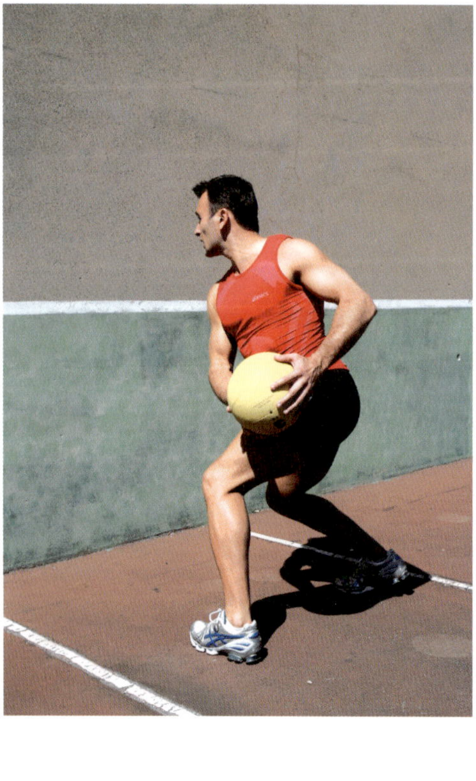

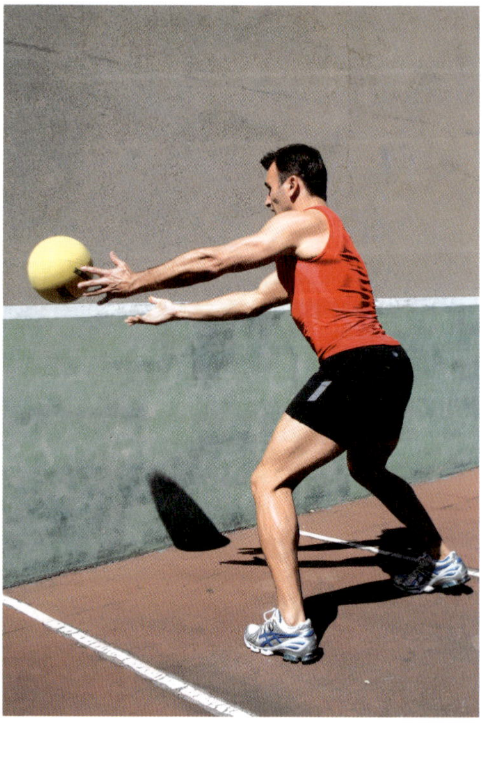

ÜBUNG 93 NIVEAU

EINEN MEDIZINBALL SEITLICH WERFEN

Sie stehen seitlich zu einer Wand oder zu einem Partner und halten den Medizinball in den Händen.

- Drehen Sie den Körper nach hinten, kehren Sie die Bewegung dann sehr schnell um.
- Werfen Sie den Gewichtsball nach vorne.
- Fangen Sie den Ball wieder auf, wenn er von der Wand abgeprallt ist.
- Führen Sie dieselbe Bewegung automatisch wie eine Feder erneut aus.

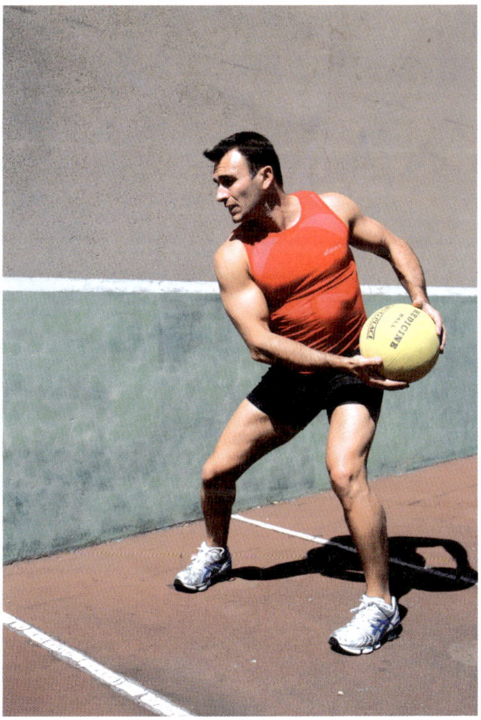

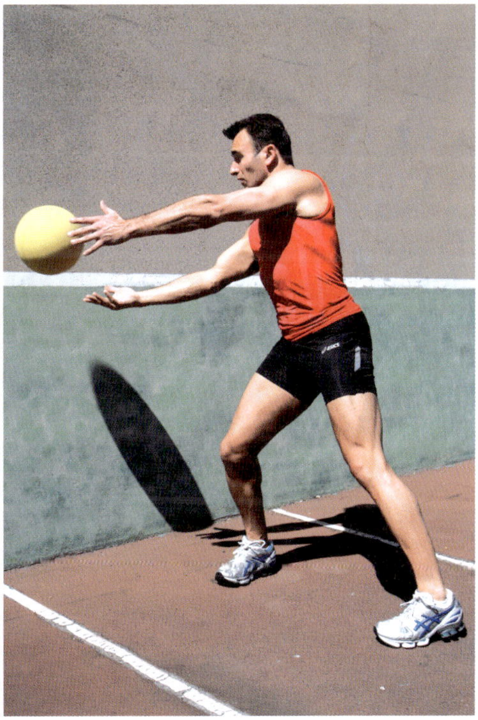

ÜBUNG 94 NIVEAU

PUSH UND SPRINT

Beine gebeugt, der Ball liegt zwischen Ihren Füßen auf dem Boden.

- Heben Sie den Medizinball explosiv an Ihre Brust und werfen Sie ihn kraftvoll nach vorne.
- Nutzen Sie das instabile Gleichgewicht durch den Wurf nach vorne, um hinter dem Ball her zu sprinten.
- So oft von vorne beginnen wie geplant.

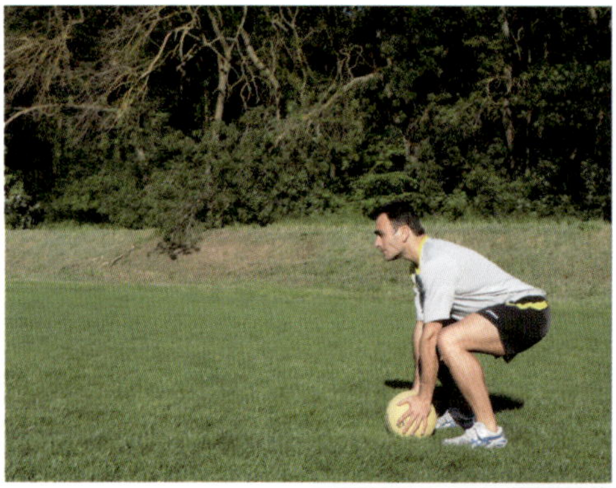

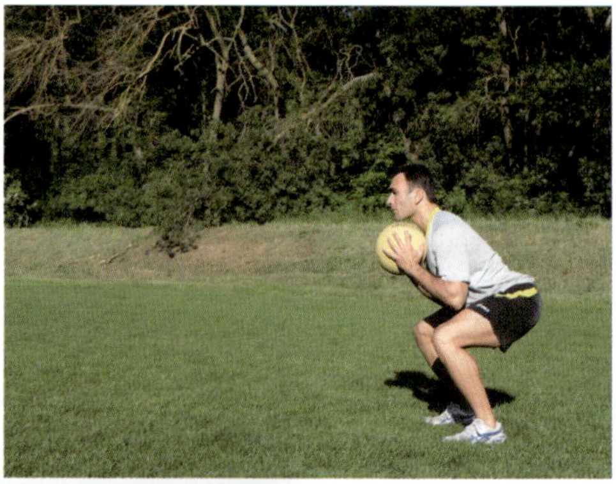

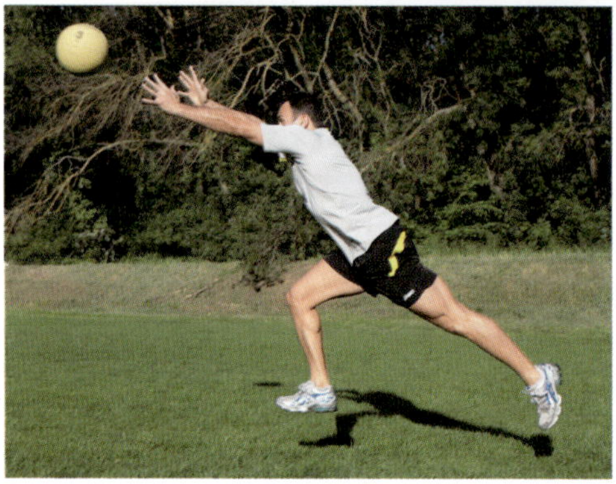

ÜBUNG 95 NIVEAU

SPRUNG AUS DEM SITZ MIT VORHERIGER DEHNUNG DER GESÄSSMUSKULATUR

Sitzen Sie auf dem Rand eines Hockers oder einer Bodybuilding-Bank.

- Führen Sie die Knie rasch zur Brust, halten Sie den Oberkörper dabei gerade.
- Stoßen Sie sich mit den Füßen so hoch wie möglich vom Boden ab.
- Nutzen Sie Ihre Arme, um noch mehr Schwung zu bekommen.

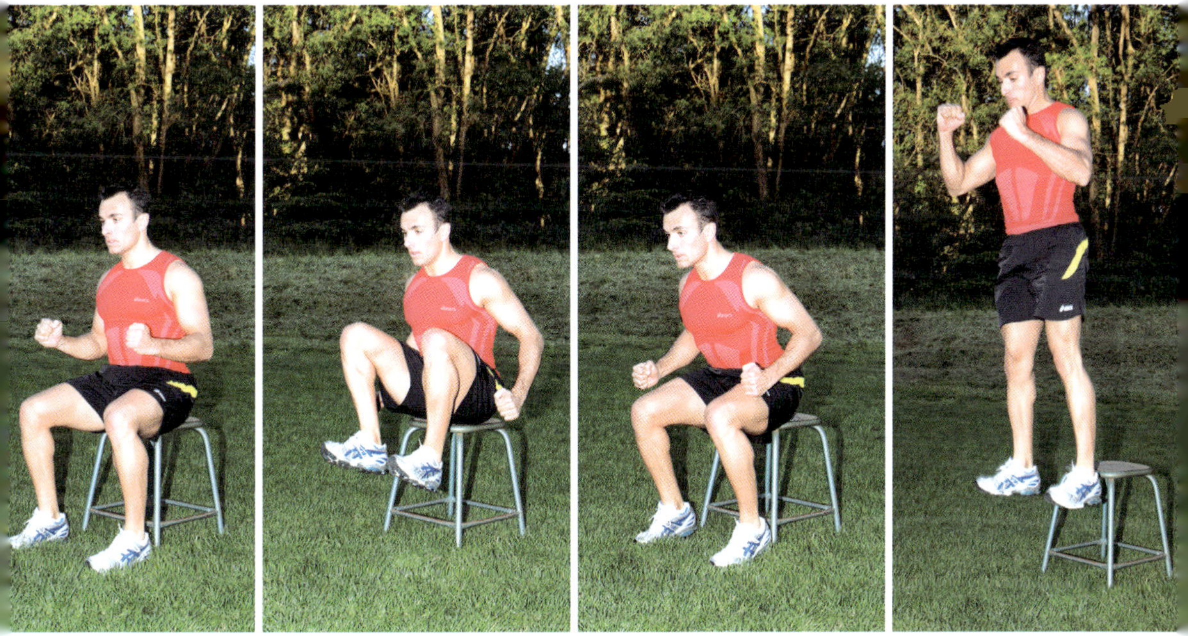

ÜBUNG 96 NIVEAU

ROTATION VON RUMPF/HÜFTE MIT GEBEUGTEM OBERKÖRPER

Mit halb gebeugten Beinen den Oberkörper auf Hüfthöhe beugen, dabei ein leichtes Hohlkreuz im Lendenwirbelbereich beibehalten.

- Halten Sie in jeder Hand ein leichtes Gewicht (2–6 Kilo).
- Drehen Sie sich aus den Hüften und bringen Sie mit gestreckten Armen die Gewichte auf der anderen Seite nach oben.
- Lassen Sie die Arme wieder sinken und heben Sie die Gewichte zur anderen Seite nach oben.
- Sie sollten eine starke Dehnung in jeweils der Hüfte spüren, zu der die Bewegung ausgeführt wird, sowie eine starke Spannung in den Schulter- und Bauchmuskeln, die die Bewegung stabilisieren.

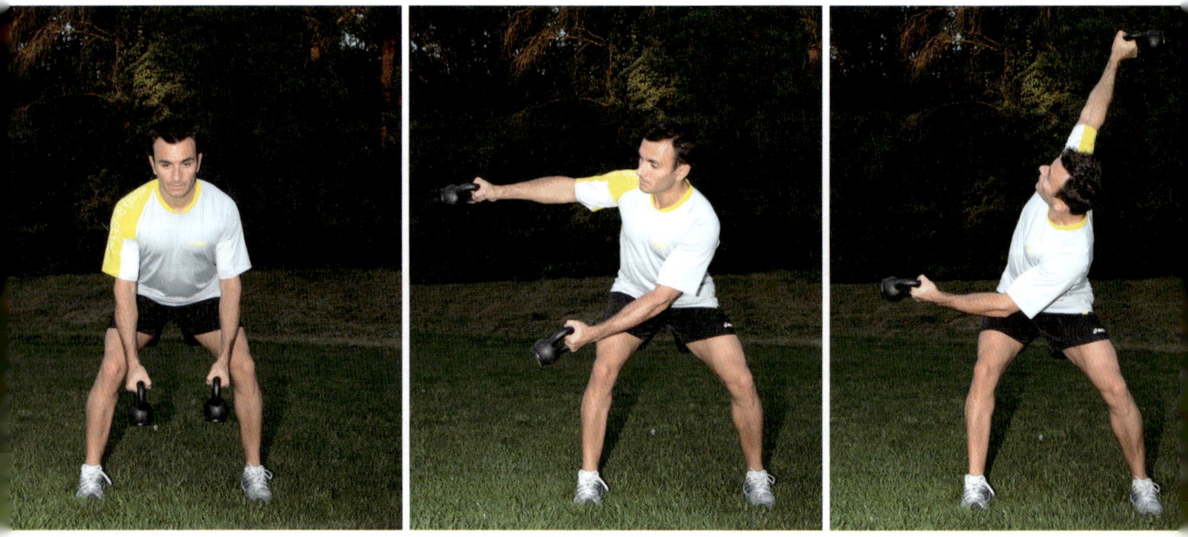

Diese Übung dient nicht nur dem plyometrischen Training der Bauch- und Schultermuskulatur, sondern wirkt auch mobilisierend auf die Hüften. Ich verwende sie viel bei Golfspielern, Hockeyspielern oder in der Sportakrobatik.

ÜBUNG 97 NIVEAU

KNIEBEUGE UND DRÜCKEN IN DER ROTATION – Eine umfassend-komplexe Übung, bei der Ihre Fähigkeiten hinsichtlich Core-Stabilität und Explosivität bei den Disziplinen zum Tragen kommen, die Richtungsänderungen verlangen. (Im Stehen, Gummiband sicher fixiert.)

- Halten Sie beide Handgriffe und stellen Sie sich seitlich zu dem Punkt, an dem das Gummiband befestigt ist.
- Beugen Sie die Hüften und die Knie, während Sie Ihrem Körper erlauben, sich kontrolliert zum Befestigungspunkt zu drehen.
- Geben Sie Druck auf Hüften und Beine, während Sie an dem Gummiband ziehen und anschließend in der Rotation zur entgegengesetzten Seite des Befestigungspunktes drücken. Achtung beim Zurückgehen. Trotz des plyometrischen und explosiven Aspekts der Bewegung achten Sie auf die Kontrolle Ihrer Körperhaltung.
- Wieder von vorne beginnen.

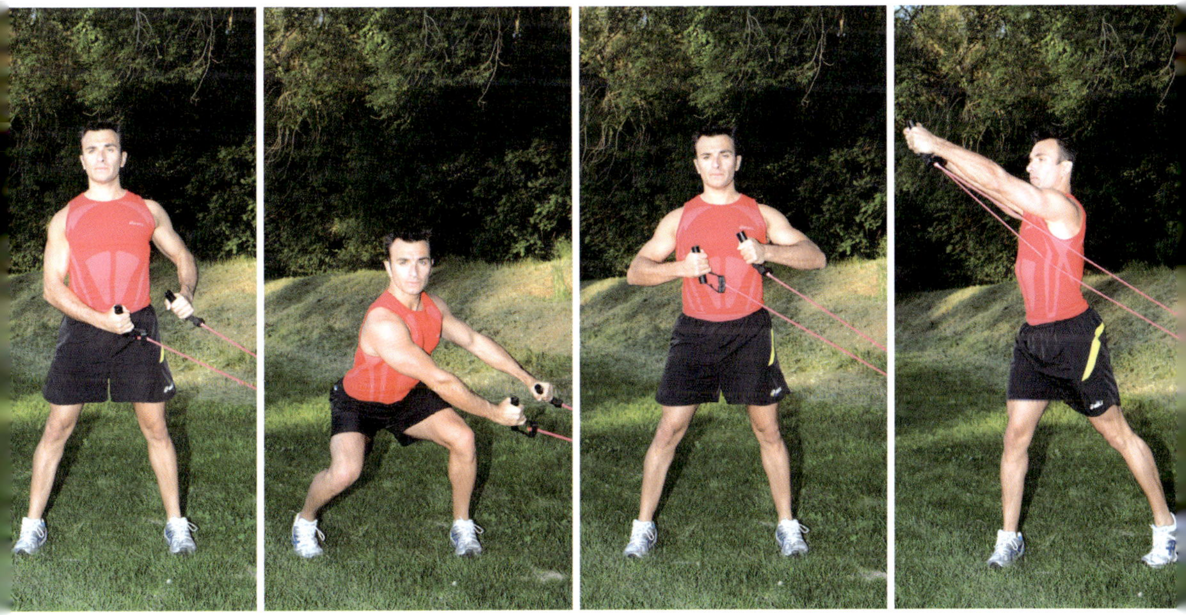

ÜBUNG 98 NIVEAU

KNIEBEUGE UND ZIEHEN IN DER ROTATION

Im Stehen, das Gummiband sicher fixiert. Sie halten beide Handgriffe mit einer Hand und stellen sich seitlich zu dem Punkt, an das Gummiband sicher fixiert ist.

- Beugen Sie die Hüften und die Knie, während Sie Ihrem Körper erlauben, sich kontrolliert zum Befestigungspunkt des Gummibands zu drehen.
- Geben Sie Druck auf Hüften und Beine, während Sie an dem Gummiband ziehen und anschließend in der Rotation zur entgegengesetzten Seite des Befestigungspunktes drücken. Achtung beim Zurückgehen. Trotz des plyometrischen und explosiven Aspekts der Bewegung achten Sie auf die Kontrolle Ihrer Körperhaltung.
- Wieder von vorne beginnen.

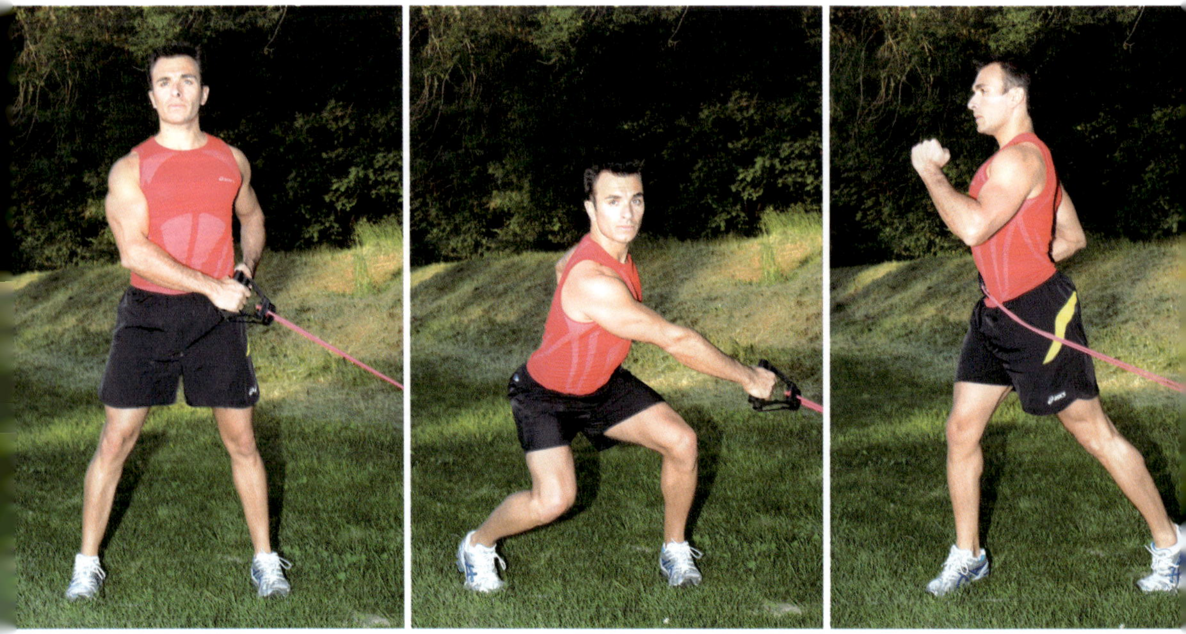

ÜBUNG 99 NIVEAU

SENKRECHTER KLIMMZUG MIT GUMMIBAND

Befestigen Sie ein Gummiband an einer festen Stange. Umfassen Sie die Stange mit beiden Händen, und stellen Sie die Füße auf das Gummiband.

- Ziehen Sie sich mit den Armen halb nach oben, lassen Sie sich anschließend »fallen« (um einen Federeffekt zu erreichen).
- Kehren Sie nun die Bewegung um und versuchen Sie, sich über die Stange zu ziehen.

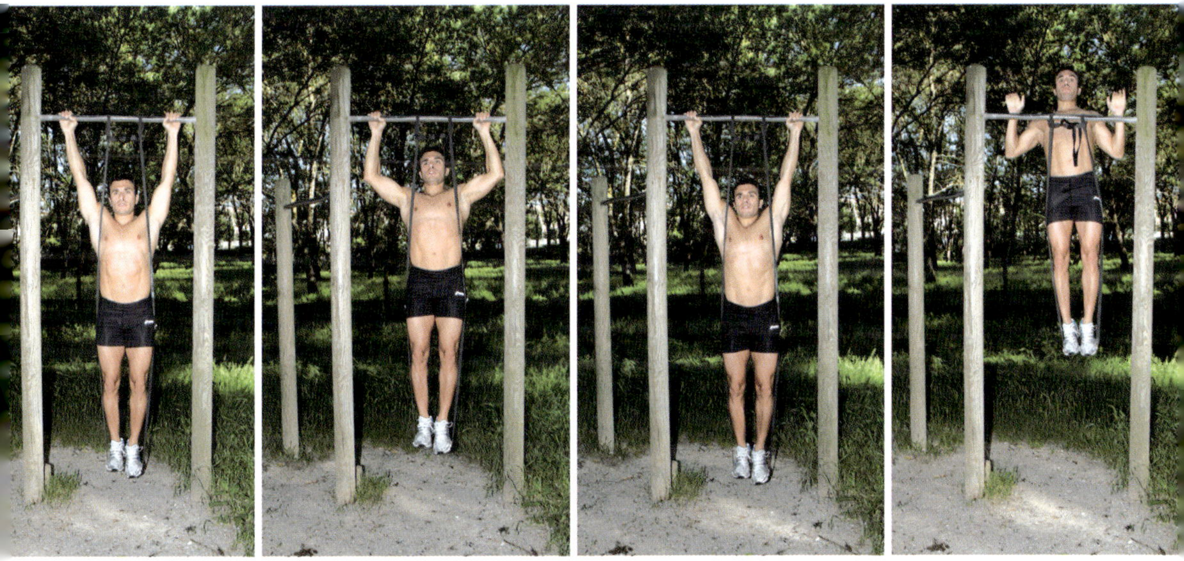

Diese Übung kann auch ohne Gummiband ausgeführt werden, wenn Sie bereits über große Kraft in den Arm- und Rückenmuskeln verfügen.

ÜBUNG 100 NIVEAU

WAAGERECHTER ZUG

Mit beiden Händen an einer niedrigen Stange oder einem höher hängenden Seil festhalten.

- Den Körper gut angespannt, heben Sie vom Boden ab, indem Sie erst die Muskeln zwischen den Schulterblättern, dann die Arme anspannen.
- Lassen Sie sich auf halbem Weg »fallen«, um Zeit für die Federwirkung zu gewinnen. Kehren Sie die Bewegung anschließend um und versuchen Sie, die Stange mit dem Oberkörper zu berühren.

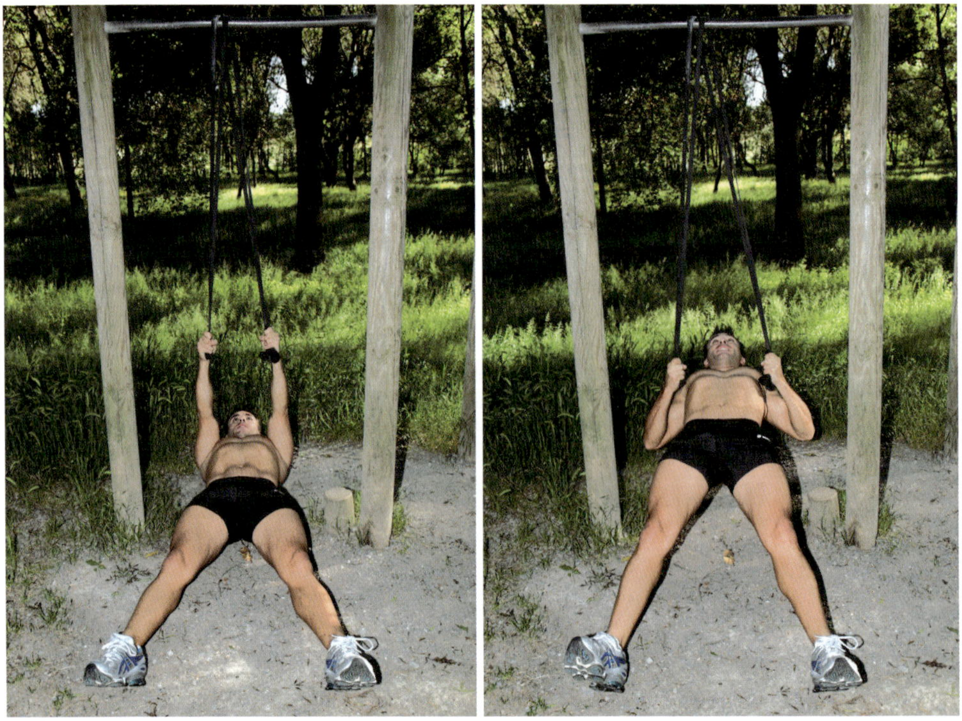

Je waagerechter der Körper ist, desto schwieriger wird die Übung.

ÜBUNG 101 NIVEAU

WAAGERECHTER ZUG MIT EINEM ARM – Mit einer Hand an einer niedrigen Stange oder einem höher hängenden Seil, Beine gebeugt, Becken und Wirbelsäule gut angespannt.

- Heben Sie den Körper an, indem Sie sukzessive die Muskeln zwischen den Schulterblättern, Arme und Gesäßmuskeln anspannen.
- Lassen Sie sich auf halbem Weg »fallen« (um Zeit für die Federwirkung zu gewinnen). Kehren Sie die Bewegung anschließend um und versuchen Sie, die Stange mit dem Oberkörper zu berühren.

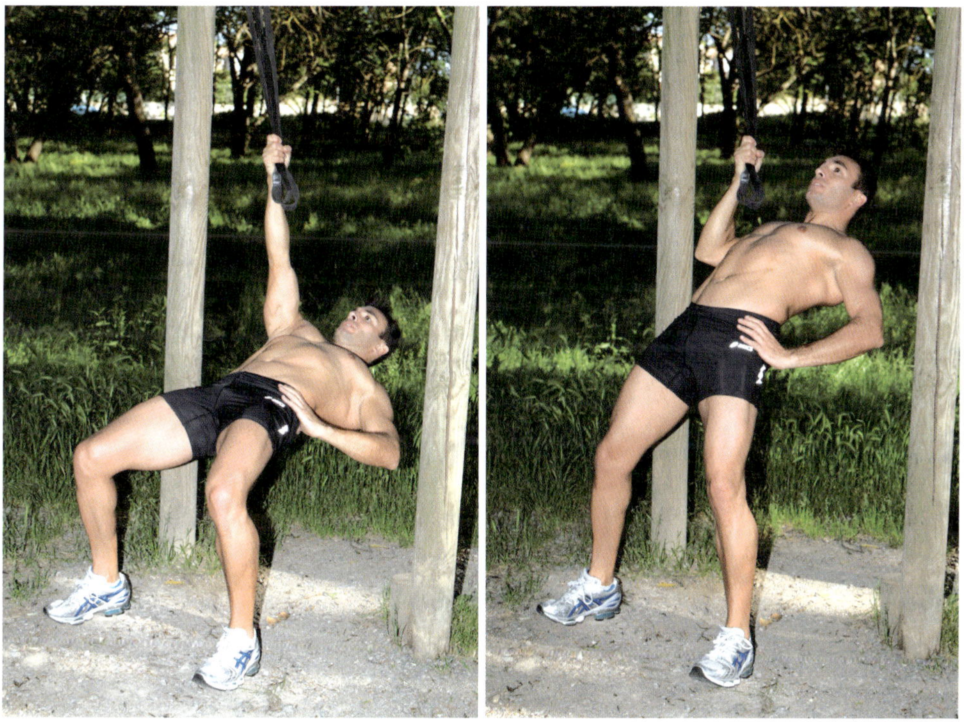

Je waagerechter der Körper ist, desto schwieriger wird die Übung.

ÜBUNG 102 NIVEAU

SEITLICHER LIEGESTÜTZ AUF EINEM STEPPER – In der Liegestützposition, eine Hand auf dem Boden, die andere auf dem Stepper.

- Stoßen Sie sich kräftig ab und verschieben Sie den Körper zur Seite, bis Sie auf der anderen Seite wieder in der Ausgangsposition sind.
- Je höher Sie sich abstoßen, desto »einfacher« ist die Übung, da Sie mehr Zeit haben, sich zur Seite zu bewegen.
- Je näher Sie am Stepbrett bleiben, desto schwieriger ist die Bewegung.

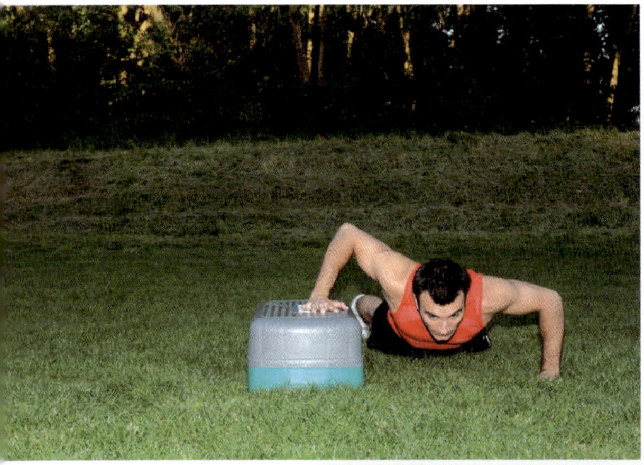

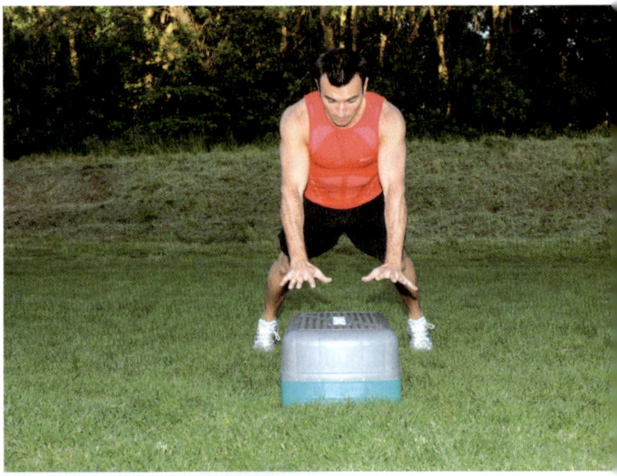

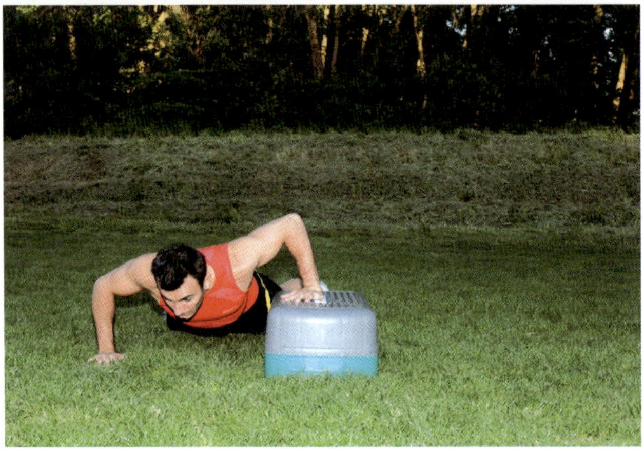

ÜBUNG 103 NIVEAU

HÜRDENSPRÜNGE MIT DEN KNIEN ZUR BRUST

Sie stehen vor einer Reihe von Hürden (echten oder gedachten).

- Beugen Sie die Knie rasch nach unten, dann nach oben und vorne. Führen Sie die Knie dabei in Richtung Brust.
- Mit echten Hürden ist es wichtiger, dass Sie sich auf die Schnelligkeit konzentrieren, mit der Sie die Hürden überwinden und Bodenkontakt haben, als dass Sie sich auf die Höhe der Sprünge konzentrieren.
- Ohne echte Hürden konzentrieren Sie sich während der gewählten Anzahl an Wiederholungen auf ein gleichmäßiges Tempo.

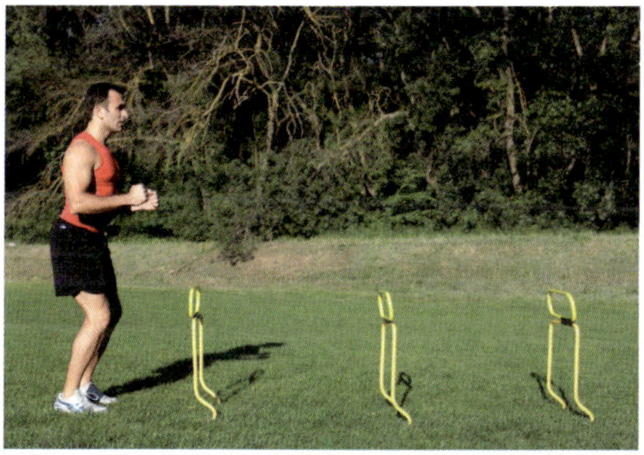
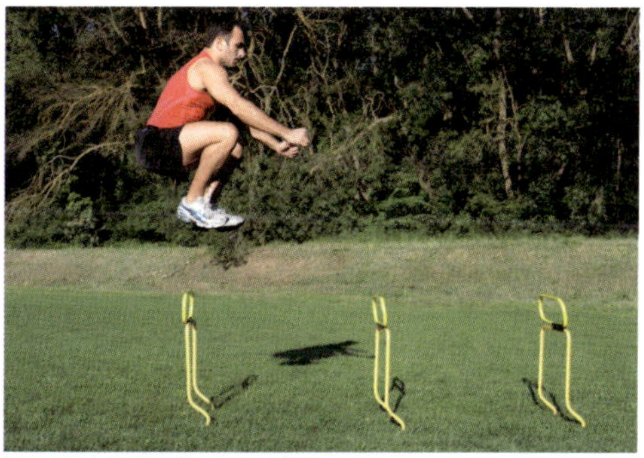
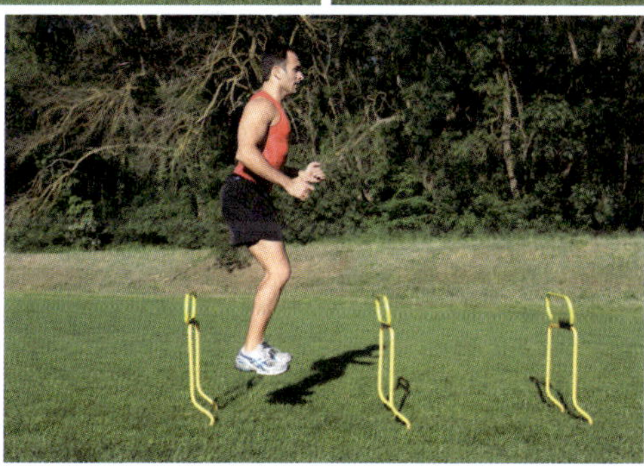

Bei dieser Übung soll sich bei jedem Aufkommen auf dem Boden eine maximale Geschwindigkeit entwickeln.

ÜBUNG 104 NIVEAU

SPRUNGSCHRITTE

Im Stehen, ein Bein vor dem anderen, als wollten Sie loslaufen.

- Stoßen Sie sich mit dem hinteren Bein ab und bringen Sie das Knie dieses Beines in Richtung Brust.
- Ziel ist es, eine möglichst lange Bahn in der Luft zurückzulegen und gleichzeitig einen größtmöglichen vertikalen Abstand vom Boden zu erreichen.
- Sobald das Bein den Boden berührt, wechseln Sie die Beine und fahren mit der Übung fort, bis die gewählte Anzahl an Wiederholungen erreicht ist.
- Während der gesamten Übungsdauer nutzen Sie Ihre Arme, um in der Luft das Gleichgewicht zu halten.

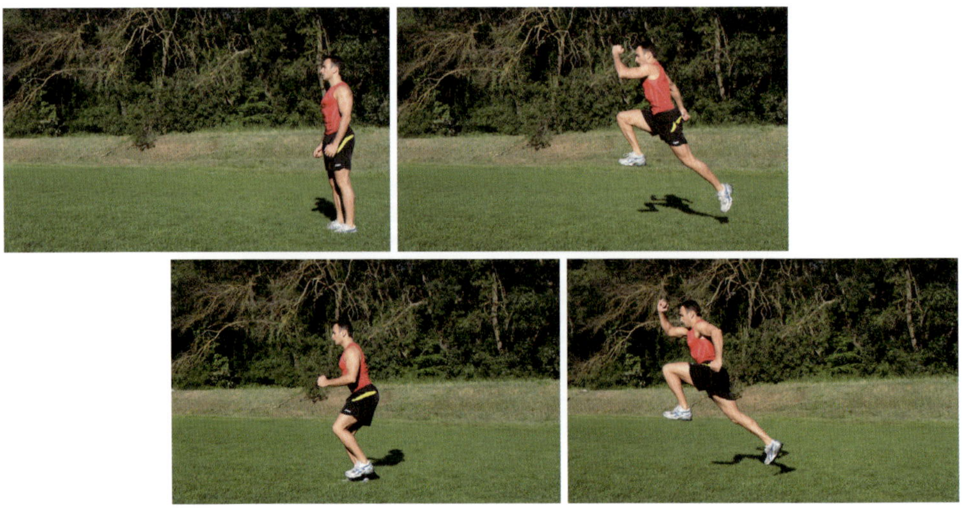

Diese Übung ist wichtig, um Kraft und Explosivität der Hüft-, Quadriceps- und Gesäßmuskulatur zu trainieren. Sie hat daher großen Einfluss auf den Sprint und alle Sprungarten.

ÜBUNG 105 NIVEAU

SPRUNG AUS DER KNIEBEUGE + GUMMIBAND

Im Stehen, Sie halten die Griffe eines Gummibandes, auf dem beide Füße stehen.

- Beugen Sie rasch Ihre Hüften und Beine, stoßen Sie sich dann so kräftig wie möglich nach oben ab.
- Fangen Sie das Wiederaufkommen auf dem Boden ab, indem Sie Ihre Hüften und Ihre Knie beugen. Starten Sie dann erneut explosiv.

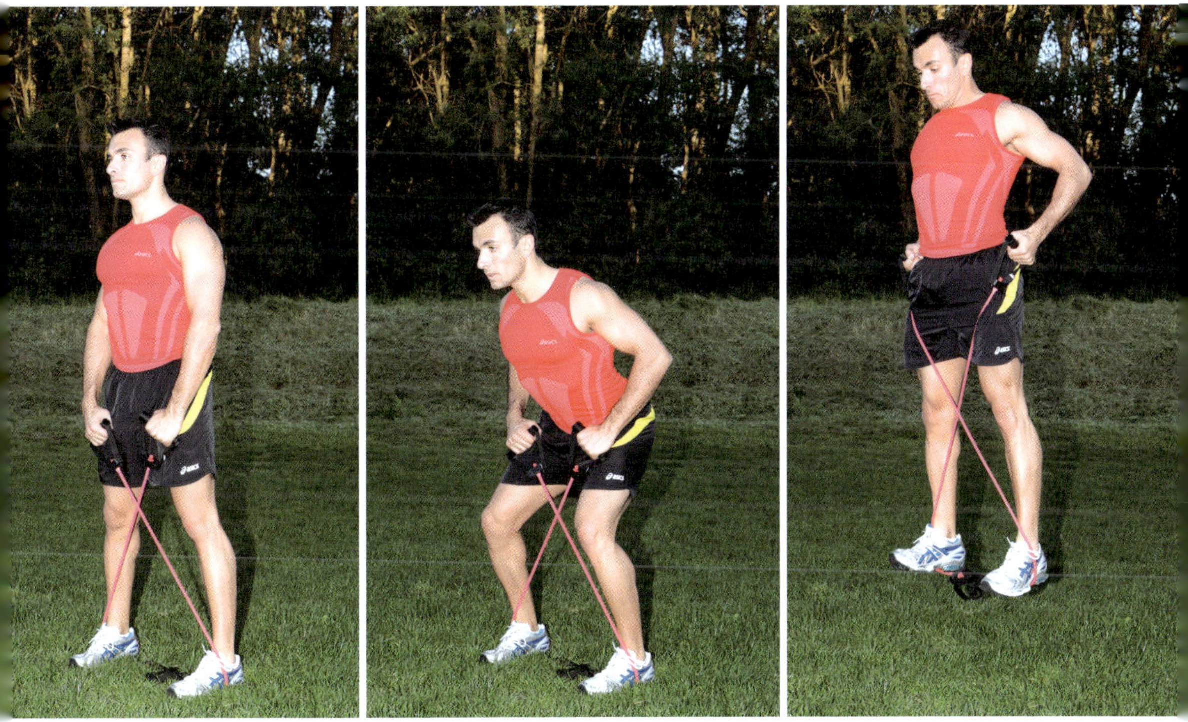

ÜBUNG 106 NIVEAU

BURPEE

In Liegestützposition am Boden mit guter Core-Stabilität.

- Bleiben Sie mit den Händen am Boden, die Arme sind gestreckt. Bringen Sie nun die Knie zur Brust.
- Sobald sich die Knie der Brust nähern, heben Sie den Oberkörper, um sich auf die Füße zu stützen.
- Sobald der Oberkörper schön gerade ist und die Füße guten Bodenkontakt haben, stoßen Sie sich mit den Beinen kraftvoll ab, um nach oben zu springen. Die Arme strecken Sie dabei möglichst weit nach oben.
- Sobald sie wieder den Boden berühren, fangen Sie sich in der Hocke ab, bringen die Hände sofort zum Boden, um wieder in die Liegestützposition zu kommen, und strecken die Beine nach hinten, um die Ausgangsposition einzunehmen. Von vorne beginnen.

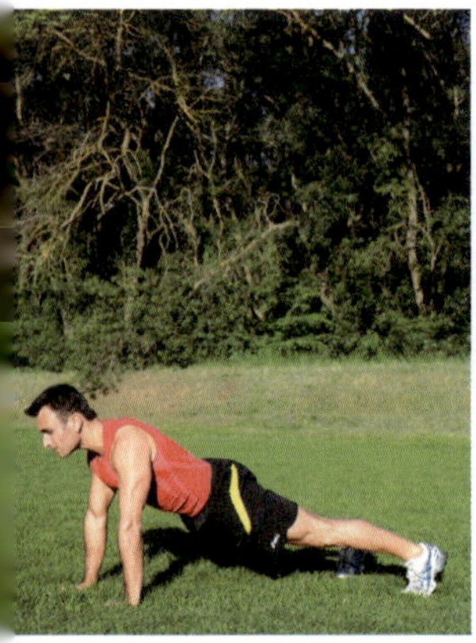
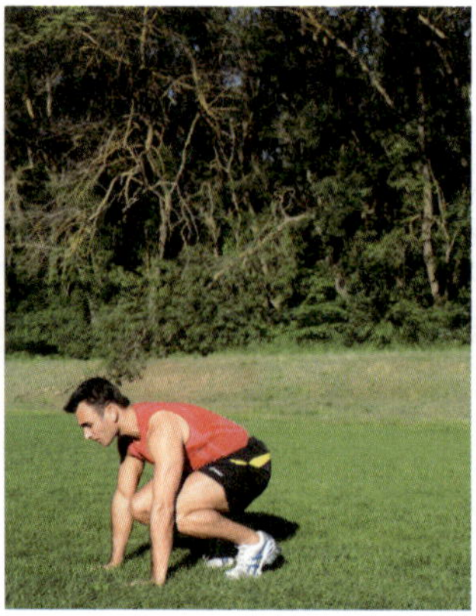
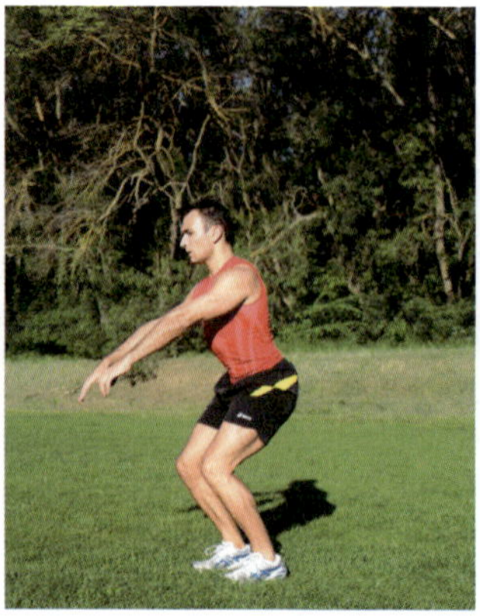
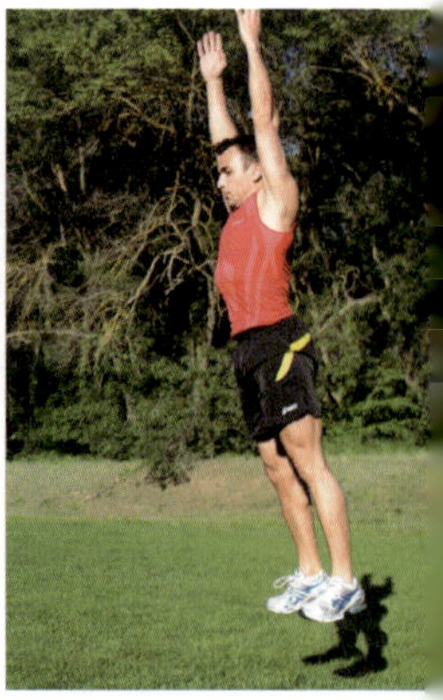

Diese Übung trainiert die Koordination und entwickelt die Explosivität des ganzen Körpers. Während der Bewegung werden fast alle Muskelketten beansprucht. Diese Übung ist für viele Sportarten interessant, besonders für Mannschaftssport, Leichtathletik, Kampfsport, Turnen …

ÜBUNG 107 NIVEAU

SPRUNG AUF EINEM BEIN, DANN MIT BEIDEN BEINEN ZUR BRUST

Machen Sie einen Anlaufschritt aus dem Stand und stoßen Sie sich mit dem Sprungbein kräftig nach oben ab

- Beim Absprung bringen Sie das andere Knie zur Brust.
- Wenn dieses Knie die Brust berührt, führen Sie auch das Knie des Sprungbeins möglichst schnell ebenfalls zum ersten Knie an die Brust.
- Danach bringen Sie beide Beine wieder zum Boden, um die Landung abzufedern, und beginnen von vorne.
- Nun haben Sie zwei Optionen: Entweder Sie wiederholen den Absprung mit demselben Bein, oder Sie wechseln das Bein und führen die Übung auf der anderen Seite aus. In jedem Fall jedoch müssen Sie die Übung insgesamt auf beiden Seiten ausführen.

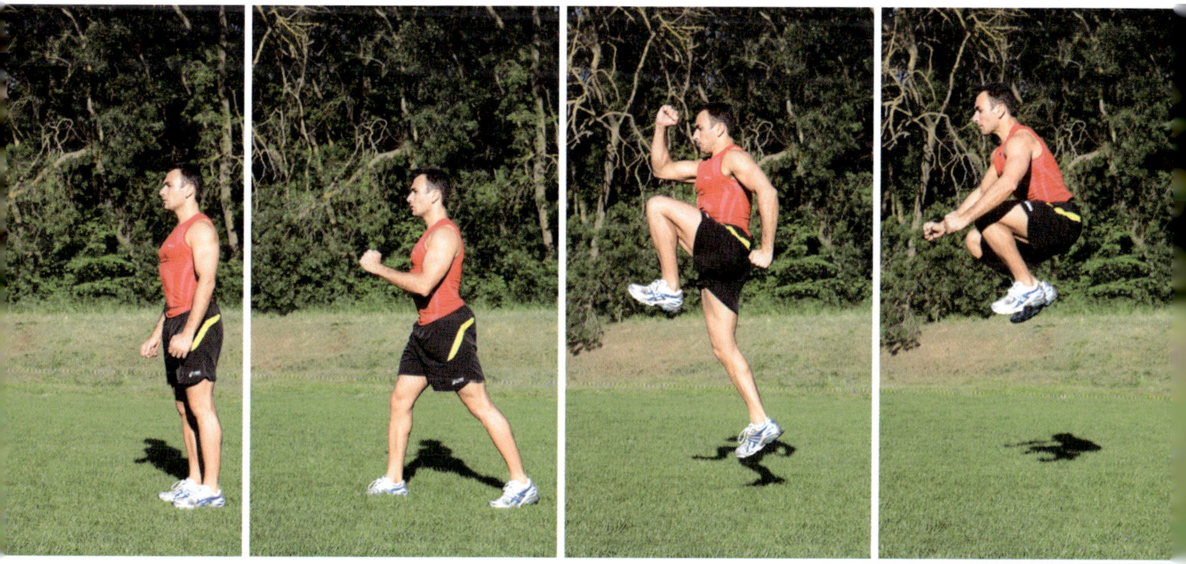

ÜBUNG 108 NIVEAU

GEHEN IN DER LUFT

Wie in der vorherigen Übung, beim Anlaufschritt das Knie auf Beckenhöhe heben.

- Halten Sie das Sprungbein gestreckt.
- Treten Sie mit dem gebeugten Bein in Richtung Boden, als wollten Sie den Boden berühren. (Sie sind noch immer in der Luft!)
- Halten Sie beide Beine gestreckt und fangen sich auf dem Boden ab, bevor Sie von vorne beginnen.
- Führen Sie erst alle Wiederholungen auf einer Seite aus, und wechseln Sie anschließend das Sprungbein.

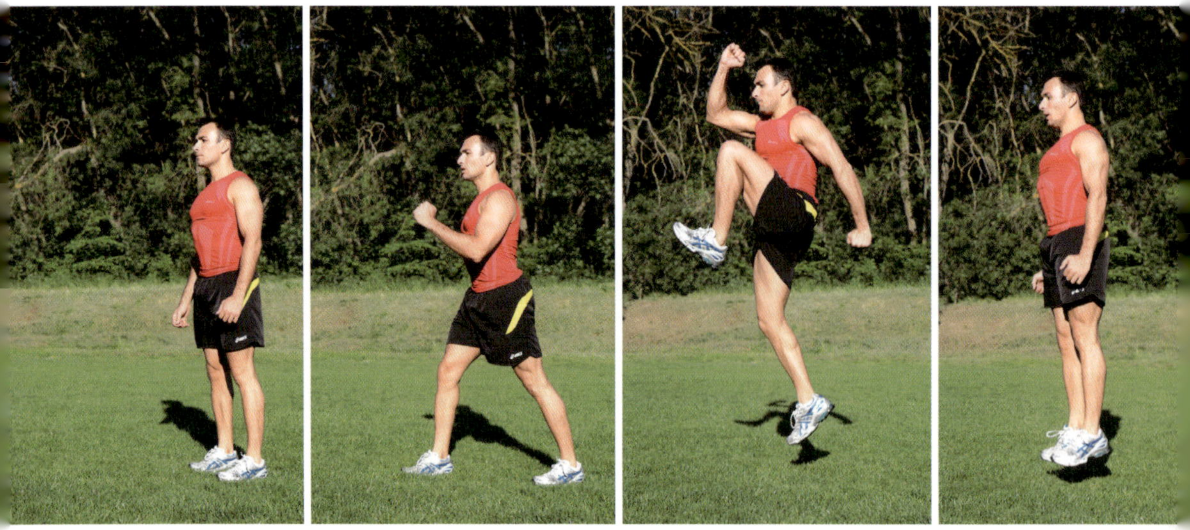

Achten Sie beim Treten in Richtung Boden darauf, das Kniegelenk bei der Bewegung nicht zu überstrecken. Die Übung ist für bestimmte Teamsportarten interessant, in denen man länger in der Luft bleiben oder weiter nach oben kommen muss – zum Basketballkorb etwa oder für bestimmte Arten der Sportakrobatik.

ÜBUNG 109 NIVEAU

DER »SLAM«
Im Stehen den Medizinball halten.

- Den Ball über den Kopf heben und so kraftvoll wie möglich zu den Füßen werfen. Aufpassen, falls der Medizinball zurückspringt.
- Training der Explosivität der Rücken- und Bauchmuskulatur.
- »Abbremsende« und exzentrische Aktivierung der gesamten hinteren Muskelkette.

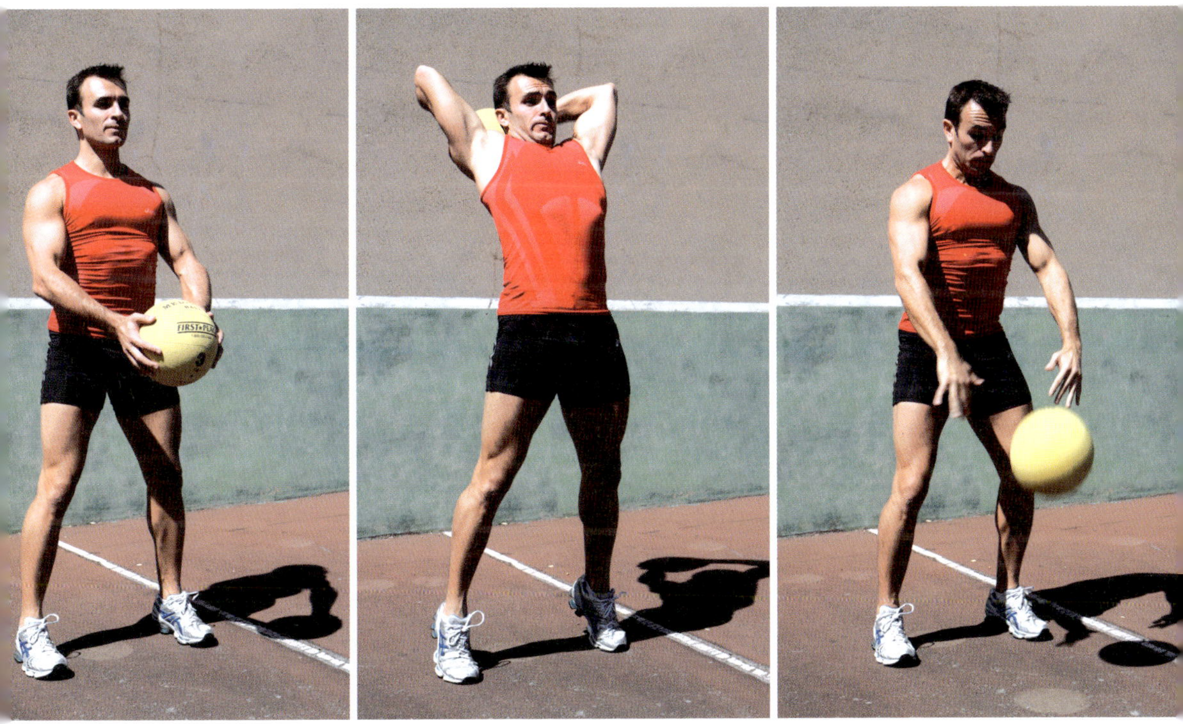

ÜBUNG 110 NIVEAU

GRUNDÜBUNG DES DREIFACHSPRUNGS

Im Stehen vor einer Sprunggrube oder einer weichen Matte zur Landung.

- Treten Sie einige Meter zurück. Springen Sie mit dem rechten Bein ab und möglichst weit nach vorne. Auf dem Sprungbein landen und direkt wieder abspringen. Versuchen Sie immer, so weit wie möglich zu kommen, landen Sie nun aber auf dem linken Bein und springen Sie direkt wieder ab, um den gleichen Zyklus zu wiederholen.
- Beim zweiten Absprung auf dem linken Bein versuchen Sie, so weit wie möglich zu kommen, wobei Sie beide Beine in die Sandfläche bringen.
- Die Übung von vorne beginnen, dabei das Sprungbein wechseln. Je ein Zyklus rechts und links entsprechen einer Übungsreihe.

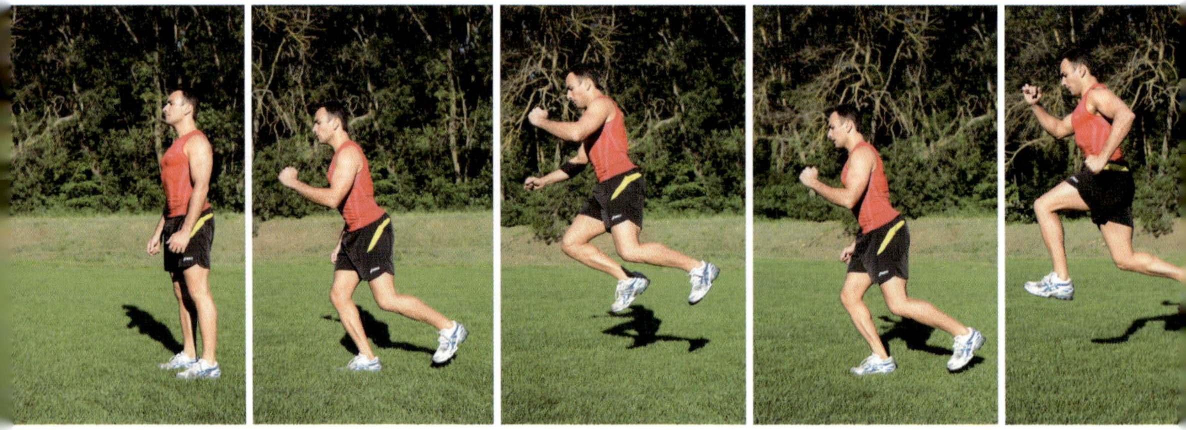

Diese Übung ist für alle Disziplinen des Weitsprungs in der Leichtathletik gedacht. Sie kann für alle Sprint- und solche Disziplinen nützlich sein, bei denen Hochsprünge auszuführen sind. Die dabei erforderlichen Muskelbeanspruchungen und die Koordinationsarbeit wirken sich auch auf andere Bewegungen im Sport und auf die Kontraktionsschnelligkeit der betroffenen Muskeln aus.

ÜBUNG 111 NIVEAU

SPRÜNGE MIT DREHUNGEN

Im Stehen, erst einen Anlaufschritt machen, dann mit beiden Beinen einen kleinen Sprung nach vorne machen.

- Stoppen Sie die Vorwärtsbewegung, und springen Sie hoch. Wenn Sie vom Boden weg sind, versuchen Sie, mithilfe Ihrer Arme, den Körper um 360 Grad zu drehen.
- Während der Drehung halten Sie die Arme nah am Körper und drehen den Kopf mit dem Körper mit.
- Halten Sie den Körper während der Bewegung ganz fest angespannt. Landen Sie, und machen Sie wieder einen Anlaufschritt nach vorne, bevor Sie abspringen und sich in die andere Richtung drehen.

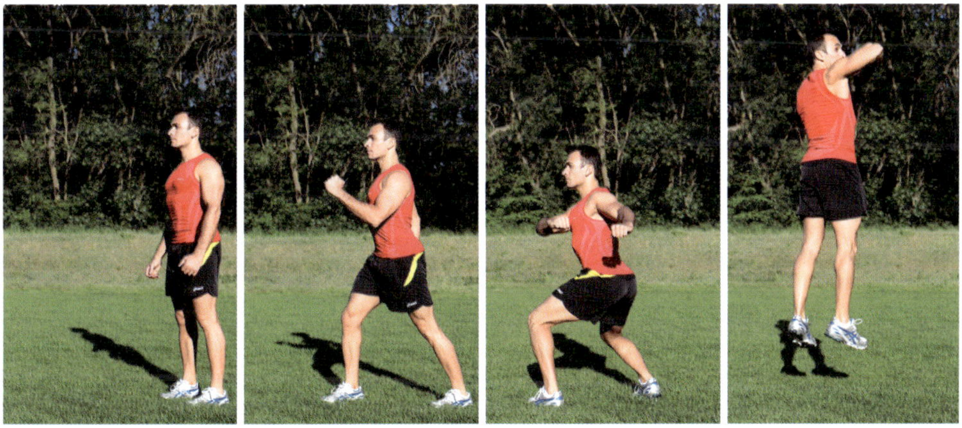

Diese Übung nutzt den Zyklus Dehnung-Verkürzung und verlangt gleichzeitig eine starke Koordination verschiedener Körperabschnitte und Muskelketten. Sie kann für alle artistischen und akrobatischen Disziplinen oder auch für Basketball, Handball und Rugby interessant sein.

ÜBUNG 112 NIVEAU

HOCHSPRÜNGE MIT STEIGERUNG DER HÖHE

Bei dieser Übung brauchen Sie eine Reihe von Hindernissen, deren Höhe allmählich zunimmt. Sie stehen vor der ersten Hürde.

- Springen Sie über die Hürde; nutzen Sie die Abprallkraft, um auch über das nächste Hindernis zu kommen.
- Versuchen Sie beim nächsten Abprall, noch höher zu kommen.
- So fortfahren.

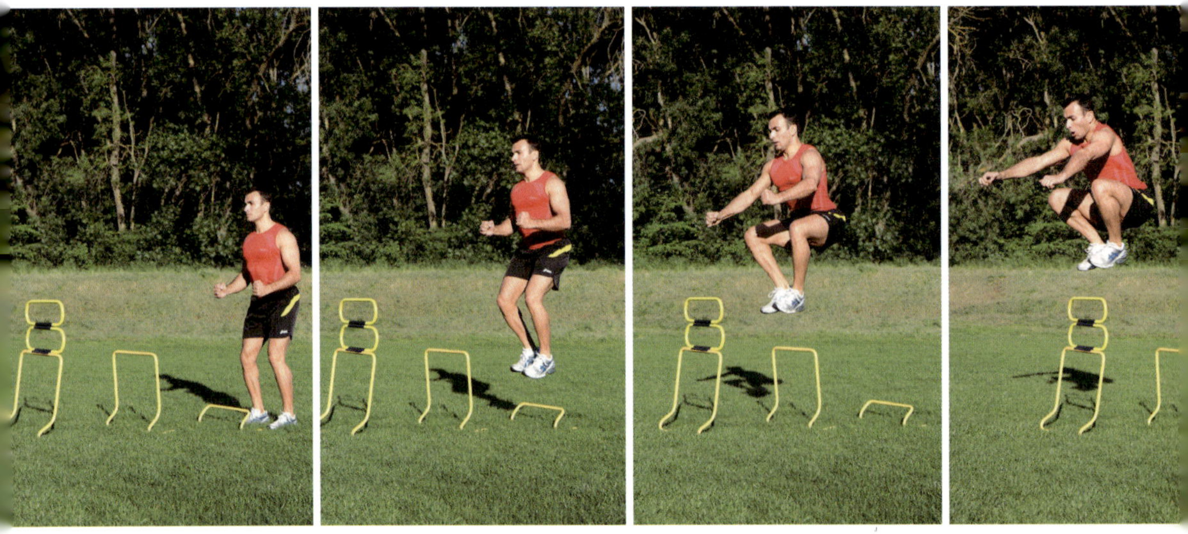

Bei dieser Übung lernt man, die Kraft je nach dem zu überwindenden Hindernis zu trainieren.

ÜBUNG 113 NIVEAU

SEIT- ODER HOCHSPRÜNGE MIT NACHFOLGENDEM SPRINT

Aus dem Stand hochspringen und dabei die Knie zur Brust ziehen.

- Entspannen Sie die Beinmuskulatur, bevor Sie den Boden berühren, um sofort wieder hochzuspringen und die Bewegung zu wiederholen.
- Sie können die Bewegung auch mit Seitsprüngen ausführen. Positionieren Sie Ihre Beine beim letzten Sprung so, dass Sie einen Sprint anschließen können.
- Nachdem Sie den Sprung in dieser Position abgefangen haben, legen Sie einen 20 oder 30 Meter langen Sprint hin.

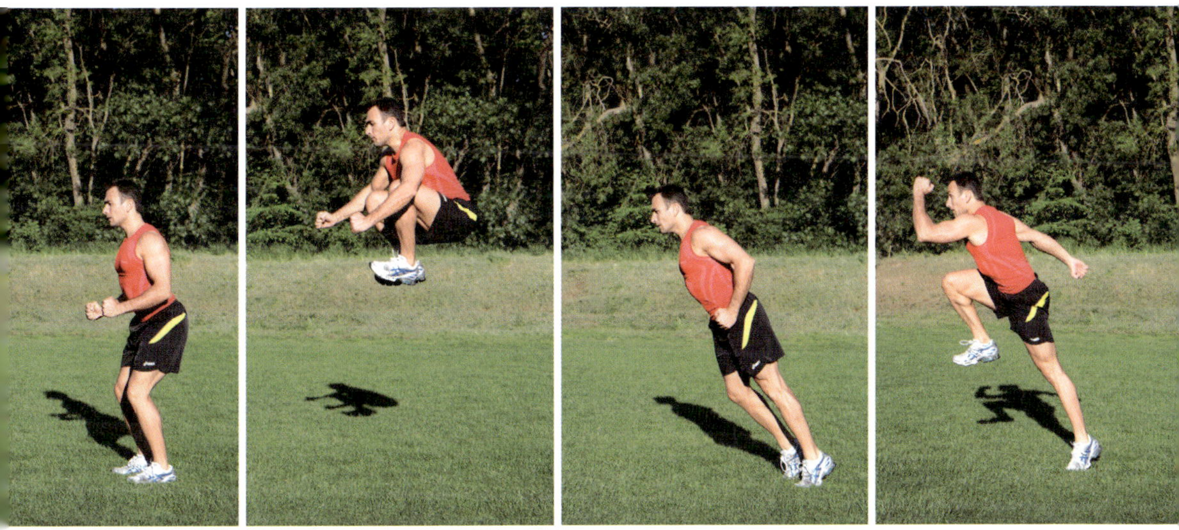

Die Übung ist für alle Teamsportarten, für Tennis und für solche Sportarten ausgezeichnet, bei denen eine Beschleunigung in Form eines Sprints auf einen Sprung mit plötzlichem Stopp und Richtungsänderung verlangt wird. Diese Übung gibt Gelegenheit zu erwähnen, dass das Laufen in sehr hohem Tempo eine Grundübung der Plyometrie darstellt.

ÜBUNG 114 NIVEAU

SEITLICHER ABSTOSS MIT GUMMIBAND UM DIE KNIE

Die Beine sind in Hüften und Knien gebeugt.

- Legen Sie ein Gummiband um beide Knie, das zwingt Ihre kleinen und mittleren Gesäßmuskeln, »aktiv« zu werden und Ihr Becken und Ihre Kniegelenke besser zu stabilisieren. Sie müssen im rechten Winkel zu Ihrem Zielort stehen.
- Stoßen Sie sich mit einem Bein kräftig ab, um eine Seitbewegung zu machen, während das andere Bein versucht, möglichst weit in die andere Richtung zu kommen.
- Landen Sie auf diesem Bein und holen Sie das Bein, mit dem Sie sich abgestoßen haben, möglichst schnell heran.
- Stabilisieren Sie sich, und führen Sie die Bewegung in die andere Richtung aus. Dann immer so weiter.

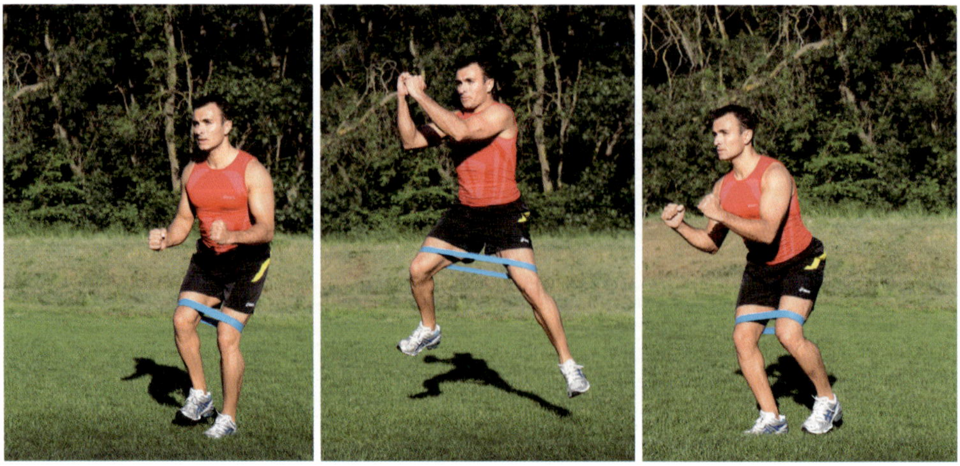

Bei dieser Übung werden die Quadricepsmuskeln unterschiedlich beansprucht, da der Körper zur Seite abgebremst wird. Sie ist daher für alle Sportarten mit seitlicher Fortbewegung sehr nützlich.

ÜBUNG 115 NIVEAU

MEDIZINBALL ZWISCHEN DEN BEINEN HINDURCHWERFEN

Im Stehen, Sie halten den Medizinball mit gestreckten Armen vor sich. Die Beine sind halb geöffnet und leicht gebeugt.

- Den Oberkörper sehr schnell in Richtung Boden beugen. Dabei den Medizinball zwischen den Beinen hindurchführen und nach hinten werfen. Entweder fängt ein Partner den Ball und gibt ihn Ihnen zurück, oder Sie werfen gegen eine Wand oder ein Gitter.
- Die Übung so oft wiederholen, wie Sie möchten.

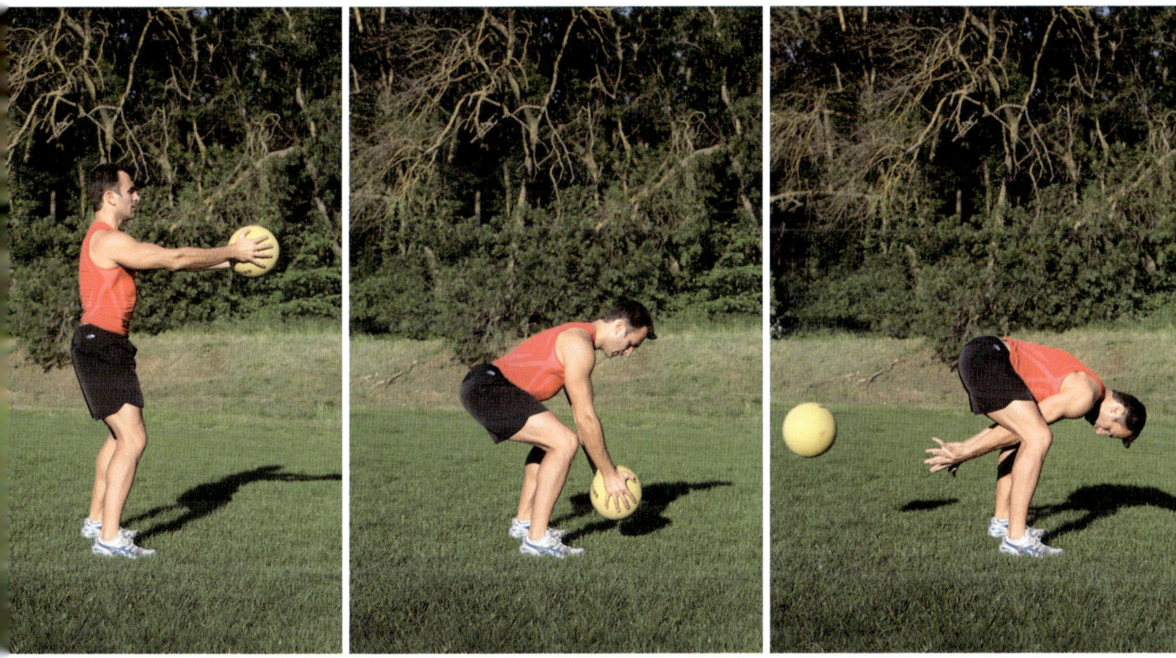

Bei dieser Übung werden die Hüftbeuger sehr stark und explosiv beansprucht. Zudem werden die Muskeln des Rückens und des Lendenbereichs bei der Bewegung heftig gedehnt. Seien Sie daher vorsichtig bei der Übung, und meiden Sie sie, wenn Sie unter Rückenproblemen leiden.

ÜBUNG 116 NIVEAU

ANGESPANNTE LIEGESTÜTZEN AUF DEN KNIEN

In Liegestützposition, Arme gestreckt, aufgestützt auf den Knien.

- Beugen Sie rasch die Arme, und stoßen Sie sich kräftig ab, um vom Boden abzukommen. Sobald Sie vom Boden weg sind, nehmen Sie rasch beide Arme seitlich neben die Brust.
- Strecken Sie die Arme explosiv nach vorne. Nachdem die Arme neben die Brust genommen wurden, folgt unverzüglich die Streckung.
- Beim Wiederaufkommen auf dem Boden lassen Sie die Ellenbogen ganz leicht gebeugt.
- Beugen sie die Arme, und stoßen Sie sich kräftig ab. So fortfahren.

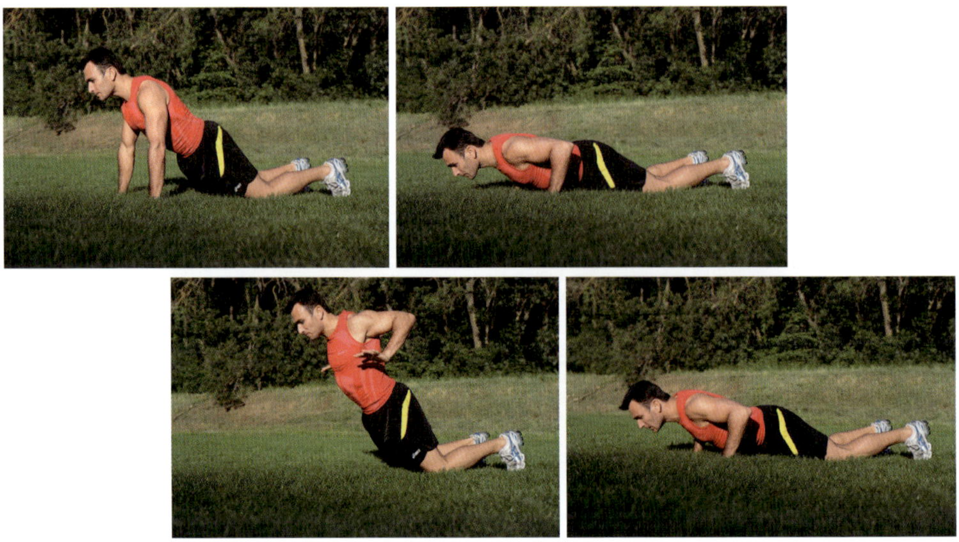

Die Übung ist interessant, da sie die Muskeln kräftigt, die bei Ballsportarten beim Zuspielen beansprucht werden. Das Anspannen der Arme findet man bei vielen Kampfsportarten, nicht nur beim Schlagen, sondern auch beim Heranziehen zu sich. Durch diese Übung können Sie Ihre Arme kräftigen, die den Unterkörper beim Sprint im Gleichgewicht halten.

ÜBUNG 117 NIVEAU

SEITLICHE ODER DIAGONALE DREHUNG MIT TORNADOBALL

Für diese Übung können Sie einen Medizinball verwenden, der in ein Netz oder einen festen Beutel eingepackt ist und an einem Seil hängt (man bekommt solche Bälle unter der Bezeichnung Tornadoball).

- Halten Sie das Seil fest in den Händen, stehen Sie mit dem Rücken zu einer Wand. Schlagen Sie den Ball nach rechts oder links bzw. diagonal gegen die Wand.
- Diese Übung kann als sehr fortgeschrittenes Core-Training dienen oder als plyometrische Übung für Rumpf und Hüften sowie als kardiovaskuläre Übung für das Intervalltraining.

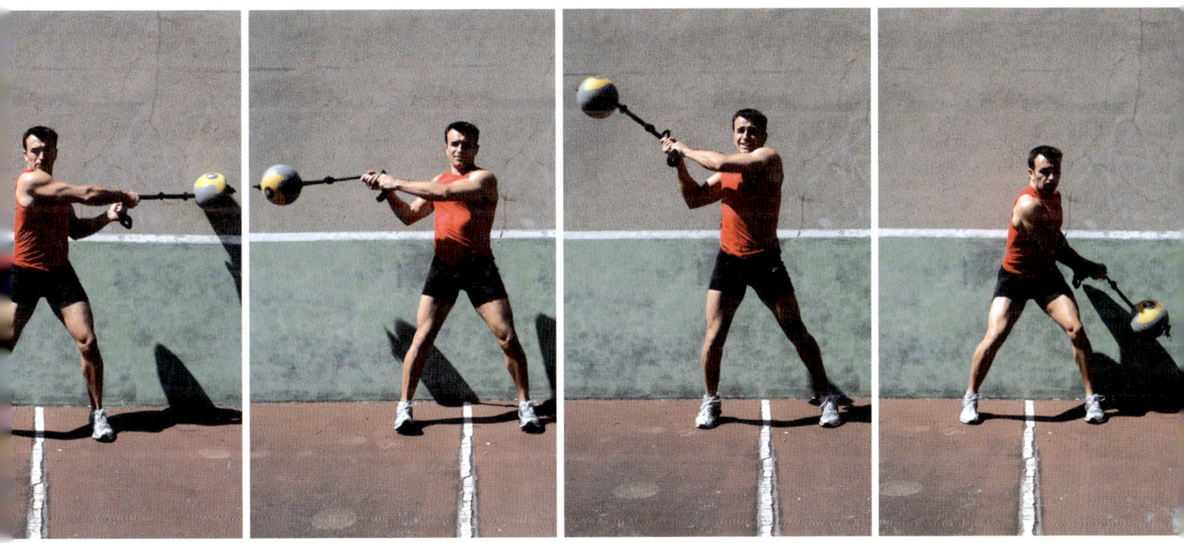

ÜBUNG 118 NIVEAU

SEITLICHES SCHLAGEN MIT DEM TORNADOBALL

Im Sitzen.

- Versuchen Sie, groß zu werden, lassen Sie den Tornadoball über Ihren Kopf fliegen, sodass er rechts und links vom Körper auf den Boden schlägt.
- Auch diese Übung kann als sehr fortgeschrittenes Core-Training dienen oder als plyometrische Übung für Rumpf und Arme sowie als kardiovaskuläre Übung für das Intervalltraining.

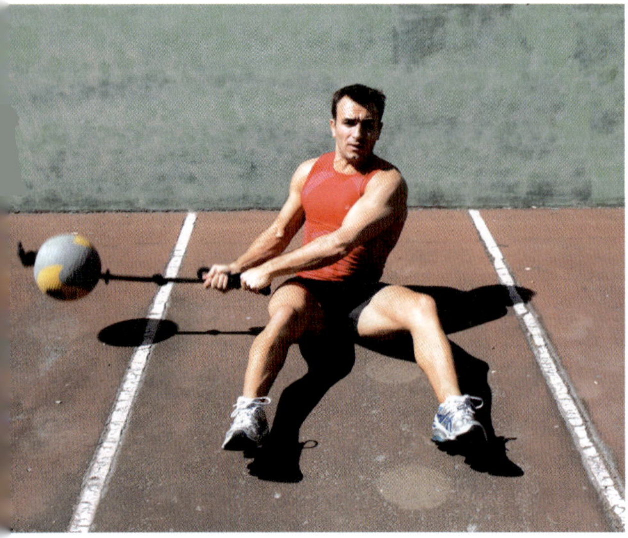

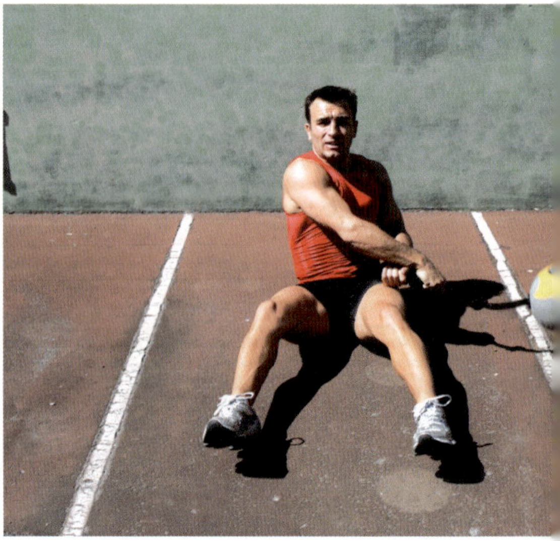

ÜBUNG 119 NIVEAU

ÜBER-KOPF-KREISEN EINES TORNADOBALLS

- Lassen Sie den Tornadoball über Ihrem Kopf kreisen. Kopf und Oberkörper halten Sie dabei gerade, die Beine sind leicht gebeugt.
- Auch diese Übung kann als sehr fortgeschrittenes Core-Training dienen oder als plyometrische Übung für Bauch, Hüften und Arme sowie als kardiovaskuläre Übung für das Intervalltraining.

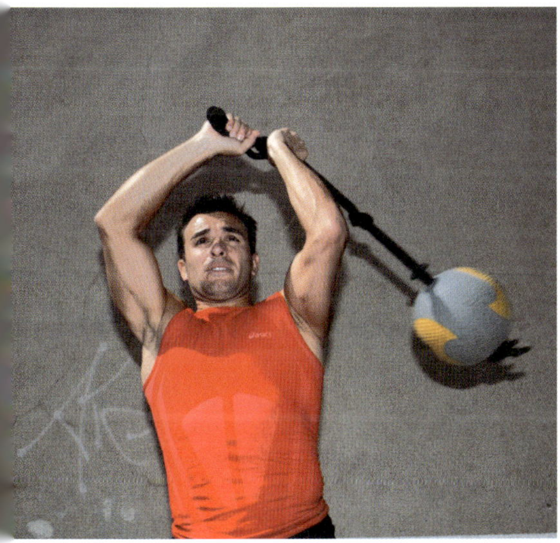

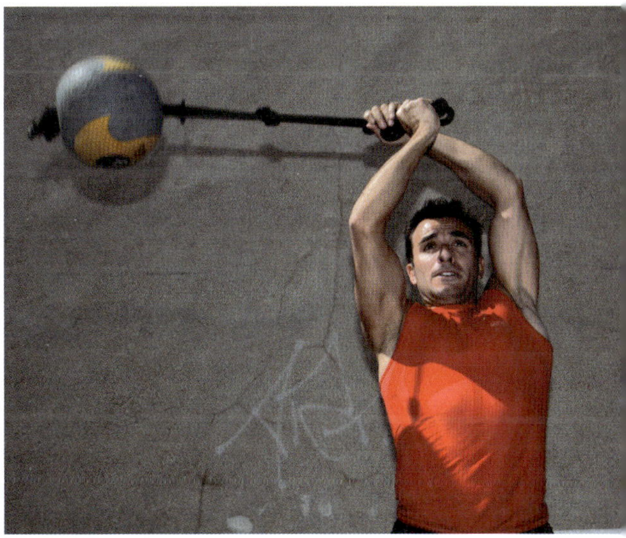

ÜBUNG 120 NIVEAU

HÜFTDREHUNG MIT MEDIZINBALL

Vor einer Wand stehend, im Gleichgewicht auf einem Bein, einen Medizinball in den Händen.

- Nehmen Sie den Ball mit, während Sie sich aus der Hüfte des Standbeins drehen, nutzen Sie dann die in der Hüfte gespeicherte Energie, um den Ball gegen die Wand zu werfen.
- Fangen sie den Ball auf und beginnen dann wieder von vorne.
- Die Übung kann auch seitlich ausgeführt werden.

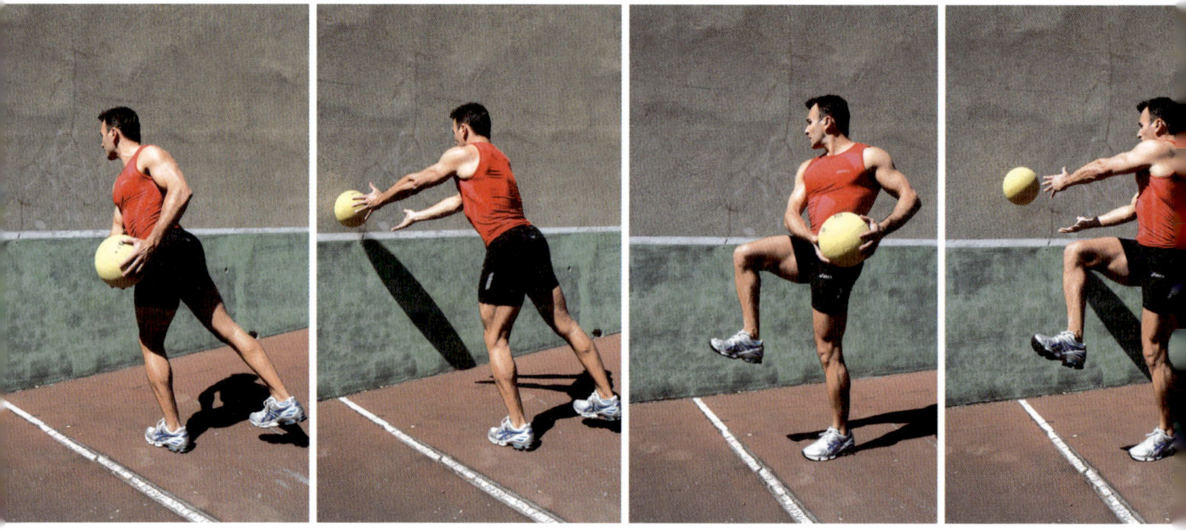

ÜBUNG 121 NIVEAU

HOCHSPRUNG AUS DEM KNIEN

Sie knien. Das Gesäß liegt auf den Füßen.

- Stoßen Sie sich in den Schienbeinen und Füßen kräftig ab, um aufzuspringen und in stark gebeugter Haltung auf die Füße zu kommen. Springen Sie anschließend nach oben.
- Fangen Sie sich am Boden ab und beginnen Sie von vorne, indem Sie sich auf den Boden knien.

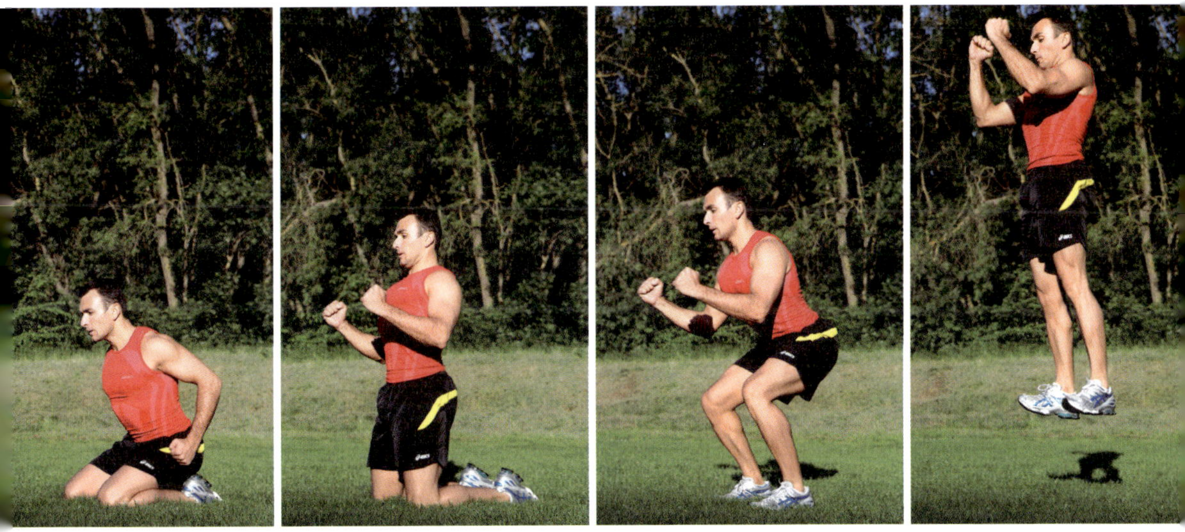

Diese Übung ist sehr intensiv, da die Beugungswinkel der Knie sehr ausgeprägt sind. Bei einer Schwäche der Kniegelenke ist daher Vorsicht geboten. Die Übung ist auch für die Koordination sehr interessant, da sie die Beine in Positionen beansprucht, die man bei Sportbewegungen selten findet. Sie bietet daher für weitere Fortschritte interessante Anregungen.

ÜBUNG 122 NIVEAU

HOCHSPRUNG MIT DEN FERSEN ZUM GESÄSS – Im Stehen, mit Unterstützung der Arme die Beine rasch beugen und nach oben springen.

- Während Sie nach oben kommen, bringen Sie die Fersen rasch ans Gesäß. Dabei bleiben Oberkörper, Becken und Knie in einer Linie ausgerichtet. Die Bewegung erfolgt nur aus den Fersen.
- Die Fersen rasch wieder lockern, um das Aufkommen auf dem Boden vorzubereiten. Sobald Sie den Boden berühren, erfolgt ein weiterer kraftvoller Sprung und die Übung wird wiederholt.
- So fahren Sie fort, bis Sie die gewünschte Anzahl an Wiederholungen ausgeführt haben.

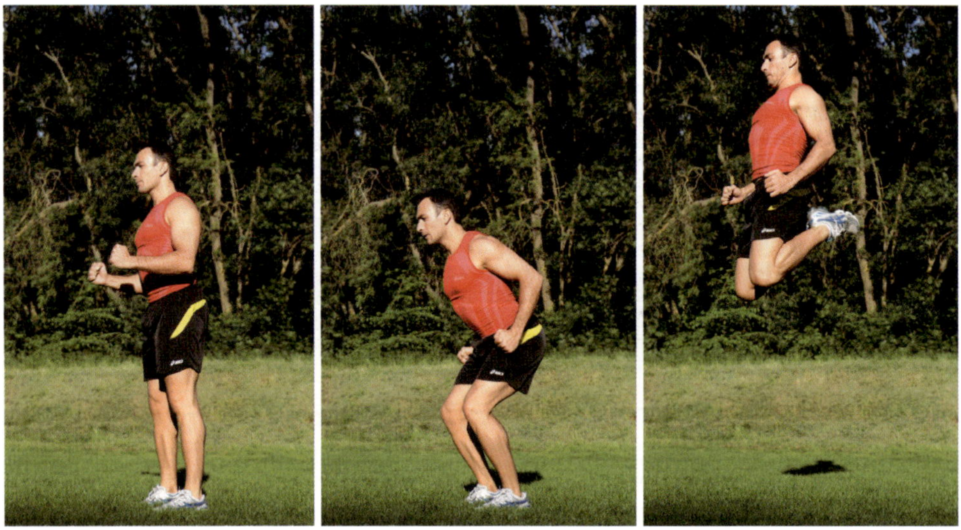

Die Übung ist sehr nützlich, um die Core-Stabilität des Körpers bei explosiven und kraftvollen Bewegungen zu trainieren. Sie dehnt die Quadricepsmuskeln in der Tiefe, indem die ischiokrurale Muskulatur (auf der Rückseite der Oberschenkel) angespannt wird, deren Kraft im Vergleich zur Quadricepsmuskulatur häufig mangelhaft ist. Damit hat die Übung ausgleichende Eigenschaften in den beanspruchten Muskelgruppen und deshalb einen Platz in allen Sportdisziplinen verdient.

ÜBUNG 123 NIVEAU

SPRUNG MIT DOPPELTER SCHERE IN DER LUFT

Im Ausfallschritt nach vorne. Die Arme am Körper.

- Stoßen Sie sich mit beiden Beinen kräftig ab, um möglichst hoch zu kommen.
- In der hohen Sprungposition machen Sie in der Luft zwei »Ausfallschritte nach vorne«. So kommen Sie in der gleichen Position wieder auf, aus der Sie abgesprungen sind.
- Der Beinwechsel in der Luft muss sehr explosiv erfolgen, damit Sie eine gute Bewegungsamplitude erreichen und vor allem hinsichtlich der Körperplatzierung wieder gut landen.
- Beginnen Sie einige Wiederholungen von vorne, wechseln Sie dann das Bein und springen mit dem anderen Bein ab.

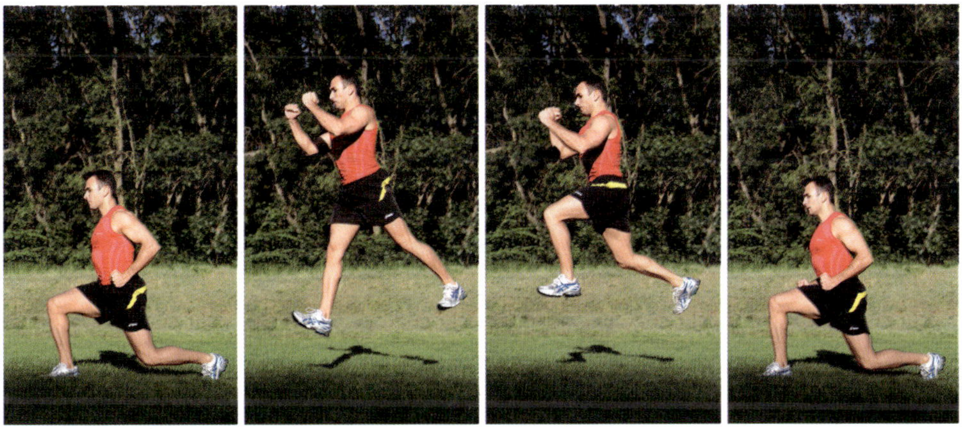

Die Übung ist hinsichtlich der Koordination und vor allem der Explosivität, die von der Hüftmuskulatur beim Wechsel in der Luft verlangt wird, sehr schwierig. Sie ist daher für alle Disziplinien sehr nützlich, die Sprints enthalten, ebenso für Kampfsportarten oder akrobatische Disziplinen sowie für Torschüsse im Fußball und Rugby.

ÜBUNG 124 NIVEAU

HOCHSPRUNG MIT WEITER GRÄTSCHE – Im Stehen, führen Sie eine rasche Beugung der Beine aus, begleitet von den Armen.

- Springen Sie hoch und grätschen Sie dabei die gestreckten Beine maximal nach außen.
- Nehmen Sie die Beine rasch wieder zusammen, um zu landen.
- Wenn es Ihr Sprungvermögen zulässt, führen Sie die Bewegung in der Luft so schnell aus, dass Sie vom Boden sofort wieder abspringen können.
- Andernfalls stabilisieren Sie Ihre Position am Boden nach der Landung und beginnen die Bewegung danach von vorne.

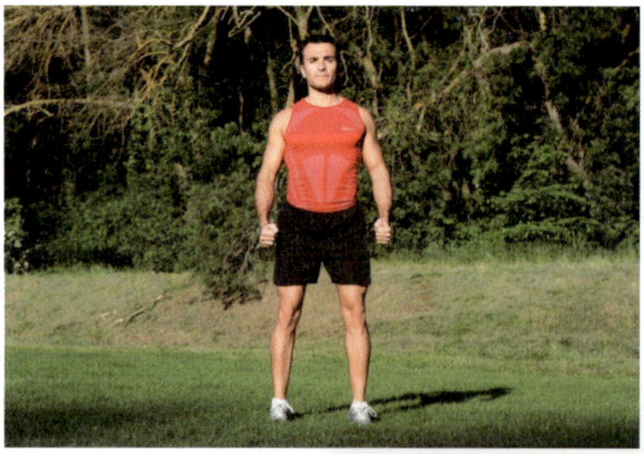
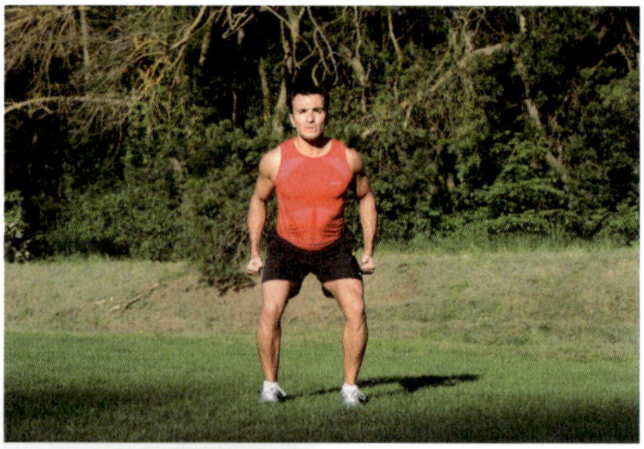
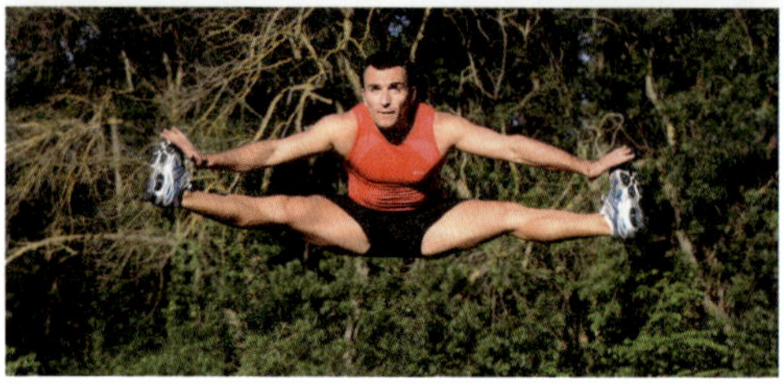

Diese Übung ist für alle akrobatischen und ästhetischen Disziplinen (z.B. Ballett) sowie für die Kampfeskunst sehr nützlich. Sie wendet sich an Sportler mit geschmeidigem Bewegungsgefühl, die an ballistisches Dehnen gewöhnt sind, denn in der Luft kommt es zu einer maximalen Dehnung der Adduktoren und der ischiokruralen Muskeln. Eine Variante kann nach vorne ausgeführt werden, dabei ist wie beim Längsspagat beim Tanzen ein Bein vorne, das andere hinten.

ÜBUNG 125 NIVEAU

HOCHSPRUNG, KÖRPER IN FORM EINES KLAPPMESSERS, KOPF NICHT EINGEZOGEN – Im Stehen, beugen Sie rasch die Beine, begleitet von den Armen, springen Sie dann so hoch wie möglich.

- Heben Sie die Knie in Richtung Brust. Wenn Sie den höchsten Punkt des Sprungs erreicht haben, strecken Sie zusätzlich die Beine waagerecht nach vorne.
- Um in der Luft das Gleichgewicht zu halten, strecken Sie die Arme so nach vorne, dass Ihre Hände Ihre Füße berühren. Der nach vorne geneigte Körper gleicht die Beinbewegung nach oben aus.
- Die gestreckten Beine rasch wieder entspannen, um auf dem Boden aufzukommen.
- Je nach Kondition dann direkt wieder vom Boden abspringen und die gewünschte Anzahl an Wiederholungen durchzuführen oder erst gut abfangen und stabilisieren, bevor Sie von vorne beginnen.

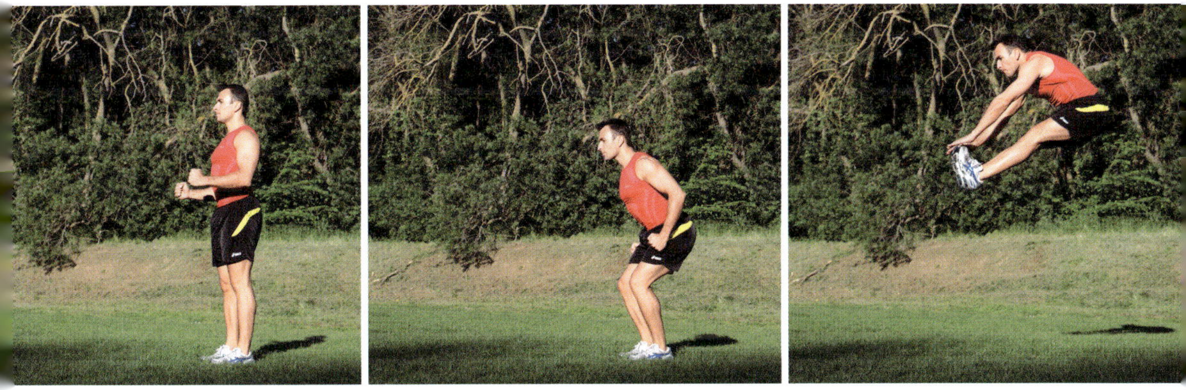

Diese Übung ist schwierig, da sie ein sehr hohes Tempo beim senkrechten Absprung nach oben und ein sehr hohes Kontraktionstempo der Muskeln im Leistenbereich sowie vom M. psoas verlangt. Zudem verlangt sie eine sehr gute Core-Stabilität und Körperwahrnehmung im Raum. Daher wird sie für alle Hochleistungsdisziplinen empfohlen. Allerdings kann die »Klappmesser«-Position (Schließen des Rumpfes über den unteren Extremitäten) starke Spannungen in den Muskeln der Lendenregion hervorrufen. Es ist also erhöhte Vorsicht geboten.

ÜBUNG 126 NIVEAU

TIEFSPRUNG

Im Stehen auf einer mehrere Dutzend Zentimeter hohen Plattform (je nach Schwierigkeitsniveau zwischen 50 cm und 1,50 m).

- Springen Sie nach unten. Fangen Sie den Stoß, die Beine beugend, gut auf (aber nicht tiefer als in die Waagerechte beugend).
- Konzentrieren Sie sich auf die Empfindung des Abbremsens der Bewegung Ihres Körpers nach unten.
- Von vorne beginnen, bis die gewünschten Wiederholungen ausgeführt wurden.

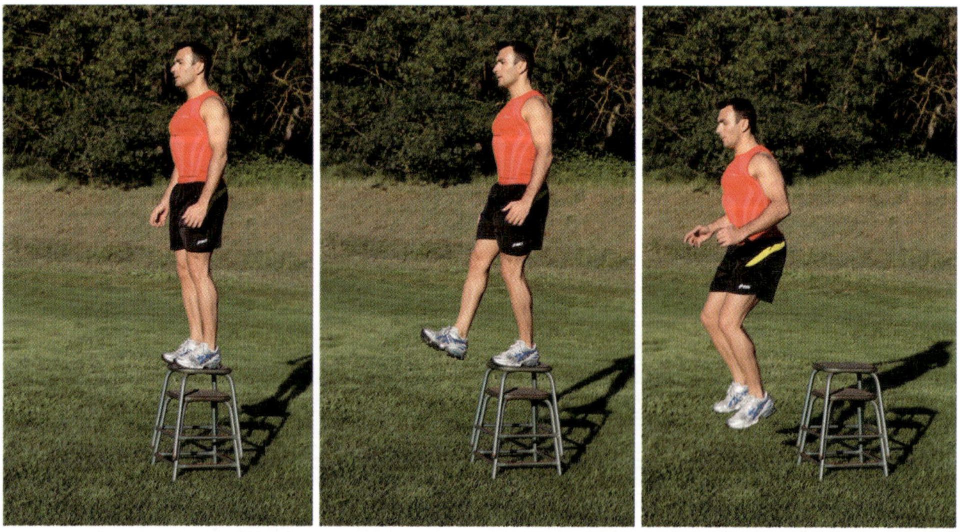

Dies ist keine komplett plyometrische Übung, da keine exzentrische Komponente enthalten ist. Der Muskel wird gedehnt, während er sich kontrahiert, aber es erfolgt keine Kontraktion mit Verkürzung des Muskels direkt nach der exzentrischen Kontraktion, wie dies bei der plyometrischen Methode der Fall ist. Bei der höchsten Intensitätsstufe jedoch, die am härtesten und heftigsten ist, ist der Sprung nach unten von entscheidender Bedeutung, und es ist daher sehr wichtig, die Muskeln, Sehnen und Knochen für dieses letzte Trainingsmodul vorzubereiten.

ÜBUNG 127 NIVEAU

LIEGESTÜTZEN »SUPERMAN«

Gehen Sie in die Liegestützposition mit gestreckten Armen, der Körper bildet eine gerade Linie und ist gut angespannt.

- Beugen Sie rasch die Arme und stoßen Sie sich kräftig vom Boden ab. Beim Abstoßen üben Sie einen starken Druck auf den Boden aus.
- Ziehen Sie die Arme nach vorne. Heben Sie gleichzeitig die Beine.
- Versuchen Sie, in der Luft möglichst gerade zu sein. Ihre Füße berühren wieder den Boden, und Ihre Arme müssen gebeugt sein, um sich auf die Landung vorzubereiten.
- Gut abfangen und von vorne beginnen.

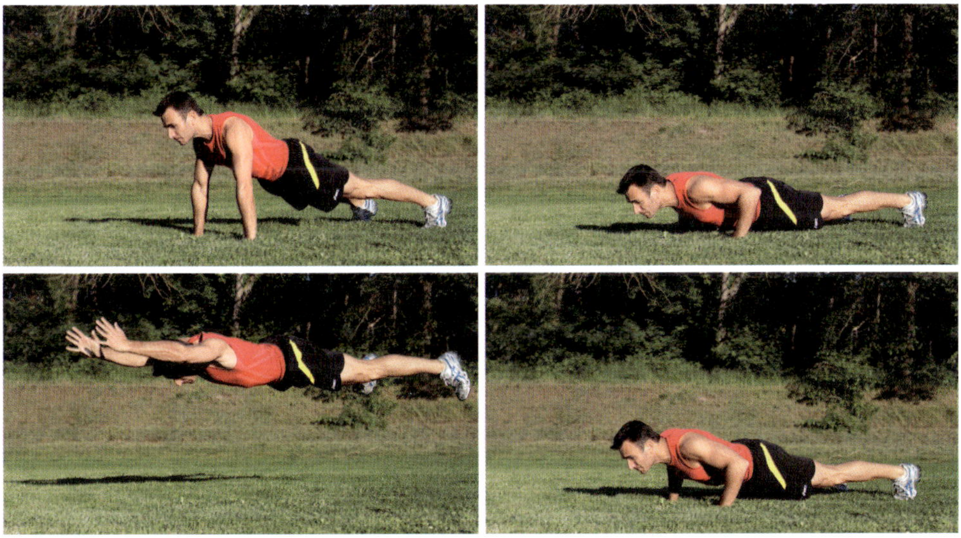

Dies ist eine sehr umfassende und komplexe Übung. Sie ist für beinahe alle Disziplinen nützlich, da sie die explosive Komponente der Arme stärkt und auch, weil sie alle hinteren Muskelketten des Körpers explosiv beansprucht, von den paravertebralen Muskeln über die Gesäßmuskulatur und die ischiokrurale Muskulatur bis zu den Wadenmuskeln. Zudem werden in allen Phasen der Bewegung die vorderen Muskelketten im Sinne eines guten Core-Trainings aktiv trainiert.

ÜBUNG 128 NIVEAU

LIEGESTÜTZEN MIT IN-DIE-HÄNDE-KLATSCHEN HINTER DEM RÜCKEN

In der Liegestützposition, das Gesicht zum Boden, auf den Händen aufgestützt.

- Beugen Sie rasch die Arme. Stoßen Sie sich heftig ab, um vom Boden abzuheben.
- Versuchen Sie, hinter dem Rücken in die Hände zu klatschen. Vergessen Sie nicht, die Hände für die Landung wieder nach vorne zu bringen. Fangen Sie sich ab, und beginnen Sie wieder von vorne.

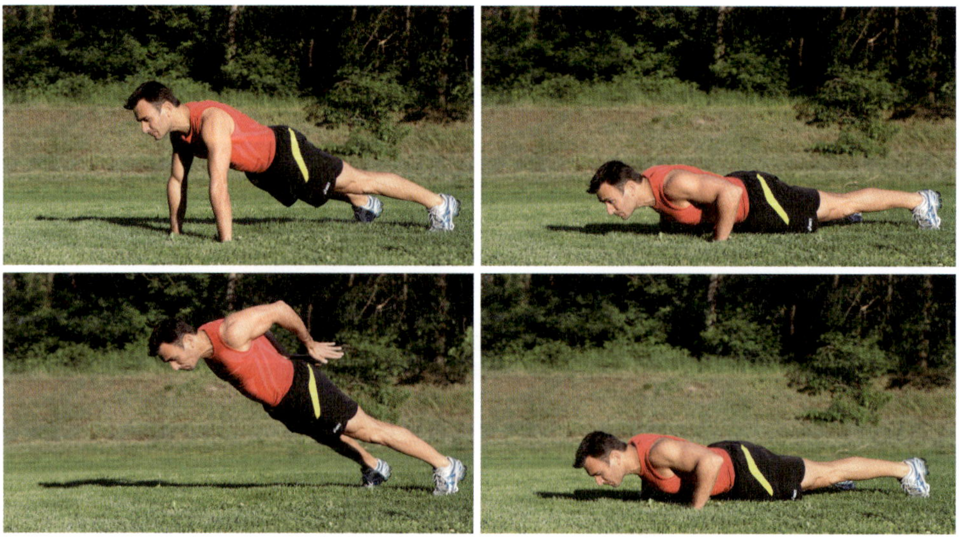

Achtung: Diese Übung soll nicht von Personen ausgeführt werden, die eine Schulterluxation oder eine Tendinitis im Schulterbereich gehabt haben.

ÜBUNG 129 NIVEAU

WERFEN EINES MEDIZINBALLS MIT AKTIVER BETEILIGUNG DER BAUCHMUSKELN – Ein Partner steht vor Ihnen, bereit, Ihnen den Medizinball zuzuwerfen. Sie sitzen leicht nach hinten gelehnt. Die Beine sind gebeugt, die Füße stehen flach am Boden. Die Arme sind über Ihrem Kopf und erwarten, den Gewichtsball aufzufangen. Der Partner wirft Ihnen den Medizinball schwungvoll zu.

› Fangen Sie den Ball und bremsen Sie das Nach-hinten-Sinken bestmöglich ab, um sofort wieder hoch zu kommen und Ihrem Partner den Ball zuzuwerfen. So fortfahren.
› Die Arme bleiben während der gesamten Bewegung und beim Werfen über dem Kopf.

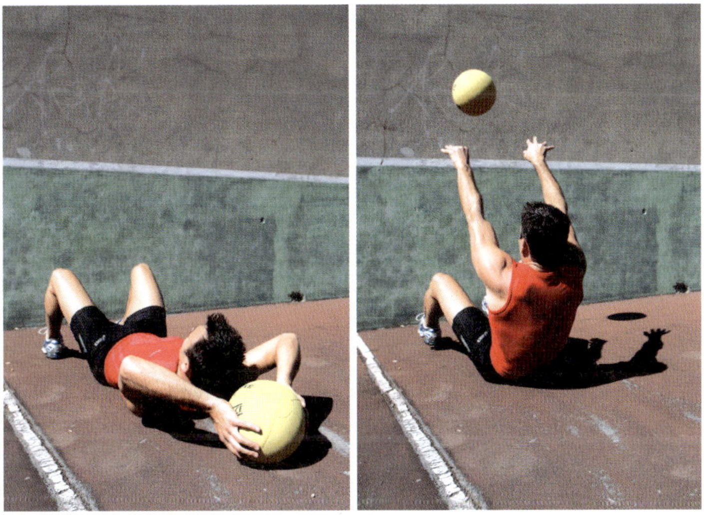

Die Übung beansprucht die Hüftbeuger und die Bauchmuskeln. Die Position der Arme über dem Kopf und das Auffangen des Balls in dieser Position bewirken eine starke exzentrische Kontraktion, um die Bewegung abzubremsen. Dies erweist sich als sehr interessant, um Kraft und Stärke der beanspruchten Muskeln zu steigern. Die Übung ist daher für alle Sportler interessant.

ÜBUNG 130 NIVEAU

LIEGESTÜTZEN MIT ARMKREUZEN VOR DEM KÖRPER

In der Liegestützposition, das Gesicht zum Boden, auf den Händen aufgestützt.

- Beugen Sie rasch die Arme. Stoßen Sie sich dann heftig ab, um vom Boden abzuheben.
- Versuchen Sie, die gestreckten Arme vor dem Körper zu kreuzen und sie dann zurückzuführen, um das Abfangen der Landung vorzubereiten.
- Von vorne beginnen, die Arme andersherum kreuzen.

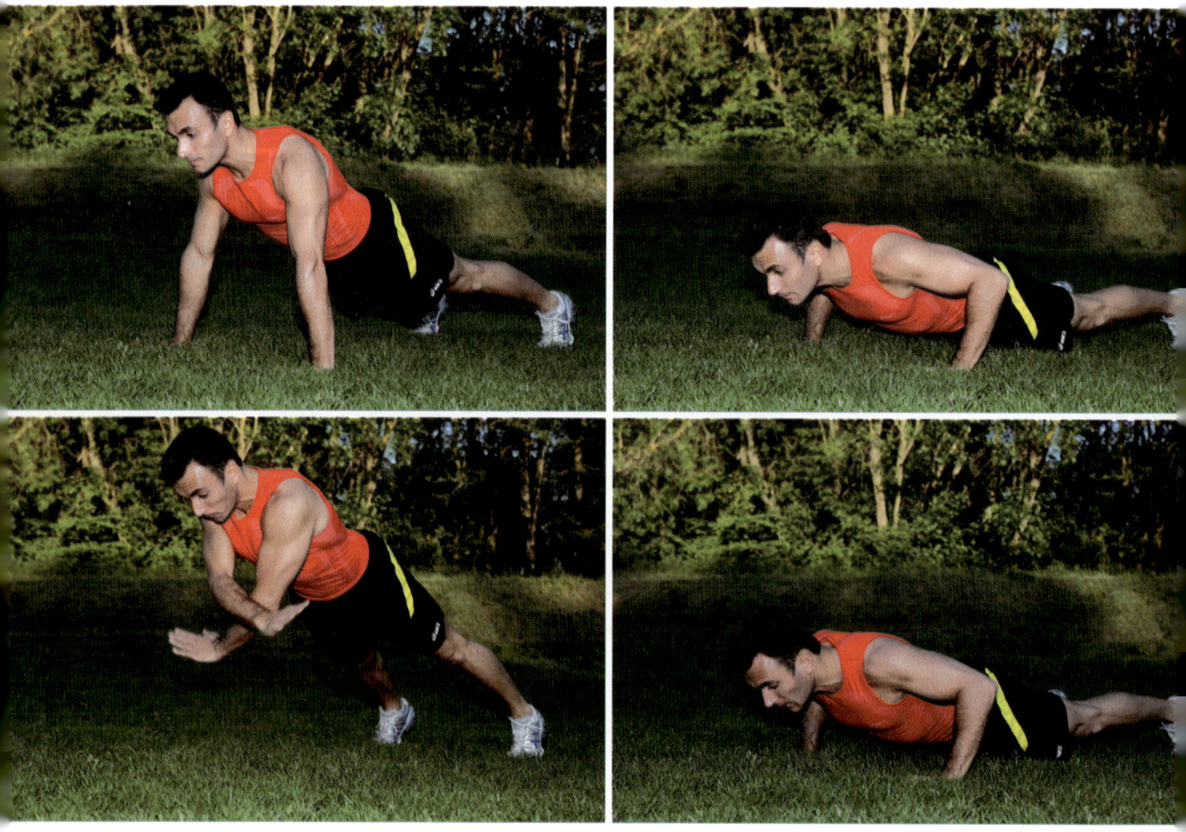

ÜBUNG 131 NIVEAU

SCHWINGEN EINER KUGELHANTEL (KETTLEBELL)

Halten Sie eine Hantel von 10 bis 20 kg Gewicht zwischen den Beinen.

- Die Beine beugen.
- Spannen Sie Ihre Gesäßmuskeln sehr kraftvoll an, um das Heben der Hantel beginnen zu können. Ihre Arme bleiben gestreckt.
- Wiederholen Sie die Bewegung, indem Sie das Zurückkommen in die Ausgangsstellung kontrollieren. Lassen Sie zu, dass sich durch das Gewicht das Tempo erhöht.
- Kehren Sie die Bewegung schwungvoll um. Nutzen Sie hierfür Ihre Gesäßmuskulatur.
- Im Lendenwirbelbereich sollen Sie immer ein leichtes Hohlkreuz beibehalten. Diese kraftvolle Bewegung nutzt die Prinzipien des Gewichthebens, zudem wird sie in der Phase, in der das Gewicht gesenkt wird, mit plyometrischen Kontraktionen kombiniert.

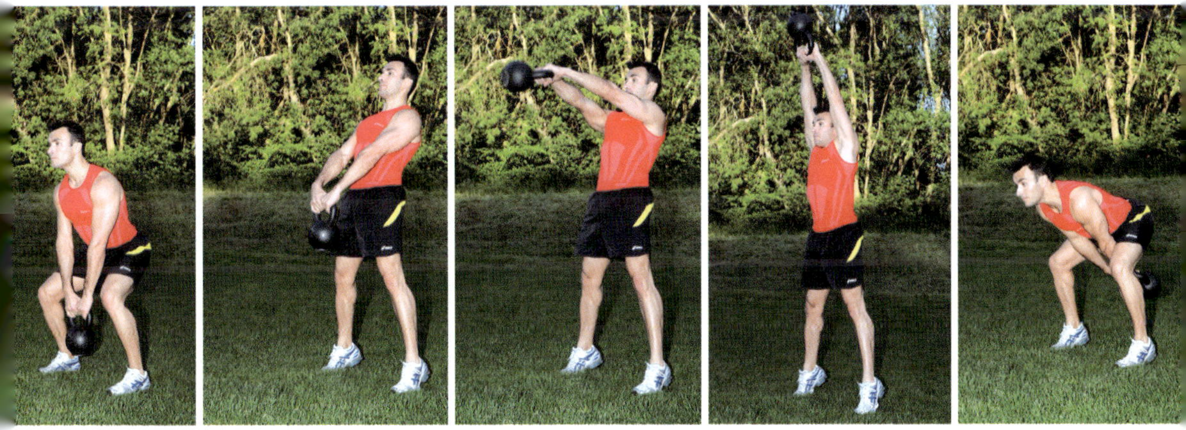

ÜBUNG 132 NIVEAU

SCHWINGEN EINER KUGELHANTEL MIT KÖRPERDREHUNG

Halten Sie eine Hantel von 10 bis 20 kg Gewicht zwischen den Beinen.

- Die Beine beugen.
- Spannen sie Ihre Gesäßmuskeln sehr kraftvoll an, um das Heben der Hantel beginnen zu können. Ihre Arme bleiben gestreckt. Während Sie das Gewicht heben, drehen Sie den Körper zu einer Seite und senken das Gewicht kontrolliert. Lassen Sie zu, dass sich durch das Gewicht das Tempo erhöht.
- Kehren Sie die Bewegung schwungvoll um, nutzen Sie dafür Ihre Gesäßmuskulatur. Drehen Sie den Körper in die andere Richtung.
- Im Lendenwirbelbereich sollen Sie immer ein leichtes Hohlkreuz beibehalten. Diese kraftvolle Bewegung nutzt die Prinzipien des Gewichthebens, zudem wird sie in der Phase, in der das Gewicht gesenkt wird, mit plyometrischen Kontraktionen und einer sehr kraftvollen Körperspannung kombiniert.
- Diese Form der Bewegung begünstigt rasche Fortschritte am stärksten, da sie Kraft, Core-Stabilität und Plyometrie kombiniert.

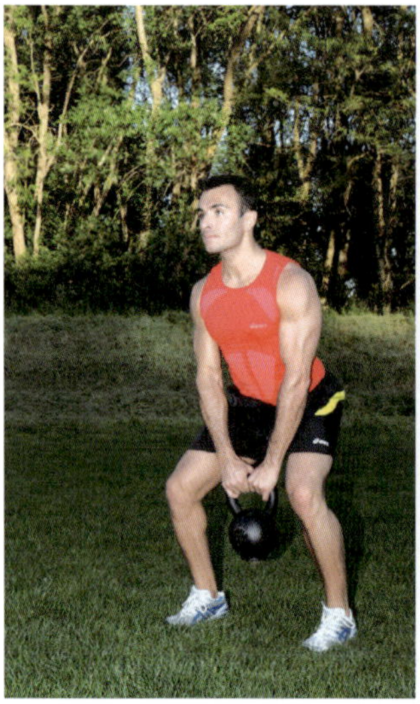
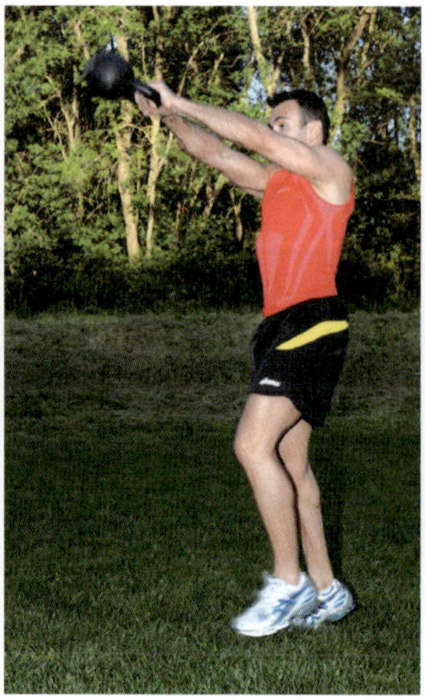
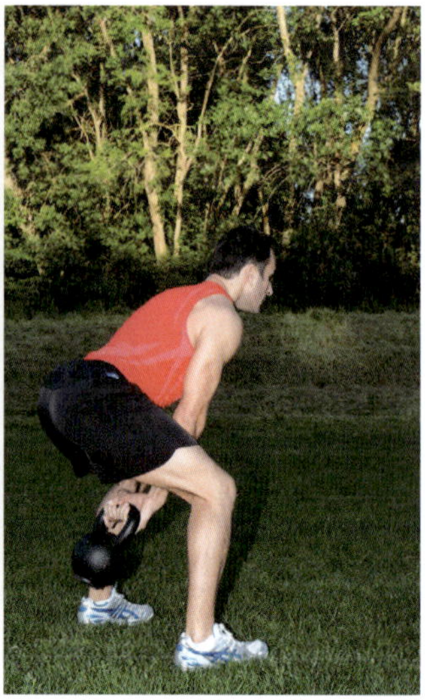

ÜBUNG 133 NIVEAU

PLYOMETRISCHER BARRENSTÜTZ ZWISCHEN ZWEI BÄNKEN

Im Knien zwischen zwei Stützen. Die Hände liegen auf den Stützen.

- Heben Sie den Körper an (die Knie sind nicht mehr am Boden), und beugen Sie rasch die Arme, um zu versuchen, explosiv nach oben zu kommen und sich von den Stützen zu lösen.
- Achtung beim Zurückkommen: Beugen Sie die Arme, und sobald die Knie den Boden berühren, kehren Sie die Bewegung um.

Diese Bewegung ist für Personen ungeeignet, die bereits Probleme mit den Schultern oder Handgelenken hatten.

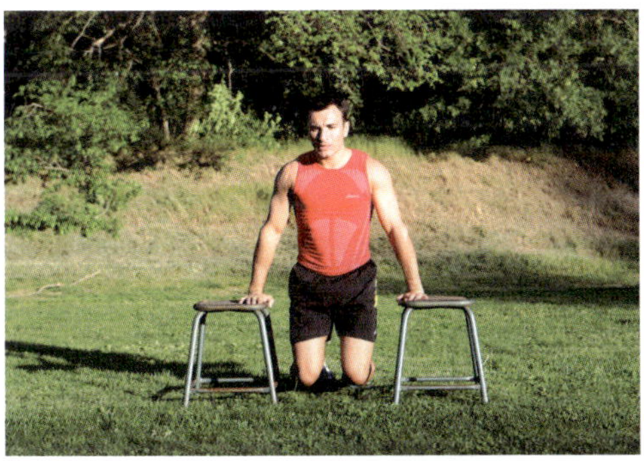

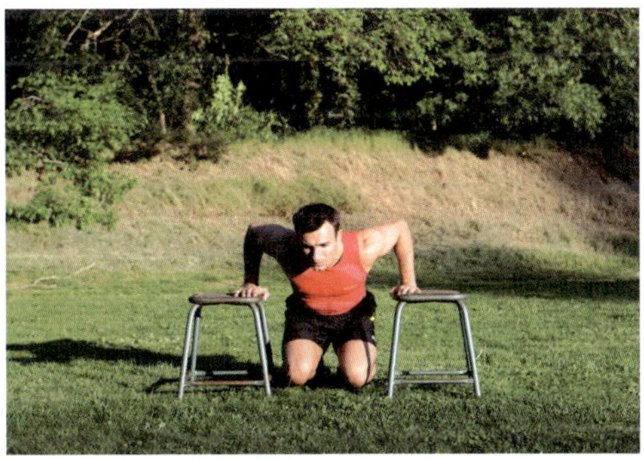

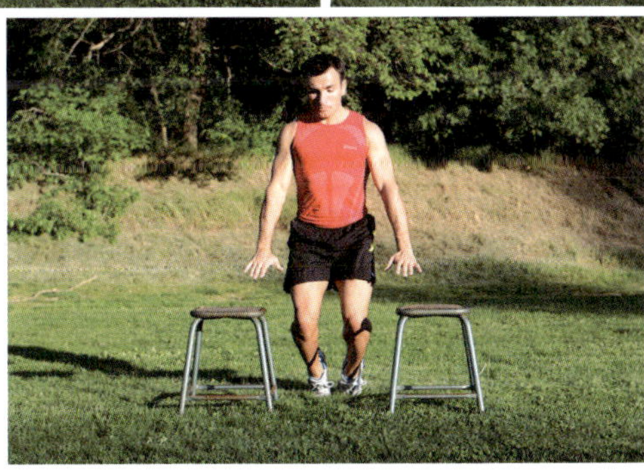

ÜBUNG 134 NIVEAU

AUSFALLSCHRITT-KNIEBEUGE ERHÖHT, VERTIKAL ODER HORIZONTAL – Im Stehen, ein Fuß auf der Stütze hinter Ihnen.

- Beugen Sie rasch das vordere Bein und springen Sie so hoch wie möglich. Beim Zurückkommen das Bein gut beugen. Wenn das Bein beinahe in der Horizontalen ist, die Bewegung explosiv umkehren. Erst alle Wiederholungen auf einer Seite ausführen, dann die Seite wechseln.
- Die Übung kann auch seitlich ausgeführt werden. In diesem Fall versuchen Sie nicht, sich möglichst stark abzustoßen, sondern Sie bleiben in der Horizontalen, heben wenige Zentimeter vom Boden ab und verschieben den Fuß explosiv von rechts nach links.

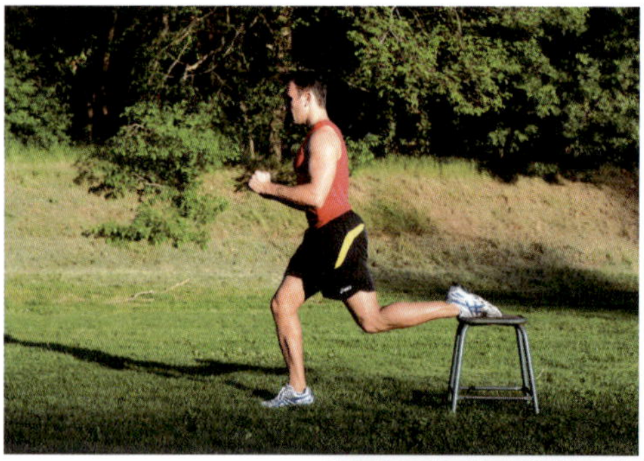

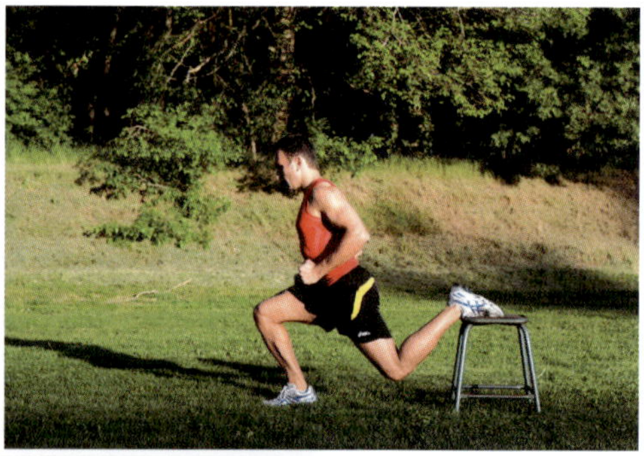

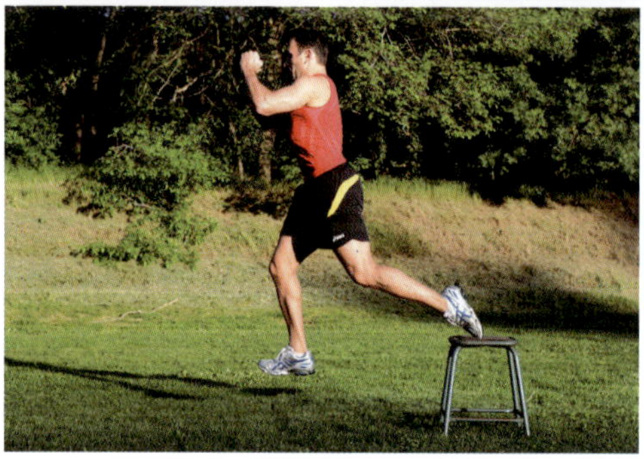

ÜBUNG NIVEAU

»Schock-System«

Achtung: Die Übungen dieser Intensitätsstufe sind Hochleistungssportlern vorbehalten.

Sie dürfen nur ausgeführt werden, nachdem eine Vorbereitung durch Übungen der niedrigeren Intensitätsstufen erfolgt ist, die auf den vorherigen Seiten vorgestellt wurden.

Sie können auch auf einen Trainingszyklus mit zusätzlichen Belastungen zur Entwicklung der maximalen Kraft folgen.

Wegen der Auswirkungen auf die jeweils bei den Übungen betroffenen Körpersegmente muss die Körperplatzierung immer perfekt sein, um höhere und unnütze Belastungen zu vermeiden.

Seien Sie während der Sitzung daher immer sehr gut konzentriert, um bei jeder Anforderung die maximale Geschwindigkeit zu entwickeln und Verletzungen zu vermeiden.

ÜBUNG 135 NIVEAU

REAKTIVER SPRUNG

Im Stand auf einer Plattform, einer Bank oder anderen Stütze, die höher als 40 cm ist. Die Arme sind entspannt.

- Springen Sie auf den Boden. Bleiben Sie dabei aufrecht, die Knie sind beinahe 150 Grad gebeugt.
- Antizipieren Sie mental den Bodenkontakt, indem Sie sich vorstellen, auf heiße Lava zu treten. Sobald Ihre Füße den Boden berühren, springen Sie so schnell wie möglich wieder hoch.
- Fangen Sie den zweiten Sprung federnd ab, und beginnen Sie von vorne, indem Sie auf die Plattform steigen.
- Führen Sie die gewählte Anzahl an Wiederholungen aus, und gönnen Sie sich anschließend vier bis sechs Minuten Erholungszeit.

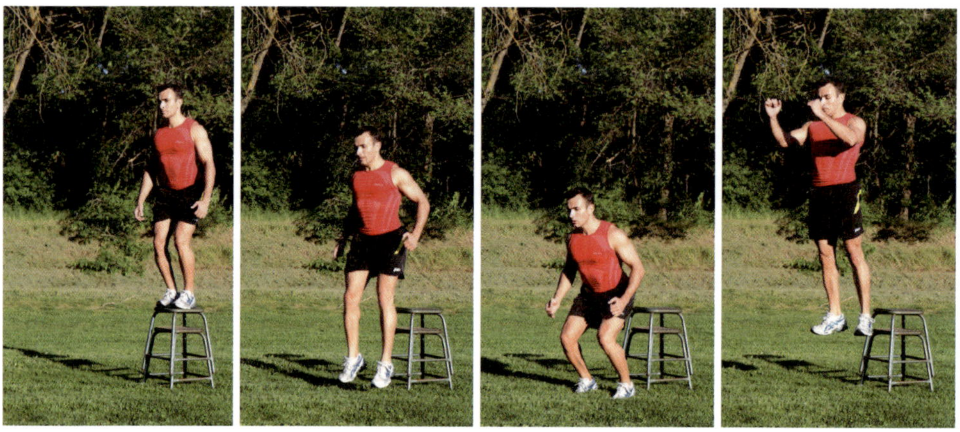

Der reaktive Sprung ist die Grundlage der folgenden Übungen. Achten Sie während der Ausführung darauf, sich gut auf die Körperspannung (Festigkeit) zu konzentrieren und vor allem auf den Bereich Becken/Lendenwirbelsäule, indem Sie die Bauchmuskeln anspannen. Versuchen Sie, den Blick nach vorne zu fixieren und nicht zu sehr auf den Boden zu blicken. Diese Übung eignet sich für alle Sportarten, bei denen es auf Geschwindigkeit und Sprünge ankommt und der Körper kraftvoll fortbewegt werden muss.

ÜBUNG 136 NIVEAU

REAKTIVER SPRUNG AUF EINEM BEIN

Im Stand auf einer erhöhten Fläche, die höher als 30 cm sein muss.

- Springen Sie auf den Boden wie in der vorherigen Übung, aber mit einem Bein. Der Bereich von Lendenwirbelsäule und Becken muss noch fester angespannt sein, da das Becken beim Auftreffen auf dem Boden stark aus dem Gleichgewicht gebracht wird.
- Springen Sie so schnell wie möglich wieder so hoch wie möglich. Federn Sie den zweiten Sprung mit beiden Beinen ab – oder, damit es noch schwieriger wird, nur mit dem Bein, mit dem Sie gesprungen sind.
- Wieder auf die Plattform steigen und von vorne beginnen.
- Erst die geplante Anzahl von Wiederholungen mit einem Bein ausführen, dann das Bein wechseln.

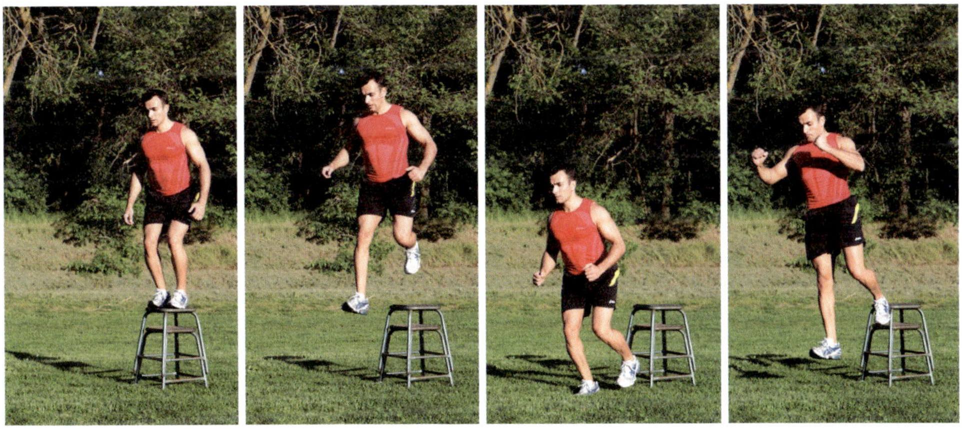

Denken Sie daran, eine lange Erholungszeit einzuhalten, denn selbst wenn Ihnen die Anstrengung für die Muskeln nicht sehr intensiv zu sein scheint, kann ich Ihnen versichern, dass sie es ist. Seien Sie vorsichtig mit den Sprunghöhen, und bleiben Sie lieber bescheiden, als eine Verletzung zu riskieren. Wir werden in einem anderen Kapitel einfache Tests sehen, mit denen Sie die beste Sprunghöhe für sich bestimmen können. Diese Übung eignet sich für alle Sportarten, bei denen ein hohes Tempo verlangt wird und/oder bei denen ein Sprung auf einem Bein auszuführen ist.

ÜBUNG 137 NIVEAU

REAKTIVER SPRUNG UND VARIANTEN

Von einer erhöhten Plattform aus und mit der Technik des reaktiven Sprungs können Sie viele Varianten erarbeiten. Hier einige Beispiele:

- Reaktiver Sprung zur Seite: Springen Sie zur Seite und in derselben Position wieder nach oben. Nach rechts und nach links ausführen.
- Reaktiver Sprung nach hinten: Springen Sie nach hinten und wieder zurück. Sie können bei der Sportakrobatik ein akrobatisches Element nach rückwärts einfügen.
- Reaktiver Sprung mit Drehung um 360 oder 720 Grad in der Sportartistik. Eine gute Körperspannung beibehalten.
- Reaktiver Sprung mit Weitsprung: Sprung, gefolgt von einem waagerechten Abstoß für den Weitsprung in eine Sprunggrube.

Sie können sich viele weitere Varianten ausdenken, je nachdem, was in Ihrer Sportart vorherrschend ist. Werden Sie also kreativ, bleiben Sie dabei jedoch vorsichtig.

ÜBUNG 138 NIVEAU

REAKTIVER SPRUNG VOM FUSS AUSGEHEND

Im Stand auf einer erhöhten Fläche (z.B. einem Sprungkasten). Lassen Sie sich mit geradem Körper nach unten fallen, die Beine sind dabei gestreckt und die Füße »verriegelt« (beide Knöchel in Flexion).

- Antizipieren Sie den Kontakt mit dem Boden und versuchen Sie, mit dem Ballen aufzutreffen. Die Fersen sollten den Boden nicht berühren.
- Wieder möglichst hoch springen.
- Den zweiten Sprung federnd abfangen.
- Wieder auf den Sprungkasten steigen und von vorne beginnen.
- Um die Übung schwieriger zu machen, können Sie sie auch nur auf einem Bein ausführen.

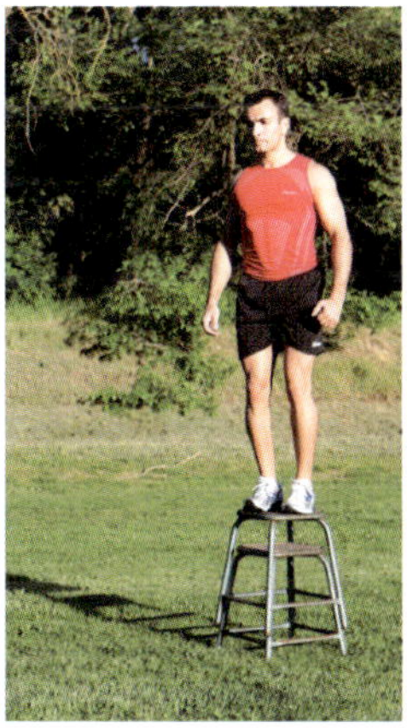
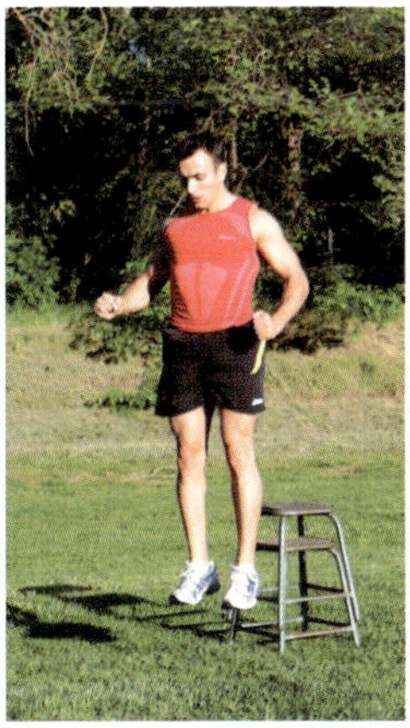
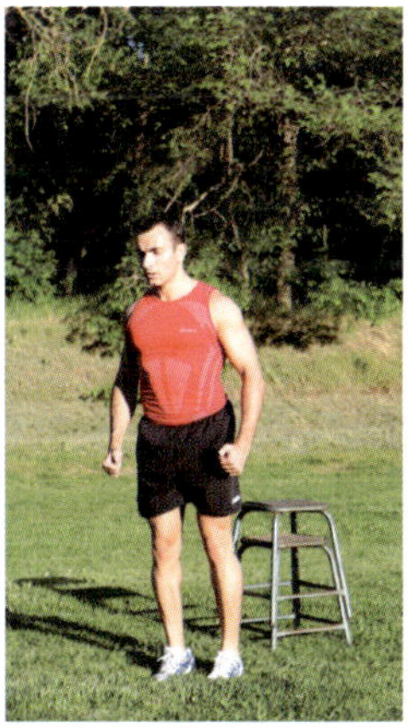
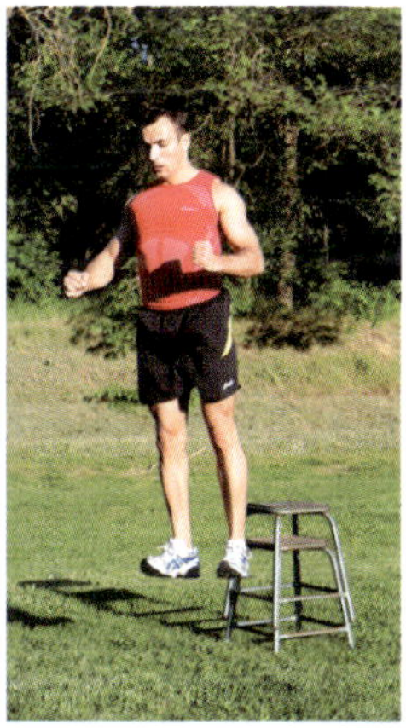

Da das Sprunggelenk das einzige Gelenk ist, das hierbei arbeitet, ist es äußerst wichtig, dass Sie sich gut darauf konzentrieren, dass Ihr Körper fest bleibt, um eine bessere Übertragung der im Fuß wirkenden Kräfte zu ermöglichen. Die Übung ist für Sprinter hilfreich, um zu verhindern, dass der Fuß beim Laufen durchhängt, interessant ist sie auch für den Hochsprung, für Volley-/Basketball und alle akrobatischen Sportarten.

ÜBUNG 139 NIVEAU

REAKTIVER SPRUNG ZWISCHEN ZWEI SPRUNGKÄSTEN

Im Stehen auf einem Sprungkasten oder einer erhöhten Fläche. In 1,20 Meter Entfernung befindet sich gegenüber ein weiteres Hindernis mit der gleichen Höhe.

- Springen Sie mit leicht gebeugten Beinen zwischen den beiden Sprungkästen. Der Flexionswinkel der Knie soll 130 bis 150 Grad betragen.
- Gut vom Boden abprallen und auf dem gegenüberliegenden Sprungkasten landen, dabei versuchen, in der gleichen Position wie beim Start zu landen.
- Drehen Sie sich um und beginnen Sie von vorne.
- Um die Muskeln unterschiedlich zu beanspruchen, ist es interessant, die Beugungswinkel der Knie zu variieren. So können Sie Sprünge mit einer Flexion von 140 Grad mit Sprüngen abwechseln, bei denen dieser Winkel zwischen 30 und 90 Grad liegt. In diesem Fall werden die Muskeln sehr intensiv beansprucht. Beim Springen beginnen Sie mit dem gewünschten Beugungswinkel. Springen Sie in der gleichen Position ab, und landen Sie in dieser Position auf dem gegenüberliegenden Sprungkasten.

Diese Übung unterscheidet sich vom klassischen reaktiven Sprung insofern, als sie ein Ziel vorgibt, das erreicht werden soll – im vorliegenden Fall dem Sprungkasten, der vor dem anderen steht. Zudem erlaubt sie es, sich ausschließlich auf die Reaktion am Boden und die Flexionswinkel der Knie zu konzentrieren, die sehr nützlich sind, um eine Unruhe in den sehr tief gelegenen Muskeln hervorzurufen, was zu einer großen Verbesserung von Geschwindigkeit und Kraft der trainierten Muskeln führt. Interessant für alle Hochleistungssportarten, bei denen Kraft und Schnelligkeit gefragt sind.

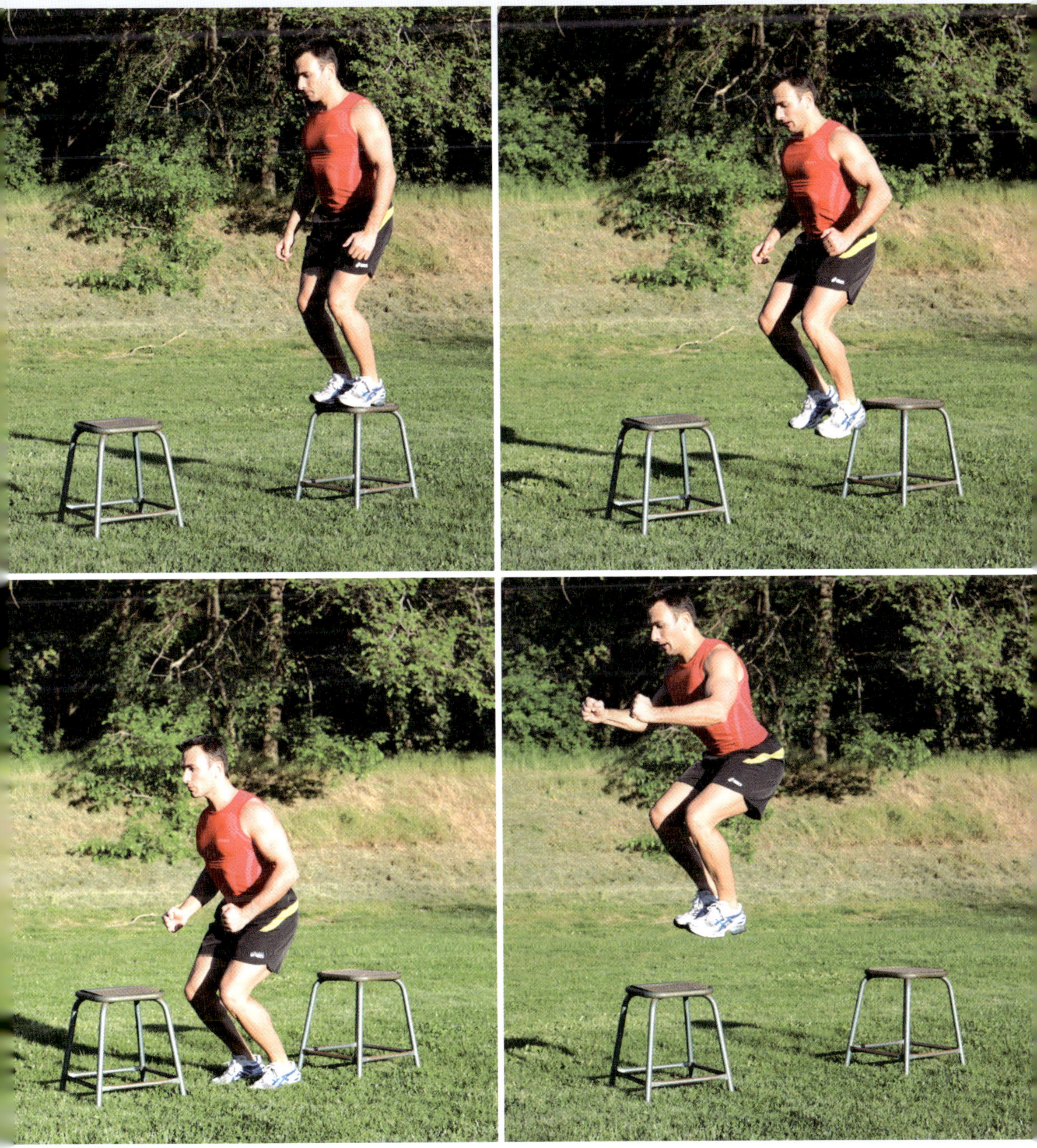

ÜBUNG 140 NIVEAU

ABPRALL AUS DEN SCHULTERN

Stellen Sie sich mit dem Rücken zu einer Sprossenwand oder einer Bank. Hängen Sie Ihre Füße recht weit oben ein, je nach Ihrer Körpergröße zwischen der achten und dreizehnten Sprosse. Beide Hände liegen flach am Boden. Die Arme sind leicht gebeugt.

- Bewegen Sie Ihre Hände durch kleine Aufsetzer vorwärts. Spannen Sie Ihre Bauchmuskulatur stark an, damit Ihr Becken nicht vorkippt.
- Von vorne beginnen und zwei oder drei Durchgänge absolvieren, bevor Sie eine Erholungsphase einlegen.
- Die gewünschte Anzahl an Wiederholungen durchführen.

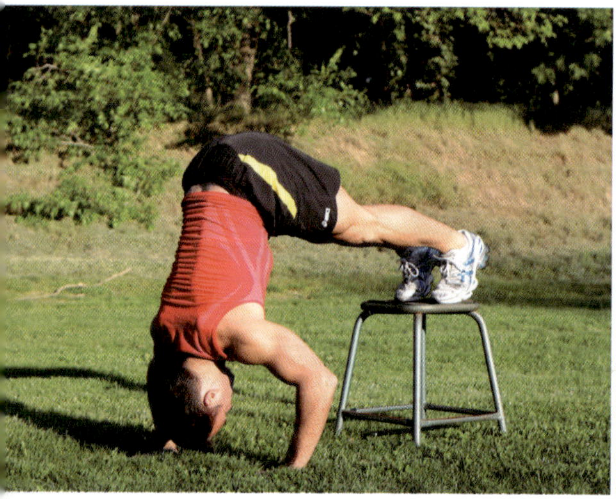

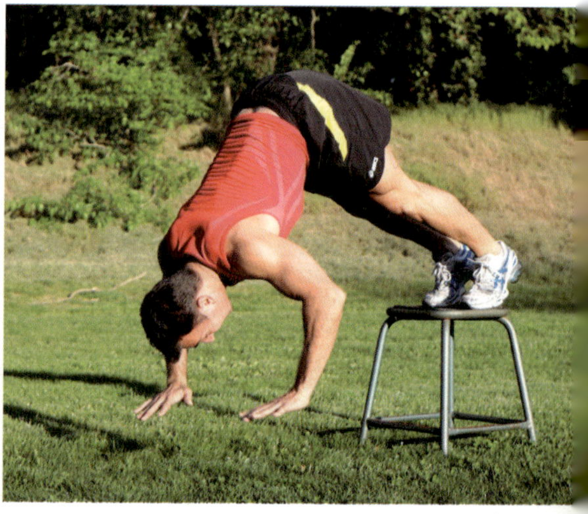

Dies ist eine gute Übung für Arme und Schultern. Zudem führt die ständige Kontraktion der Bauchmuskulatur zu einem ausgezeichneten Core-Training. Interessant ist diese Übung für alle turnerischen und artistischen Disziplinen, für Tennis, Schwimmen, Basketball oder Volleyball, Rugby, Stabhochsprung oder auch Speerwerfen …

ÜBUNG 141 NIVEAU

DROP STEP

Im Stehen, beide Füße auf einer erhöhten Stufe. Machen Sie einen Schritt nach vorne und landen Sie in gebeugter Position.

- Kehren Sie die Bewegung um und versuchen Sie, den Körper nicht tiefer kommen zu lassen.
- Stellen Sie sich wieder auf die Stufe.
- Erst alle Wiederholungen mit einem Bein ausführen, dann die Seite wechseln.

Achtung, diese scheinbar einfache Übung kann bei unbedachter Ausführung starke Kontrakturen oder Risse der ischiokruralen Muskeln bzw. der Adduktoren hervorrufen.

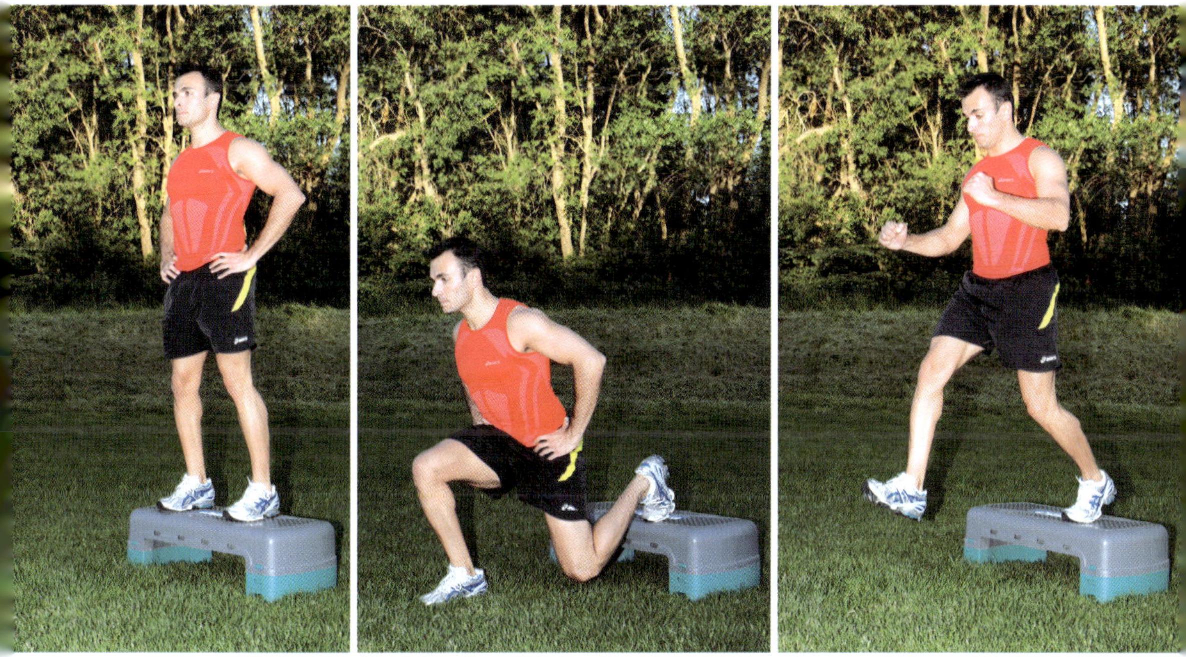

ÜBUNG 142 NIVEAU

DROP STEP ZUR SEITE

Im Stehen, beide Füße auf einer erhöhten Stufe. Machen Sie einen Schritt zur Seite, landen Sie in gebeugter Position. Das Bein, das auf der Stufe bleibt, ist während der gesamten Bewegung gestreckt.

- Kehren Sie die Bewegung um und versuchen Sie, den Körper nicht tiefer kommen zu lassen.
- Stellen Sie sich wieder auf die Stufe. Erst alle Wiederholungen mit einem Bein ausführen, dann Seitenwechsel.

Achtung, diese scheinbar einfache Übung kann bei unbedachter Ausführung starke Kontrakturen oder Risse der ischiokruralen Muskeln bzw. der Adduktoren hervorrufen.

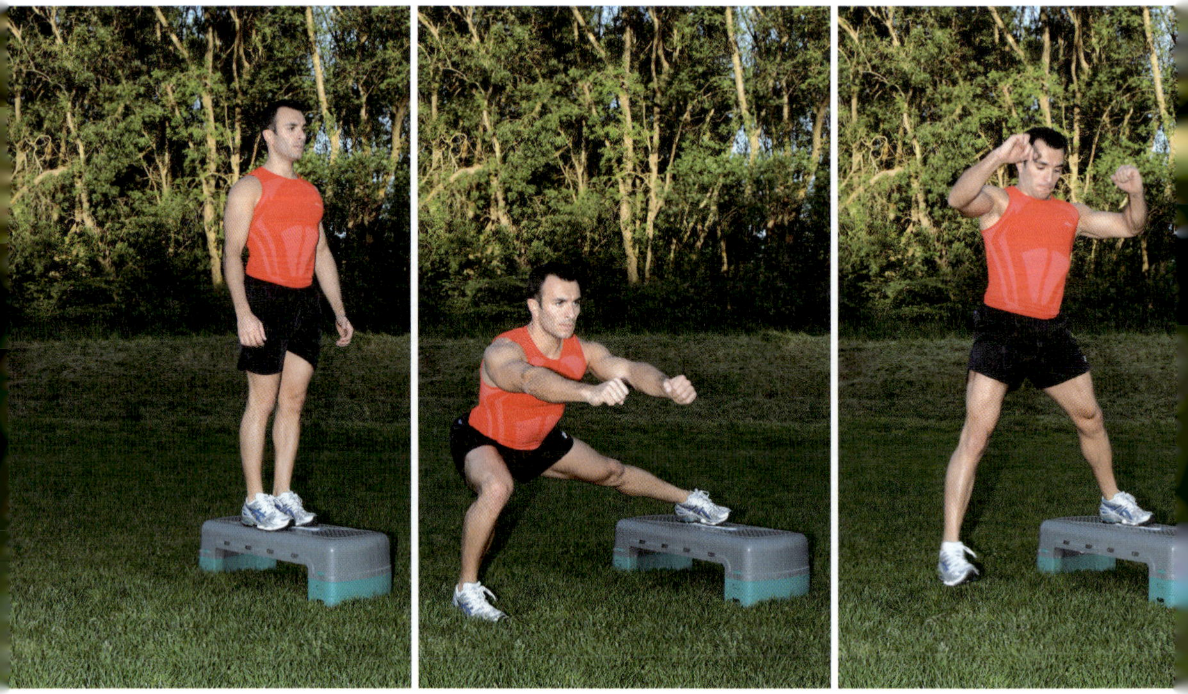

ÜBUNG 143 NIVEAU

TIEFSPRUNG FÜR DIE ARME ZWISCHEN ZWEI MEDIZINBÄLLEN

Liegestützposition, die Hände auf zwei Medizinbällen.

- Stoßen Sie sich ab, und lassen Sie sich mit gebeugten Armen zwischen die beiden Medizinbälle fallen.
- Versuchen Sie, die Bewegung abzubremsen und sich wieder kräftig abzustoßen, um in die Ausgangsposition zurückzukommen.

Durch die Ausführung dieser Übung auf zwei Medizinbällen erhöht sich die Instabilität der beiden Schultergelenke, was mehr Core-Stabilität (motorische Rekrutierung) verlangt und das Ganze besonders wirksam macht.

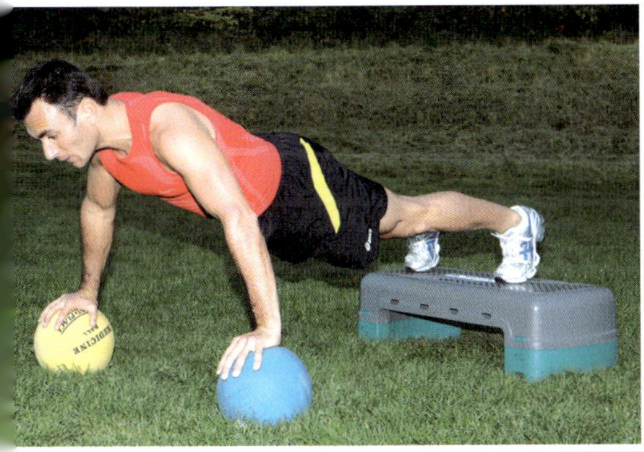

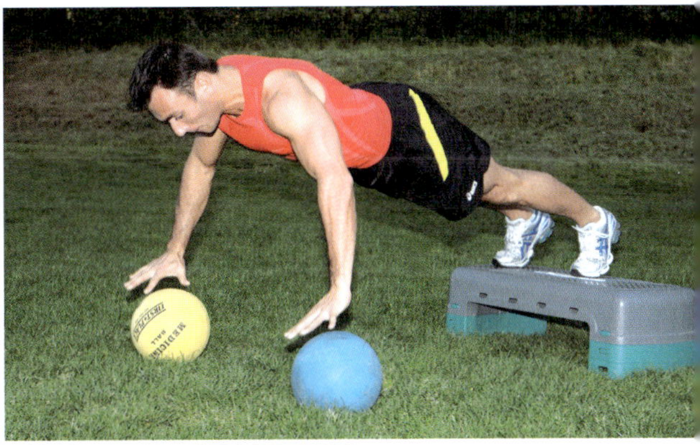

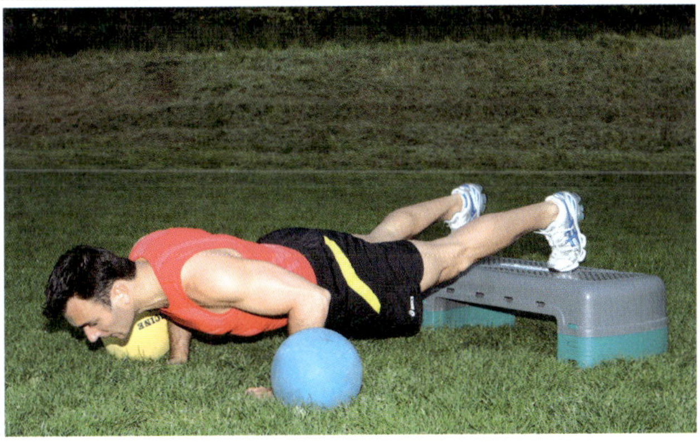

ÜBUNG 144 NIVEAU

KNIEHEBELAUF (SKIPPING) MIT GUMMIBAND - Im Stehen, ein Gummiband fest unten am Boden fixiert und in Gürtelhöhe um Ihren Körper befestigt.

- Führen Sie Skippings durch (Aktivierung des Fußknöchels/Sprunggelenks am Boden).

Diese Übung hätte auch in der Intensitätsstufe 3 oder 4 eingeordnet werden können, doch wegen der heftigen Dehnung, der die Achillessehne und der Knöchel dabei ausgesetzt werden, ist diese Übung mit sehr viel Vorsicht auszuführen.

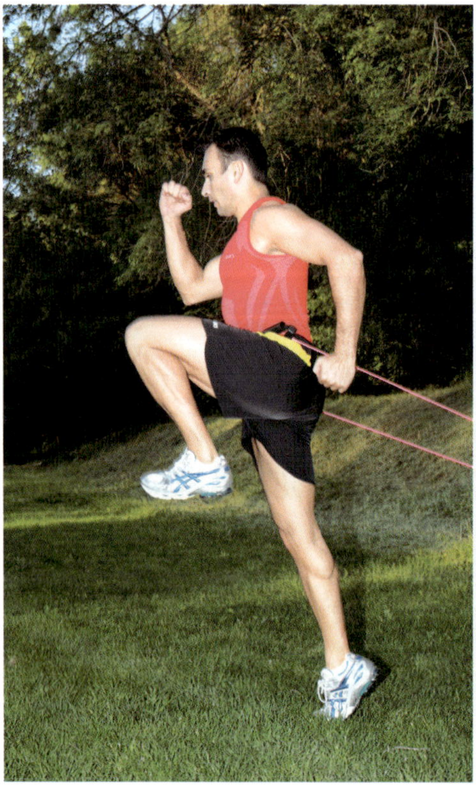

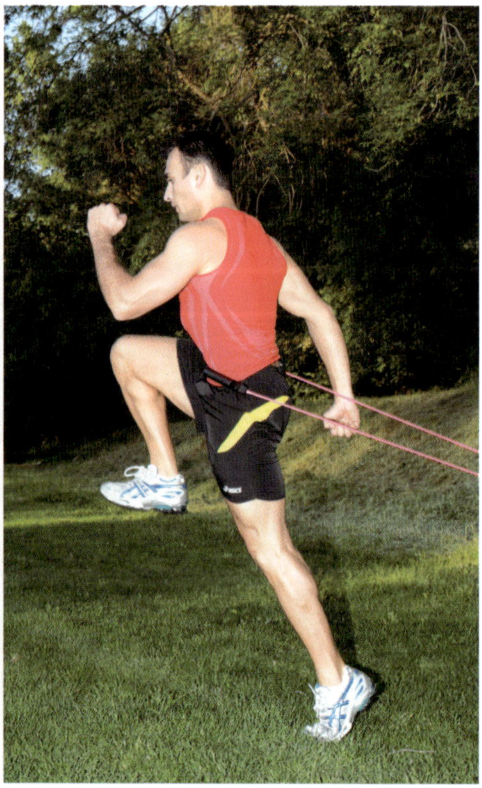

ÜBUNG 145 NIVEAU

REISSEN MIT GUMMIBAND

Im Stehen, ein Gummiband ist fest unten am Boden befestigt und führt über Ihre Unterarme.

- Lassen Sie Ihren Oberkörper durch das Gummiband nach vorne ziehen, während Sie die Beine beugen.
- Kehren Sie die Bewegung knallhart um, stoßen Sie sich mit den Beinen ab, während Sie auf Arme und Rücken Zug ausüben und möglichst hoch springen, wobei Sie versuchen, sich leicht (!) durchzubiegen.

Diese Übung verlangt eine sehr gute Körperspannung und beansprucht die gesamte hintere Muskelkette auf eine sehr heftige Weise. Sportler, die bereits Rückenprobleme hatten, sollten daher vorsichtig sein.

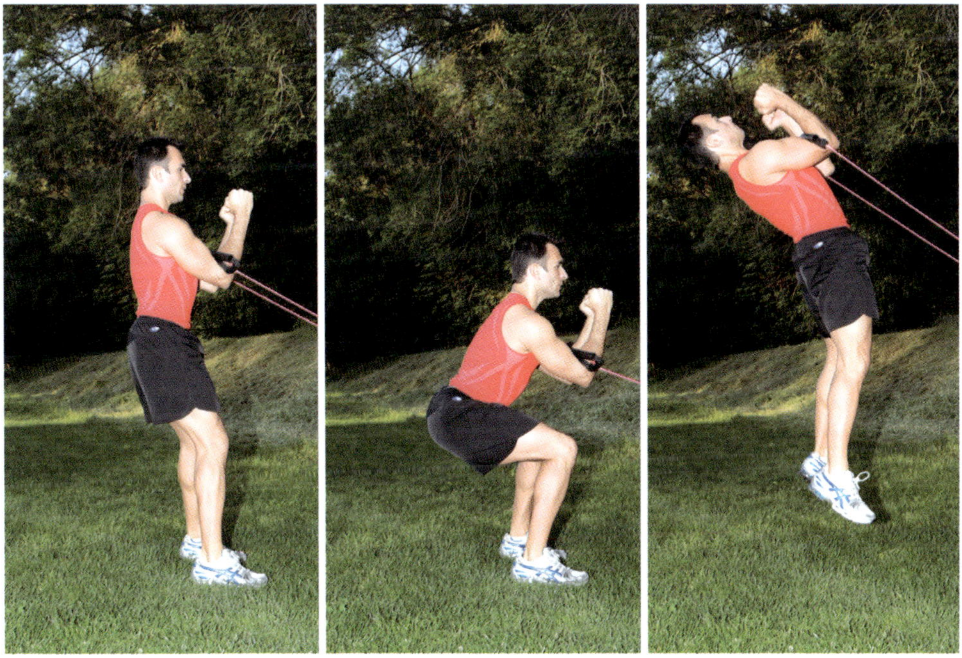

Die Plyometrie und ihr Training

Interferenz mit anderen athletischen Disziplinen

Die Plyometrie wird nicht wie ein Sport ausgeübt, denn sie ist keiner. Sie ist vielmehr eine Methode zur Muskelkräftigung mit dem Ziel, die explosiven Parameter einer sportlichen Aktion zu verbessern. Daher findet man diese Methode aktuell im allgemeinen Trainingsprogramm von Sportlern sehr unterschiedlicher Disziplinen. Zwischen der Nutzung der Plyometrie für einen Marathonläufer und der für einen Sprinter oder Hochspringer gibt es jedoch einen sehr großen Unterschied, der sich aus der jeweiligen Natur des Sports ergibt.

Jede Sportart hat ihre eigenen Merkmale, die mit verschiedenen Parametern zusammenhängen wie den beanspruchten Muskelgruppen, der Art der Stoffwechselbelastung, dem Material, klimatischen Faktoren (indoor oder outdoor, im Winter oder im Sommer) etc.

Diese Merkmale vervielfachen die Verschiedenartigkeit der einzelnen sportlichen Disziplinen. Trotzdem unterscheidet man vier Kategorien der Sportausübung:

- Disziplinen von kurzer Dauer, worunter jede Beanspruchung fällt, die weniger als eine Minute dauert wie die meisten Leichtathletikarten (Springen, Werfen, Sprint), Sportakrobatik …
- Disziplinen von mittlerer Dauer, bei denen die Beanspruchung zwischen einer und zehn Minuten liegt. Dies gilt für den Mittelstreckenlauf, das Schwimmen, Rudern, Kajak- oder Skifahren …
- Disziplinen von langer Dauer ohne Zeitbegrenzung. Darunter fallen der Marathonlauf, Skilanglauf, Radsport …
- Disziplinen mit intermittierender Beanspruchung. Dazu gehören alle Teamsportarten, Tennis, Tischtennis, Golf, Segeln …

Am Anfang dieses Buches haben wir gesehen, dass der Körper je nach Art der Anstrengung, die er leisten muss, vorzugsweise bestimmte Kategorien von Fasern im Inneren der Muskeln nutzt. Ein Marathonläufer, der einer langen Belastung unterliegt, nutzt die langsam kontrahierenden Muskelfasern, da sie für diese Art der Beanspruchung am besten funktionieren (aerob). Der Sprinter hingegen wird vielmehr die schnell kontrahierenden Fasern seiner Muskeln nutzen, da sie viel Kraft und Energie innerhalb sehr kurzer Zeit produzieren (anaerob-alaktazid). Der Läufer über 800 oder 1500 Meter wird eine Mischung aus beiden Fasertypen nutzen, da diese Disziplinen selbst die verschiedenen Stoffwechselwege in sich vereinen (anaerob-laktazid).

In Sportarten mit intermittierender Belastung wie Fußball, Volleyball oder Tennis werden alle Arten von Muskelfasern während der verschiedenen Phasen und Situationen des Spiels genutzt. In jedem Fall wird die Plyometrie – je nach Disziplin mit unterschiedlicher Wertigkeit – ins Trainingsprogramm aufgenommen. Wir werden sehen, wie und warum dies geschieht.

K › Nutzung der Plyometrie je nach Beanspruchung

Die Plyometrie bei Sportarten von weniger als einer Minute Dauer

Diese Sportarten basieren auf der Explosivität einer Aktion von mehr oder weniger langer Dauer. Ein Wurf dauert weniger als fünf Sekunden, ein Sprint zwischen sechs und 55 Sekunden, je nach Art des Wettkampfs.

In diesen Disziplinen findet die Plyometrie eine vorrangige Berechtigung, um Tempo und Kraft der jeweils beanspruchten Muskelgruppen zu verbessern. Bei Beanspruchungen vom explosiven Typ werden vorzugsweise die schnell kontrahierenden Fasern genutzt. Wie wir gesehen haben, beansprucht die Muskelkräftigung, die mit dem Zyklus Dehnung/Verkürzung arbeitet, hauptsächlich diese Fasern.

Unabhängig von der Trainingshäufigkeit der Sportler in diesen Disziplinen wird pro Woche mindestens eine plyometrische Sitzung durchgeführt, kombiniert mit Übungen zur Core-Stabilität sowie zur Kräftigung der Bauch- und der Rückenmuskulatur. In der Regel wird eine zweite Sitzung eingeplant als Ergänzung der technischen Arbeit oder der Disziplin selbst. Manchmal ersetzen die Trainer diese Sitzung, je nach Jahreszeit, durch eine Sitzung mit Muskeltraining mit Gewichten und Hanteln.

Es ist interessant, die explosiven oder kurz dauernden Disziplinen zu analysieren und festzustellen, dass die Bewegung technisch gesehen bereits mehr oder weniger auf den mechanischen und physiologischen Prinzipien der Plyometrie basiert. Es ist daher angebracht, in diesen Disziplinen die plyometrische Muskelkräftigung vernünftig anzuwenden, um nicht durch eine exzessive Beanspruchung der Muskulatur und eines Stoffwechselwegs die Muskeln überzutrainieren. Weiter unten werden wir sehen, wie Sie Ihre Sportausübung und die plyometrische Muskelkräftigung richtig planen.

Die Plyometrie bei Sportarten von mittlerer Dauer

Zu diesen Sportarten gehören alle Disziplinen, bei denen das Potenzial des Athleten auf eine harte Probe gestellt wird. Diese Disziplinen nutzen tatsächlich alle Stoffwechselwege, wenn auch zu unterschiedlichen Anteilen. Nehmen wir den Fall des 800-Meter-Laufs in der Leichtathletik. Jahrzehntelang haben Trainer und Physiologen darüber debattiert, in welche Kategorie diese Wettkampfform einzuordnen sei.

Beim Ski-Abfahrtslauf könnte man sagen, dass die Athleten zwei oder drei Minuten lang bis zum Ziel über die Piste gleiten. Dem ist jedoch nicht so, denn der Skifahrer muss eine enorme Kraft in den Beinen haben, um die Stöße und Erschütterungen abfedern zu können, ohne in den Kurven von der Piste getragen zu werden. In diesem speziellen Fall stellt die Plyometrie eine gute Alternative zum klassischen Muskeltraining dar, da sie sich den Situationen stark annähert, die die Muskeln während der Wettkämpfe erleben.

Ein anderes Beispiel: Im Eiskunstlauf nähern sich die verschiedenen Programme den vier Minuten an. Auch hier spielen die verschiedenen Stoffwechselwege jeweils eine maßgebliche Rolle bei der Performance. Ziel ist es, unter muskulären Gesichtspunkten während der Show eine gleichbleibende Intensität hervorzubringen, um auch noch die letzte Figur des Programms scheinbar mühelos und mit Bravour ausführen zu können.

In diesem speziellen Rahmen wird man die Plyometrie einerseits nutzen, um die Kraft und Geschwindigkeit der beanspruchten Muskeln zu verbessern, und andererseits darauf achten, in Form eines mehr oder weniger intensiven Zirkeltrainings je nach Gesamtdauer des Wettkampfs zu arbeiten. So gewöhnt man die Muskeln daran, trotz der Ermüdung und der deutlichen Milchsäureansammlung im Inneren der Muskulatur einen Sprung und eine Beschleunigung ausführen zu können.

Die Plyometrie bei Sportarten von langer Dauer

Die Disziplinen von langer Dauer werden quasi ausschließlich vom aeroben Stoffwechsel »regiert«, der die langsam kontrahierenden Fasern nutzt. Nun haben wir aber gesehen, dass diese Fasern nicht für explosive Anstrengungen vorgesehen sind. Trotz dieses Merkmals können diese Fasern gekräftigt werden, man kann also ihre Kontraktionskraft verbessern.

Nehmen wir den Marathonlauf als Beispiel. Ein Läufer wird den Großteil seiner langsam kontrahierenden Muskelfasern nutzen, um die Anstrengung zu erbringen, die nötig ist, um lange zu laufen. Die Muskeln bestehen jedoch nicht ausschließlich aus diesem oder jenem Typ von Muskelfasern. Unser Marathonläufer wird daher die 70 Prozent seiner Muskeln nutzen, die aus langsam kontrahierenden Fasern bestehen, und auch die restlichen 30 Prozent. Diese 30 Prozent, um eine ungefähre Zahl zu nennen, werden aus mittelschnell kontrahierenden und schnell kontrahierenden Fasern gebildet, die Nutzen aus der plyometrischen Muskelkräftigung ziehen können. Diese Praxis wird sich insbesondere bei einem möglichen Endspurt oder bei einem Abhang, den man auf- oder abwärts bewältigen muss, als wichtig erweisen. In allen Fällen wird dieser kleine Prozentsatz schnell kontrahierender Fasern, die dank der Plyometrie leistungsfähiger geworden sind, eine Kraftreserve darstellen.

Die physiologischen Prozesse, die den Zyklus Dehnung/Verkürzung nutzen, wirken auch auf die langsam kontrahierenden Fasern, die zum Glück ebenfalls den berühmten Myoreflex mit seiner Schutzfunktion für die Muskelfasern besitzen. So wird der Marathonläufer von einem plyometrischen Training profitieren, denn der Kraftgewinn bei allen Fasern wird die Wirtschaftlichkeit der Bewegungen beeinflussen. Dies gilt insbesondere für die Fußarbeit am Boden. Durch kürzeren Bodenkontakt wird der Läufer weniger Energie verbrauchen, was ihm unweigerlich nützen wird, um den Marathon bis ins Ziel zu laufen. Andererseits sorgt die Plyometrie nicht für eine Zunahme an Muskelmasse, was die Ausdauersportler unter energetischem Gesichtspunkt interessiert, denn jegliches überflüssige Gewicht braucht Energie, um fortbewegt zu werden. Wie wir weiter unten sehen werden, findet das plyometrische Training zur Kräftigung seinen Platz im Training dieser Disziplinen langer Dauer, auch wenn es für diese Disziplinen weniger bedeutsam ist als für die explosiven Sportarten. Wir werden uns auch anschauen, wie Sie die Plyometrie in Ihrem Training zur Entwicklung der Ausdauer einsetzen können.

Die Plyometrie und die Sportarten mit intermittierender Belastung

Tennis, Fußball, Karate, Judo oder Taekwondo, Rugby, Handball, Basketball, Volleyball – die Liste ist lang. Allen diesen Sportarten ist gemeinsam, dass sie einen Wechsel zwischen schnellen, ja sogar explosiven Anstrengungen über mehrere Sekunden sowie Perioden relativer Ruhe verlangen. Daher werden sie intermittierende Sportarten genannt. In allen Fällen zeigt uns die Analyse des Spiels oder der Disziplin, dass die meisten Aktionen explosiv und mehrheitlich für den Sieg entscheidend sind.

Je nachdem, welche Funktion die Spieler bei Mannschaftssportarten einnehmen, müssen sie sprinten, springen, beschleunigen und sich schnell wieder fangen. Alle diese Aktionen müssen während eines Spiels sehr oft wiederholt werden. Früher ging man davon aus, dass der Trainingsschwerpunkt der langsame Dauerlauf sein sollte. Jedoch haben Studien, insbesondere die von Gilles Cometti, einem Forscher an der Université des Sports von Dijon, einen sehr guten Nachweis dafür erbracht, dass die entscheidenden Hauptaktionen einer sportlichen Betätigung in explosiven Anstrengungen bestehen. Mit ihm teile ich die Meinung, dass der Schwerpunkt bei intermittierenden Sportarten auf der Entwicklung der Sprints, Sprünge, Torschüsse und der schnellen Fortbewegung liegen sollte. Dieses Training erfolgt in Form eines Zirkeltrainings mit kurzen Erholungszeiten, um parallel den aeroben Stoffwechsel, d.h. die Ausdauer, zu verbessern. In den anderen intermittierenden Sportarten wird das Training ähnlich aussehen.

Die Plyometrie wird also in klassischer Form und als Zirkeltraining ausgeführt. Man achtet darauf, Übungen von geringer oder mittlerer Intensität zu wählen, um keine Verletzung zu riskieren angesichts der hohen Intensität der verlangten Aneinanderreihungen der Übungen und der kurzen Erholungszeiten dazwischen. Die klassische Form des Ausdauertrainings sollte dennoch beibehalten werden. Wir werden später noch sehen, wie dies geht.

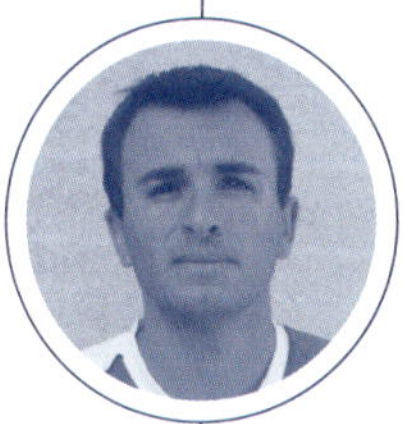

»In jedem Fall wird die Plyometrie – je nach Disziplin mit unterschiedlicher Wertigkeit – ins Trainingsprogramm aufgenommen.«

L › Plyometrie und Muskelaufbau

Wie sieht es mit der plyometrischen Kräftigung im Vergleich zum Krafttraining mit Gewichten und Hanteln aus?

Die Wechselwirkungen zwischen Plyometrie und Muskelaufbau sind tatsächlich komplex. Für dieses Thema bräuchte man ein eigenes Buch, das sich nicht wie das hier vorliegende vorrangig mit der Praxis beschäftigen will. Wie wir bereits gezeigt haben, kann sich ein Muskel statisch oder isometrisch kontrahieren, auf konzentrische Weise mit Verkürzung der Fasern oder auf exzentrische Weise, indem er sich kontrahiert, wobei er gleichzeitig gedehnt wird. Das klassische Muskeltraining nutzt diese drei Arten ziemlich regelmäßig, wobei der Wechsel exzentrisch/konzentrisch bevorzugt wird. Das Problem dabei ist jedoch, dass dieser Trainingstyp alle Muskelfasern beansprucht, ob langsam oder schnell kontrahierend, was für die Entwicklung der Explosivität nicht ideal ist, die von einer Kräftigung der schnell kontrahierenden Fasern abhängt. Für diese Art des Trainings ist die Plyometrie von der Logik her angezeigt. Andererseits kann man die schnell kontrahierenden Fasern auch mit sehr schweren Gewichten erregen, die über 85 Prozent der Maximalbelastung erreichen. Die einzige Sorge dabei ist das Gewicht, das von der Wirbelsäule ausgehalten werden kann, insbesondere bei Übungen zum Oberschenkeltraining. Dieses Gewicht wird bei sehr kräftigen Sportlern gelegentlich unvernünftig. Die Beinmuskulatur kann nämlich sehr viel Kraft entwickeln, die Bandscheiben der Wirbelsäule hingegen laufen Gefahr, unter einer zu starken Kompression zu leiden.

Das Muskeltraining hat jedoch nicht nur Nachteile. Da es auf die Gesamtheit der Muskelfasern wirkt, entwickelt es die maximale Kraft. Das ist ein wesentlicher Faktor für das Geschwindigkeitstraining oder das Erreichen der Höchstleistung, welche eine Verbindung aus Kraft und Geschwindigkeit ist. Eine Qualität, die man in vielen Sportdisziplinen wiederfindet.

Bei korrekter Ausführung ist das Muskeltraining für Gelenke und Muskeln weniger traumatisierend als das plyometrische Training. Einige Studien konnten sogar nachweisen, dass die Kombination von Muskeltraining mit Gewichten und Plyometrie die beste Methode war, um Kraft, Geschwindigkeit und damit die Höchstleistung zu verbessern.

Wir werden uns daher ansehen, wie die Plyometrie und das Muskeltraining in einem Programm zur Muskelkräftigung kombiniert werden können. Wichtig dabei ist, zu verstehen, dass bei guter Planung das Muskeltraining und die Plyometrie positive kombinierte Effekte auf die Leistung haben. Daher finden Sie hier eine Planungsmethode, die ich seit einigen Jahren verwende, um maximal von den Methoden des Muskeltrainings und der Plyometrie zu profitieren.

Der folgende Plan kann wöchentlich oder alle drei Wochen ausgeführt werden. Er hat Ähnlichkeit mit einem Pendel: Jede Trainingsphase stößt die nächste an, bevor es zurückgeht in die Anfangsphase, aber mit einem höheren Intensitätsniveau.

Trainings-Pendel

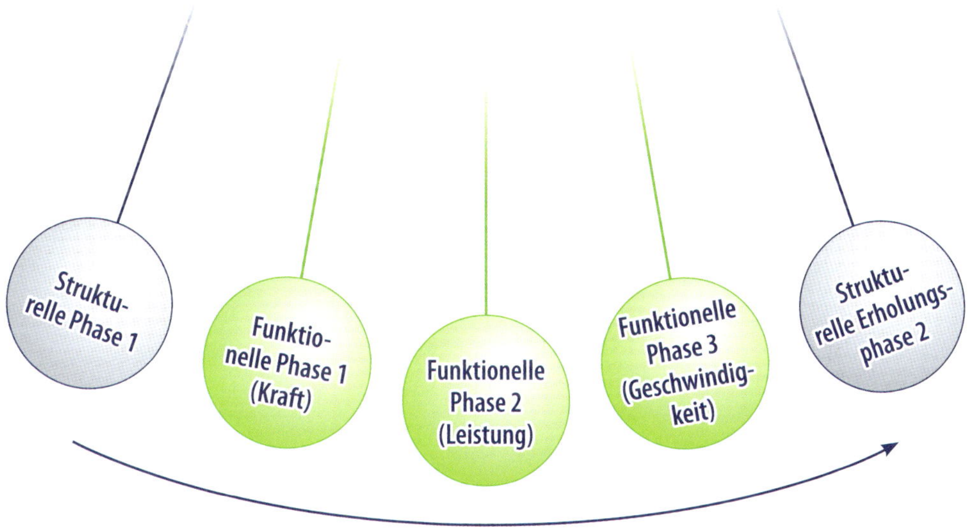

Die strukturelle Phase

Diese Phase dient dazu, an muskulären Dysbalancen zu arbeiten. Dabei nimmt die Muskelmasse leicht zu. Diese Phase dient als Vorbereitung der Muskeln, Sehnen und Gelenke auf künftige Anforderungen der Saison und des Trainings. Dabei werden Übungen mit dem Eigengewicht oder ein analytisches Gerätetraining absolviert, wie es auch die Bodybuilder machen können. Zu Beginn der Trainings plane ich das Core-Training und plyometrische Übungen der Intensitätsstufe 1.

Die funktionelle Phase 1 (Kraft)

In dieser Phase versucht man, die Muskelkraft maximal zu steigern. Dazu nutzt man Methoden des Krafttrainings mit schweren Gewichten und konzentrischer Beschleunigung. Mein Core-Training setze ich immer an den Anfang der Sitzung und/oder zwischen die Übungsreihen. Die Plyometrie wird davor angewendet (vier Wiederholungen), um das Nervensystem zu aktivieren und die nachfolgende Reihe schwieriger Übungen vorzubereiten sowie direkt nach einer solchen Übungsreihe (mit weiteren vier Wiederholungen), damit der Körper sich eine Kontraktionsgeschwindigkeit einprägt, die den Bewegungen beim Sport ähnlicher ist.

Die funktionelle Phase 2 (Leistung)

In dieser Phase versucht man, die Leistung zu steigern. Ich nutze Methoden, bei denen ich versuche, das schwerstmögliche Gewicht in schnellstmöglichem Tempo zu heben. Mein Core-Training setze ich immer an den Anfang der Sitzung und/oder zwischen die Übungsreihen. Die Plyometrie wird nach der schweren Übungsreihe (mit sechs Wiederholungen) angewendet, um an den elastischen Fähigkeiten des Muskels zu arbeiten.

Die funktionelle Phase 3 (Geschwindigkeit)

Dies ist die reine plyometrische Phase, eventuell kombiniert mit etwas Gewichtstraining. In der Regel arbeite ich jedoch mit einer Kombination reiner plyometrischer Übungen mit allgemeinen Übungen mit Gummiband, leichten Hanteln oder Gewichtsweste, um so nah wie möglich an die sportliche Bewegung zu kommen. Das Core-Training steht am Beginn der Sitzung, um das Nervensystem zu aktivieren und die Haltungsmuskeln »aufzuwecken«, um Verletzungen zu vermeiden.

Die strukturelle Erholungsphase 2

Diese Phase erlaubt es dem Nervensystem, den Muskeln, Sehnen und Gelenken, sich gut zu erholen. In dieser Phase lasse ich jegliches Core-Training und alle plyometrischen Übungen weg, um nur analytische Übungen (Bodybuilding) mit leichten Gewichten und maximal zwölf bis fünfzehn Wiederholungen pro Übungsreihe auszuführen. Die Gewichte hebe ich langsam, um einen sehr starken Blutzufluss hervorzurufen, der in Kombination mit einer guten Ernährung die Erholung fördert.

M › Die Trainingsplanung

Die Trainingsplanung ist eine Notwendigkeit im Sport. Angestrebt wird nämlich nicht, dass Sie das ganze Jahr über superleistungsfähig sind, sondern dass Sie bei den Wettkämpfen, an denen Sie teilnehmen wollen, maximale Leistungen bringen. Dazu müssen Sie nicht das ganze Jahr über dieselbe Höhe springen oder immer im selben Tempo sprinten können etc.

Deshalb kommt die Trainingsplanung einer Kunst gleich, die sich »verwissenschaftlicht«. Durch bestimmte Feldbeobachtungen, biologische und physiologische Analysen kann man verstehen, wie der Körper funktioniert und wie er sich im Lauf der Wochen je nach dem Training, das er absolviert hat, erholt. Der beste Programmplaner ist Ihr Trainer, der Sie gut kennt, oder Sie sind es selbst, wenn Sie gut auf Ihre Empfindungen achten. Versuchen wir an dieser Stelle dennoch, eine allgemeine Grundlage zu definieren, einen groben Rahmen für die Sitzungen, um besser trainieren zu können und dadurch bessere Fortschritte zu erzielen.

EINE IDEALE SITZUNG:

- Warm-up;
- Technisches Training oder Lernphase;
- Entwicklung der Geschwindigkeit und/oder Plyometrie;
- Entwicklung der Kraft;
- Ausdauer.

Das technische Training ist zu absolvieren, wenn der Organismus frisch und das Nervensystem nicht erschöpft ist, damit der Lernprozess nicht gestört wird. Anschließend kommt das Geschwindigkeitstraining oder die plyometrische Arbeit. Die Entwicklung der Geschwindigkeit ist bei einer Erschöpfung des Organismus und der Muskelfasern nicht möglich, da deren Kontraktionsgeschwindigkeit bei Erschöpfung beeinträchtigt ist.

Im Idealfall sollte das Training der Geschwindigkeit auf das Warm-up folgen. Das Krafttraining in Form von Muskeltraining mit Gewichten und Hanteln kann anschließend erfolgen, da das Zentralnervensystem nach dem Geschwindigkeitstraining aktiviert oder »wach« ist. Dies verbessert die Qualität der Muskelkontraktionen und die Übermittlung der Kontraktionsinformationen zwischen dem Gehirn und den erregten Muskeln sowie die Koordination zwischen den Muskelfasern selbst. Würde das Krafttraining früher eingeplant, riefe es eine zu große Erschöpfung hervor, um das Geschwindigkeitstraining ausführen zu können, das mentale und körperliche Frische verlangt.

Die Entwicklung der Ausdauer schließlich soll zum Schluss erfolgen, um die Kontraktionsfähigkeiten der Muskeln nicht zu stören. In diesem Trainingsbereich werden außerdem vorzugsweise die langsam kontrahierenden Muskelfasern genutzt, von denen wir inzwischen wissen, dass sie die Fähigkeit haben, eine Übung über einen längeren Zeitraum auszuhalten.

Dieses Grundgerüst stellt eine ideale Sitzung dar. Allerdings ist klar, dass man manchmal aus sachlichen oder praktischen Gründen die Sitzung oder die Woche anders organisieren muss.

Die wöchentliche Planung

Um die plyometrischen Übungen für eine Woche planen zu können, muss man wissen, wie lange es dauert, sich von einer Sitzung zu erholen. Bei Übungen der Intensitätsstufen 1 bis 3 braucht man in der Regel 24 bis 72 Stunden, um sich vollständig zu erholen und eine weitere plyometrische Sitzung in der Trainingswoche einplanen zu können. Bei Übungen der Intensitätsstufen 4 bis 5, die für Muskeln, Sehnen und Gelenke viel traumatisierender sind, braucht man zwischen 6 und 10 Tagen, um das volle körperliche Potenzial wiederzuerlangen. Dies hat Auswirkungen auf die Planung der Übungen je nachdem, ob ein besonderer sportlicher Termin ansteht. Übungen der höchsten Intensitätsstufe dürfen in den zwei Tagen vor einer Meisterschaft nicht eingeplant werden.

Intensität der Übungen	Erforderliche Erholungszeit vor dem nächsten Training
1	24 Stunden
2 und 3	48–72 Stunden
4 und 5	5–10 Tage

Übungen der Intensitätsstufe 1 und 2 können hingegen am Vortag oder noch am Morgen eines Wettkampftages zur Aktivierung des Nervensystems und der Muskelfasern ausgeführt werden.

Bei einem Zyklus mit Übungen der höchsten Intensität legt man eine Sitzung der Intensitätsstufe 5 auf den Montag und eine Sitzung der Intensitätsstufe 3 bzw. ein klassisches Krafttraining auf den Donnerstag oder Freitag, um den Muskeln und Sehnen eine gewisse Regeneration zu erlauben. Führt man Übungen der Intensitätsstufen 2 oder 3 aus, kann man drei Sitzungen in einer Woche einplanen und einen Tag mit technischem Training und einen Tag mit Ausdauertraining oder einen Ruhetag dazwischenlegen.

Die Jahresplanung

Der Körper ist eine komplexe und wunderbare Maschinerie. Beim Training verfügt er über großartige Anpassungsfähigkeiten, die den Fortschritt in einem bestimmten Bereich entscheidend beeinflussen. Daher schlagen Trainer je nach Jahreszeit und angestrebten Zielen unterschiedliche Sitzungen vor. Um eine körperliche Eigenschaft zu entwickeln, muss ihr eine gewisse Zeit lang Vorrang eingeräumt werden, um Störungen in den Muskeln und im Organismus hervorzurufen, die den Fortschritt erzeugen. Der Vorteil ist, dass eine solche Praxis eine Anpassungs- und Regenerationsphase verlangt, bevor sich ein deutlicher Fortschritt beobachten lässt. In diesem Zusammenhang kommt die Jahresplanung der Plyometrie ins Spiel. Wir haben gesehen, dass die Erholungszeit am Ende einer Woche je nach der Intensitätsstufe der gewählten Übungen unterschiedlich ist. Die Summe der Trainingseinheiten in einer bestimmten Intensitätsstufe während mehrerer Wochen wird daher während mehrerer Wochen muskuläre Störungen mit sich bringen. Dank der Physiologie und dank aktueller Forschungen kann man die nötige Erholungszeit nach einem Zyklus quantifizieren. Das ist enorm wichtig, um zu wissen, wie man die verschiedenen Intensitätsstufen der Plyometrie über das Jahr verteilt am besten einsetzt. Die folgende Tabelle gibt die erforderliche Erholungszeit nach einem Zyklus an.

Plyometrische Schwierigkeit und Intensitätsstufe	1 und 2	3	4 und 5	Krafttraining + 3 oder 4 oder 5
Erholungszeit nach dem Zyklus	Keine Erholungszeit erforderlich	1 Woche	ca. 3 Wochen	Zwischen 5 und 8 Wochen
Platzierung im Jahr	Ganzjährig	In der Wettkampfvorbereitung und in der Wettkampfzeit		
Anzahl Übungsreihen pro Sitzung	10–20	6–15	6–12	5–10
Anzahl Wiederholungen pro Sitzung	10–20	6–12	6–10	6–10
Erholung zwischen den Übungsreihen (Minuten pro Sitzung)	30 s–2 min	2–3.30 min	3–5 min	3–5 min

Beim Lesen dieser Tabelle stellt man fest, dass die harten plyometrischen Übungen nicht ganzjährig angewendet werden können, da sie lange Regenerationszeiten verlangen. Das Gleiche gilt, wenn man die intensive Plyometrie mit einem Krafttraining mit schweren Gewichten kombiniert.

Es ist wichtig, zu präzisieren, dass diese beiden Methoden nicht öfter als zweimal pro Jahr genutzt werden können. Die Auswirkungen der Plyometrie auf die Muskel- und Sehnenstrukturen und die Gelenke könnten tatsächlich zu einer hohen Verletzungswahrscheinlichkeit führen. Zudem würde sich der Körper an die Effekte der Methoden gewöhnen, und diese verlören ihren stimulierenden Aspekt.

Einige Beispiele für Trainingsprogramme je nach Sportart

Sehen wir uns nun an, welchen Platz die Plyometrie im wöchentlichen Terminplan einer technischen Sportart oder eines Mannschaftssports vor Beginn der Meisterschaften oder zu Saisonbeginn einnimmt. Dabei stellt man fest, dass Plyometrie und Geschwindigkeit immer interagieren. Beim ersten Training ist der Organismus nach einem Ruhetag erholt. Das zweite Training, an einem Freitag, muss hinsichtlich der Trainingsmenge leichter gestaltet werden: zum einen, weil es am Ende der Woche durchgeführt wird, wenn der Körper erschöpft ist, was für die Arbeit an der Geschwindigkeit nicht von Grund auf gut ist; zum anderen, weil anschließend das Krafttraining folgt.

Am Vortag ist auf ein kontinuierliches Ausdauertraining zu achten, dessen Intensität gemäßigt sein soll, da es dazu dient, das Training zu »verdauen« und bestimmte »Toxine« zu eliminieren, die sich durch das Training ab Wochenbeginn gebildet haben.

Weitere Möglichkeiten sind vorstellbar. So ist es fast bei allen Sportarten interessant, Sitzungen zu planen, bei denen auf die Kräftigung eine für die jeweilige Disziplin spezifische Bewegung folgt. In diesem Fall bietet die Plyometrie aus zwei Gründen einen sicheren Vorteil: Erstens kann sie am üblichen Trainingsort ausgeführt werden und braucht nur wenig Material, das auch leicht zu transportieren ist, verglichen mit dem Material, das für ein ähnliches Krafttraining mit Gewichten und Hanteln benötigt wird. Zweitens erlaubt es die Plyometrie, eine explosive Kräftigung durchzuführen, die der folgenden sportlichen Technik sehr viel ähnlicher ist.

Hier einige Beispiele für diese Art Programmablauf: Im Basketball oder Volleyball werden sechs bis acht Wiederholungen von Sprüngen nach oben durchgeführt, verbunden durch vier Schmetterbälle oder Sprungwürfe. Im Tennis kann man den Medizinball mit gestreckten Armen werfen, gefolgt von vier

Aufschlägen oder vier Schmetterbällen. Im Fußball können sechs Sprünge nach oben mit den Knien zur Brust ausgeführt werden, verbunden durch vier Torschüsse mit Anlauf. Bei jedem Beispiel werden vier bis acht Übungsreihen dieses Übungsablaufs ausgeführt.

Die Konstellationen sind in jeder Sportart sehr unterschiedlich. Es ist Sache Ihres Trainers oder von Ihnen selbst, die Konstellationen und Programmabläufe zu finden, die zu Ihrer Disziplin gehören und für sie nützlich sind.

Nach diesem Modell können Sie zwei Konstellationen einplanen. Nehmen wir an dieser Stelle einmal an, dass Sie nur zwei Sitzungen pro Woche der Muskelkräftigung widmen.

Montag	Technisches Training, gefolgt von Geschwindigkeit/Plyometrie + Krafttraining (als Option)
Dienstag	Technisches und taktisches Training, gefolgt von Ausdauer-Intervalltraining
Mittwoch	Ruhe oder technisches Training und kontinuierliches Ausdauertraining in langsamem Tempo
Donnerstag	Spezifische Kräftigung: Plyometrie + spezifische Bewegung. Die Plyometrie kann auch im Wechsel mit einem Krafttraining erfolgen und/oder durch dieses ersetzt werden.
Freitag	Technisches Training, gefolgt von Ausdauer-Intervalltraining
Samstag	Ruhetag oder kontinuierlicher Dauerlauf
Sonntag	Völlige Ruhe

Wenn wir nun davon ausgehen, dass Sie der Muskelkräftigung drei Trainingseinheiten widmen, sieht die Woche folgendermaßen aus.

Montag	Technisches Training, gefolgt von Geschwindigkeit/ Plyometrie
Dienstag	Technisches und Training, gefolgt von Ausdauer-Intervalltraining
Mittwoch	Spezifische Muskelkräftigung: Plyometrie und/oder Krafttraining, kombiniert mit spezifischen Bewegungen
Donnerstag	Technisches/taktisches Training geringer Intensität, gefolgt von kontinuierlichem Dauerlauf geringer Intensität
Freitag	Spezifische Intervall-Muskelkräftigung: Dieselbe Sitzungsart wie Mittwoch, aber in Form eines Zirkeltrainings (30 Sekunden Anstrengung/30 Sekunden Ruhe während mehrerer Minuten)
Samstag	Ruhetag oder kontinuierlicher Dauerlauf (Anmerkung: Diese Sitzung kann mit der vom Vortag getauscht werden.)
Sonntag	Völlige Ruhe

Ziel dieser dritten Sitzung zur Muskelkräftigung im Intervall ist es, die Muskelgruppen zu kräftigen, die bei Bewegungen wie dem Torschuss oder einem Schmetterball beteiligt sind und in Form eines Ausdauertrainings zu arbeiten, um auch das Herz und die Faktoren zu beanspruchen, die mit der spezifischen Ausdauer der Disziplin verbunden sind. So wird den Muskeln »beigebracht«, viele Male eine explosive Kraft zu reproduzieren. Es wird also die Ausdauer der Kraft oder der explosiven Kraft trainiert. Mit dieser Art des Trainingsablaufs wird die Qualität mit einer gewissen Quantität kombiniert.

In den Trainingsplänen weiter oben haben Sie gesehen, dass diese kein Training der Bauchmuskulatur/Lendenmuskulatur und kein Core-Training enthalten. Dieses wird systematisch an dem Tag ausgeführt, an dem es ein plyometrisches Training und/oder ein Geschwindigkeitstraining oder Krafttraining gibt. Dehnübungen erfolgen am Anfang und am Ende jeder Sitzung wie das Warm-up und die aktive Erholung. Betrachten Sie dies als Ihr Gesundheitskapital für Ihre Sportausübung. Auf einem gewissen Leistungsniveau kann man auch zweimal am Tag trainieren. Auch dabei ist die Logik der idealen Sitzung einzuhalten:

Vormittags	Warm-up, Geschwindigkeit, Plyometrie, technisches Training, Core-Training und aktive Erholung
Nachmittags	Warm-up, technisches Training, evtl. Krafttraining, evtl. Ausdauertraining und, in jedem Fall, aktive Erholung

Wie bei jeder Disziplin können die obigen Ratschläge nicht die Hilfe eines Trainers oder Übungsleiters ersetzen. Je stärker die Trainingsbelastung zunimmt, desto mehr können auch die Ermüdungs- und Verletzungsrisiken zunehmen. Seien Sie also vorsichtig!

Die Plyometrie und Sportarten von langer Dauer

Bei Wettkämpfen von langer Dauer nimmt die Bedeutung der Plyometrie ab. Grund ist die aerobe Belastung, die dabei verlangt wird. Allerdings haben wir weiter oben gesehen, dass die Plyometrie den Laufstil und die Wirksamkeit und damit die Wirtschaftlichkeit der Bewegung beim Laufen verbessern konnte. Ein Kraftgewinn kann sich auch an einer Steigung oder beim Endspurt als nützlich erweisen bzw. auch, um die Leistung beim Radfahren in einem Triathlon zu verbessern. Bei Wettkämpfen im Gebirge schließlich bietet die Plyometrie den doppelten Vorteil, die Kraft der spezifischen Muskeln für den Anstieg zu verbessern und die exzentrische Komponente der Muskeln zu stärken, die beim Abstieg zum Einsatz kommen.

Wie können Sie in der Praxis die Plyometrie in Ihr Training integrieren? Dazu einige Beispiele:

Montag	30 Minuten Joggen + Plyo 1, 2 oder 3, Core-Training, Dehnung
Dienstag	30 Minuten Joggen oder kurze oder mittlere maximale aerobe Leistung, Dehnübungen
Mittwoch	5 Minuten leichtes Mountainbiken oder völlige Ruhe
Donnerstag	Plyo 1 oder 2 + 50 Minuten Ausdauerjoggen + 6 x 100 Meter Beschleunigung und Dehnübungen
Freitag	20 Minuten Dauerlauf + Training an der anaeroben Schwelle 3 oder 4 x 3000 Meter
Samstag	1 Stunde 15 Minuten Dauerlauf + Dehnübungen
Sonntag	Völlige Ruhe

Die Vorbereitung auf einen Halbmarathon, Marathon oder auch Triathlon ist zu komplex, um hier darauf einzugehen. Sie hängt auch vom Leistungsniveau der Athleten ab und von der Trainingszeit, über die sie während der Woche verfügen. Dieser Plan ist also nur als Beispiel gedacht.

Im Fall eines Berglaufs können wegen der Besonderheiten der Disziplin gewisse Anpassungen nötig sein. Die Sitzung des Schwellentrainings kann in eine Sitzung abgewandelt werden, bei der man im Wechsel 500 Meter, klassisches Laufen und plyometrische Sprünge ohne Pause dazwischen ausführt, wodurch der Muskel viel intensiver beansprucht wird als bei einem klassischen Berglauf. Sie können sechs bis acht Hänge einplanen, bei denen Plyo und Laufen im Wechsel erfolgen. Fügen Sie eventuell in demselben Modus zwei oder drei Übungsreihen schnelles Bergablaufen ein.

Beim Triathlon können Sie bei bestimmten Sitzungen mit maximaler aerober Leistung Phasen mit abwechselndem Radfahren und Plyometrie mischen, das Gleiche gilt für die Sitzungen des Lauftrainings. Ziel ist es, den Gewinn an Kraft oder Geschwindigkeit auf die spezifische technische Bewegung Ihrer Disziplin zu übertragen.

Es lassen sich viele Trainingskonstellationen vorstellen und planen, je nach den Erfordernissen der Sitzung oder des Zyklus', den Sie durchlaufen. Wenn Sie sich dafür entscheiden, die Plyometrie in Ihr Training aufzunehmen, stellen Sie in allen Fällen sicher, die Sprünge am Anfang der qualitativen Sitzung einzuplanen, um den Gewinn an Kraft oder Geschwindigkeit auf die spezifische Bewegung übertragen zu können. Mehrere Studien haben nämlich gezeigt, dass bei dieser Vorgehensweise der Gewinn sichtbarer und spürbarer war.

» Die Plyometrie und Sportarten mittlerer Dauer

Wie wir gesehen haben, gehören die meisten Mittelstrecken-Disziplinen der Leichtathletik in diese Kategorie. Nachfolgend eine Trainingswoche für die Distanz von 1500 Metern während einer Vorbereitungsphase lange vor den Wettkämpfen.

Montag	20 Minuten Dauerlauf + Plyo 2,3 und Geschwindigkeitstraining, 6–8 x 50 Meter
Dienstag	30 Minuten Dauerlauf + 5 x 200 Meter im Wechsel mit dem Tempo bei den 1500 Metern
Mittwoch	Völlige Ruhe
Donnerstag	30 Minuten Dauerlauf + 8-15 x 200 oder 300 Meter mit maximaler aerober Leistung
Freitag	40 Minuten Dauerlauf und Dehnübungen
Samstag	20 Minuten Dauerlauf + (50 Meter Hüpfschritte + 150 Meter Langstreckentempo) x 5 (mit 3 Minuten Erholung dazwischen)
Sonntag	Völlige Ruhe

Um es noch einmal ganz deutlich zu sagen: Dieser Plan ist kein Ersatz für die Meinung eines Trainers, der auf Mittelstrecken spezialisiert ist. Er verschafft Ihnen lediglich einen Eindruck, der sich vielleicht von der Vorbereitung auf 1500 Meter etwas unterscheidet. Im Fall des 800 Meter-Laufs wird die Plyometrie systematisch in alle Qualitätssitzungen integriert, wobei man sich auf Absprünge in horizontaler Richtung konzentriert, kombiniert mit Übungen zum Kurzstreckenlauf sowie mit Core-Training, um das Becken beim Laufen zu fixieren und einen besseren Antrieb zu erreichen. In diesem Zusammenhang ist es vorteilhaft, in Form eines Zirkeltrainings zu arbeiten. Beispiel: (50 Meter Hüpfschritte + 150 Meter im Tempo wie bei den 800 m +

Core-Training der Bauch-, Lenden- und Gesäßmuskulatur + 50 Meter Hüpfschritte + 100 Meter schnelles Laufen + 20 auf einem Bein rechts/links + 100 Meter Laufen + Core-Training Bauch-/Lendenmuskulatur + 200 Meter im Tempo wie bei den 800 m minus 2 oder 3 Sekunden) x 4 oder 5 Übungsreihen mit 4 Minuten aktiver Erholung zwischen den Übungsreihen.

Diese Art Zirkeltraining ist für Körper und Nerven sehr anstrengend und wird nur einmal pro Woche ausgeführt. Es ähnelt einem anaerob-laktaziden Training. Das heißt: Dabei wird die Fähigkeit trainiert, sich trotz eines sehr starken Anstiegs der Milchsäure in seiner Disziplin weiterzuentwickeln.

Diese Art von Programmablauf kann auch im Abfahrts-Skilauf in der Phase der Vorbereitung vor den ersten Abfahrten geeignet sein. In diesem Fall können ein oder zwei Laufphasen durch die Übung Sitzen ohne Stuhl ersetzt werden. Dabei sitzen Sie mit dem Rücken an der Wand, die Beine sind 90 Grad gebeugt. Diese Art Training kräftigt spezifisch die Körperhaltung beim Abfahrtslauf.

Während der Saison wird es hingegen schwierig sein, beim Skitraining ein Zirkeltraining einzuplanen. Dieses kann aber direkt vor einer Abfahrt geplant werden und zwar in Form der klassischen Plyometrie oder als gemischte Sitzung mit Krafttraining.

» Die Plyometrie und die explosiven Sportarten von kurzer Dauer

Sprint, Springen, Werfen, Langsprint – in allen diesen Leichtathletik-Sportarten ist die Plyometrie absolut sinnvoll. Analysiert man nämlich die Biomechanik dieser Disziplinen, stellt man fest, dass sie bereits die physiologischen Parameter der Plyometrie nutzen, um eine Aktion oder eine Bewegung hervorzubringen. Es ist daher nur logisch, bei dieser Art Disziplin die Plyometrie als wichtige Kräftigungsmethode zu nutzen.

Allerdings haben wir gesehen, dass ein Missbrauch dieser Art von Muskelkontraktion Probleme in Muskeln, Sehnen oder Gelenken verursachen kann. Wie also kann diese Art Muskelkräftigung geplant werden, ohne dass Sie Ihr Potenzial durch Verletzungen gefährden?

Im Idealfall wird innerhalb einer Sitzung das intensive technische Training mit der Plyometrie kombiniert. Wie in jeder sportlichen Disziplin ist jedoch das technische Training bei diesen Disziplinen hinsichtlich der Körperplatzierung sehr wichtig, um einerseits die Unversehrtheit des Körpers zu wahren und andererseits, weil ein Sieg oder eine Weiterentwicklung über die quasi perfekte Beherrschung der Bewegungen erfolgt.

Hier nun ein Beispiel für einen einwöchigen Trainingsplan für einen Sprinter:

Montag	Warm-up, reines Geschwindigkeitstraining über 30-60 Meter und Plyometrie 2 oder 3, Core-Training und Dehnübungen
Dienstag	Warm-up, Arbeit an der Platzierung des Körpers, Kräftigung der Rumpfmuskulatur durch Plyometrie oder klassisches Krafttraining
Mittwoch	Klassisches Krafttraining für Beine und Rumpf, Core-Training
Donnerstag	Ruhe und Dehnübungen
Freitag	Warm-up, Training am Startblock, Plyometrie 1 oder 2 mit »Fuß«-Arbeit
Samstag	Warm-up, langes Geschwindigkeitstraining über 120–150 Meter und 20 Minuten normales Ausdauerjoggen
Sonntag	Völlige Ruhe

Auf diesem Plan sieht man, dass nur an zwei Tagen tatsächlich ein reines plyometrisches Training erfolgt: Montag und Freitag. An den anderen Tagen profitieren die Muskeln trotz eines mehr oder weniger intensiven Trainings von einer gewissen Erholung. Am Donnerstag wird die Ruhezeit durch Dehnungsarbeit vervollständigt, die, zur Erinnerung, beim Warm-up täglich auszuführen ist. Die Erholungsphase erlaubt es, sich schneller zu erholen und die Muskelverspannungen und Sehnenverhärtungen abzubauen.

Bei einer komplexen Disziplin wie dem Turnen ist es wichtig, zwischen den verschiedenen Turngeräten zu wechseln, um eine Erholung zu ermöglichen. Hier nun ein Beispiel für ein Trainingsprogramm für einen Turner auf Bezirksebene, der eine höhere Klasse anstrebt.

Montag	Warm-up, Boden und Pferd, Plyometrie 2 und 3, Core-Training
Dienstag	Warm-up, Balken und asymmetrische Barren, Plyometrie Rumpf und Krafttraining Rumpf
Mittwoch	Dehnübungen und Core-Training
Donnerstag	Warm-up, Boden und Pferd, Plyometrie 2 und 3, Core-Training
Freitag	Warm-up, Balken und asymmetrische Barren, Plyometrie Rumpf und Krafttraining Rumpf
Samstag	Dehnübungen und Core-Training, allgemeines Krafttraining
Sonntag	Völlige Ruhe

Turnen ist als eine relativ traumatisierende Sportart bekannt. Dieser Trainingsplan erlaubt den Muskelgruppen, die bei den verschiedenen Turngeräten beansprucht werden, eine gewisse Erholung. Die beiden Tage mit Dehnübungen und Core-Training für die Bauch- und Lendenmuskulatur sorgen für eine Kräftigung dieser im Turnen entscheidenden Zone und gönnen gleichzeitig den Muskeln von Rumpf und Beinen eine Erholung.

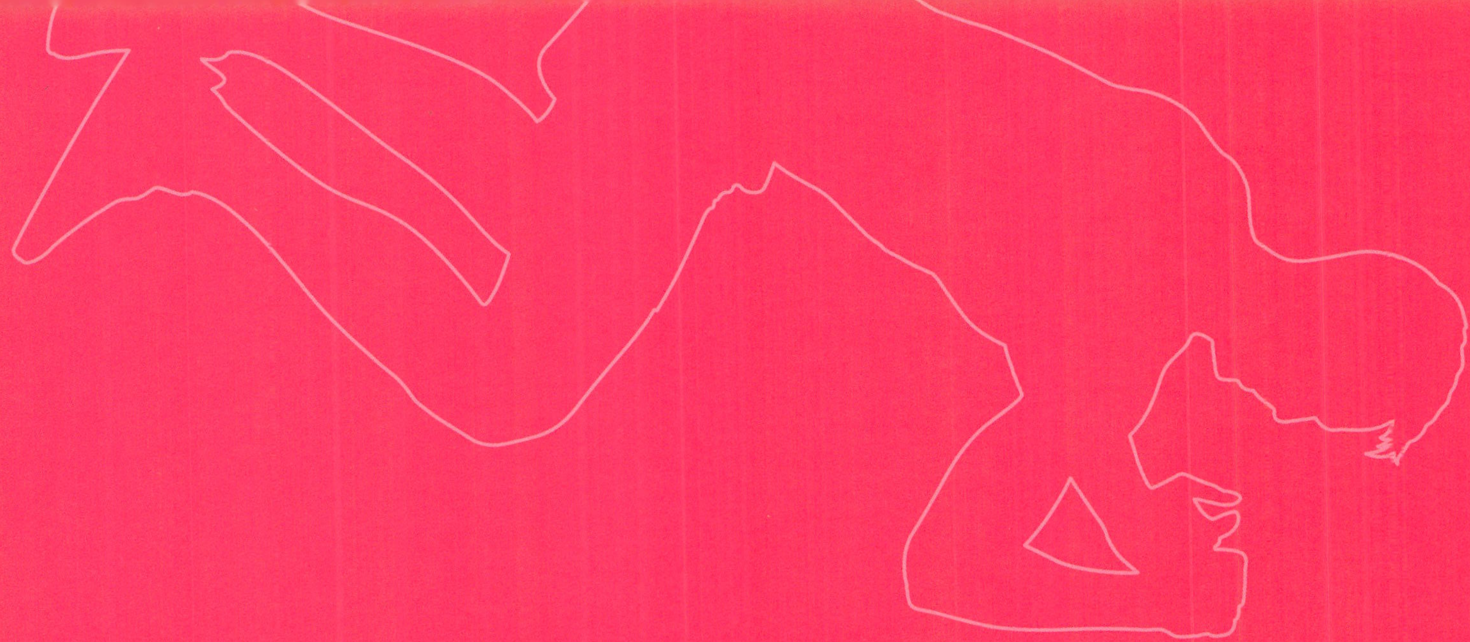

7 Plyometrie, Ernährung, Nahrungsergänzungsmittel

A» Sport und Stress

Es ist schwierig, als Sportler nicht auf die Dopingaffären einzugehen, von denen die Sportwelt erschüttert wird. Es ist aber ebenso schwierig für einen Sportler, auch nur das geringste Nahrungsergänzungsmittel zu verwenden, ohne dass jemand aus seiner Umgebung einen Dopingverdacht gegen ihn äußert. Solche Nahrungsergänzungsmittel gefahrlos oder mit aller Transparenz einzunehmen, ist auch deshalb schwierig, da es – sogar aus dem Mund von Ärzten – diametral gegensätzliche Aussagen dazu gibt.

Jedoch kommt man nicht umhin, festzustellen, dass das Leben, das wir führen, alles andere als ein langer ruhiger Fluss ist. Unser moderner Alltag ist erfüllt von kleinen oder großen Unannehmlichkeiten, ob in der Arbeit oder zu Hause. Viele von uns führen tatsächlich ein Leben voller Stress. Kommt dann noch während mehrerer Stunden pro Woche die Ausübung einer körperlichen Aktivität wie der Plyometrie dazu, befindet man sich eindeutig an den Grenzen der Anpassungsfähigkeiten des Organismus. Unter diesen Umständen nisten sich hinterhältig Erkältungen ein, es kommt zu einer geringen Frustrationstoleranz, kleinen Entzündungen, weniger Lust zu trainieren oder auch zu Schlafstörungen – um nur einige Beispiele nennen. An diesem Punkt ist man als Sportler versucht, etwas einzunehmen, um diesen Zustand zum Postiven zu verändern, ohne die erforderliche Ruhephase einzuhalten, was in jedem Fall die einfachste und effektivste Lösung wäre.

Zusammengefasst lässt sich sagen: Sportler zu sein, sorgt oft für einen weiteren Stressfaktor, den der Organismus berücksichtigen und an den er sich anpassen muss. Vor diesem Hintergrund werden wir an dieser Stelle jene Nahrungsergänzungsmittel erörtern, die uns helfen können, uns unserem Alltag zu stellen, und die nach Möglichkeit eine gute Erholung und/oder Leistungssteigerung fördern.

In den einfachsten Nahrungsergänzungsmitteln findet man Vitamine und Mineralstoffe. Mit gutem Grund: Theoretisch geht man davon aus, dass eine ausgewogene Ernährung unseren Tagesbedarf an Vitaminen, Mineralstoffen und Spurenelementen deckt. Aber eben nur theoretisch, denn leider können Sie als Sportler Ihren Bedarf an bestimmten Stoffen nicht durch die Ernährung abdecken: Selbst wenn, was die Voraussetzung wäre, die Nahrungsmittel und deren Zubereitung extrem gewissenhaft ausgewählt würde, wäre die Nahrungsmenge zu groß für die Verdauungskapazitäten. Und selbst dann müsste der Organismus auch noch dazu in der Lage sein, alle aufgenommenen Stoffe korrekt zu verwerten, was von der Wirklichkeit weit entfernt ist, denn die Darmpassage ist bei Sportlern häufig beschleunigt, wodurch sich der Austausch zwischen dem Darm und unserem Blutkreislauf quantitativ vermindert. Und dann weiß man heute auch sehr genau, dass bestimmte Mineralstoffe wie Magnesium oder Spurenelemente wie Zink individuell bzw. von Sitzung zu Sitzung variable Assimilationskoeffizienten haben; je nachdem, wie sehr die Darmpassage beschleunigt ist.

Weil das alles so ist, wie es hier geschildert wurde, sind die ersten Nahrungsergänzungsmittel der Wahl Komplexe aus Vitaminen/Mineralstoffen und Spurenelementen. Diese Ergänzungsmittel dürfen weder Eisen noch Kupfer enthalten, da es sich in beiden Fällen um Prooxidantien (freie Radikale) handelt. Stattdessen sollten sie Zink, B-Vitamine, Selen und vor allem Magnesium in Form von Magnesiumglycerophosphat enthalten – eine der Formen, die vom Organismus am besten aufgenommen wird. Leider bieten nur wenige Arzneimittelfirmen solche Nahrungsergänzungsmittel an. Halten Sie sich wegen der richtigen Dosierung an die Gebrauchsinformation oder lassen Sie sich von Ihrem Arzt beraten.

B » Die Omega-3-Fettsäuren

Diese Familie der Fettsäuren ist, ebenso wie die der Omega-6-Fettsäuren, besonders wichtig, denn der Körper kann sie nicht selbst herstellen. Daher muss sie täglich zugeführt werden, um den lebenswichtigen Bedarf zu decken. Auch das ist wieder die Theorie. In der Praxis mangelt es unserer Ernährung sehr stark an Omega-3-Fettsäuren, weil wir in der Regel nur wenige Lebensmittel verzehren, die reich an Omega-3 sind wie fetter Fisch (Lachs, Makrele, Sardinen, roter Thunfisch, um nur die reichsten Quellen zu nennen). Zu betonen ist auch, dass Lebensmittel wie Walnüsse oder Walnussöl, Feldsalat, Portulak, Tofu (Soja), Leinsamen oder Kürbis zwar ebenfalls gute Omega-3-Quellen sind, diese aber wegen ihrer chemischen Form durch den Körper schwieriger verwerten werden. Schließlich leidet unser Organismus häufig an Mangelerscheinungen, da sich die Fette in unseren Zellen, die weitgehend aus Fettsäuren bestehen, im Lauf der Jahre mit einem Mangel an Omega-3-Fettsäuren verändert haben. An diesem Mangel hat sich auch in all den Jahren nichts geändert, in denen man versuchte, dieses Fett in den entlegensten Winkeln unserer Ernährung aufzuspüren.
Viele Ernährungsfachleute auf internationaler Ebene sind sich einig, dass wir uns ungefähr sechs Monate lang sehr Omega-3 reich ernähren müssten, um in unseren Zellmembranen wieder ein Gleichgewicht herzustellen und von der Fülle an günstigen Auswirkungen auf unsere körperliche Form, unsere Stimmung und unsere Fähigkeit, an Gewicht abzunehmen, zu profitieren. Sehr reich bedeutet, vier Mal pro Woche 150 Gramm fetten Fisch zu essen, was, wie ich zugeben muss, schwierig sein kann, vor allem, wenn man vielleicht gar keinen Fisch mag. Also kommen auch hier Nahrungsergänzungsmittel ins Spiel, die reich an Omega-3 sind. Damit können die berühmten Omega-3-Fettsäuren aus fettem Fisch ganz einfach zugeführt werden. Einziger Wermutstropfen ist die große Menge, die über mehrere Wochen eingenommen werden muss (bis zu 10–15 Kapseln pro Tag), was sich negativ auf Ihren Geldbeutel auswirken kann, da diese Nahrungsergänzungsmittel häufig teuer sind. Ideal ist es daher, zweimal pro Woche fetten Fisch zu essen und sechs Kapseln pro Tag einzunehmen.

Je nachdem, wofür Sie sich entscheiden, und je nach Geschmack nehmen Sie drei bis fünf Kapseln morgens und drei bis fünf Kapseln abends ein.

Glutamin und die BCAA

Dabei handelt es sich um Aminosäuren, das heißt um Elemente, aus denen die Proteine bestehen. Unser Organismus braucht, um gut funktionieren zu können, acht Aminosäuren, aus denen er die übrigen benötigten Aminosäuren herstellen kann (insgesamt gibt es im Körper 22 Aminosäuren). Unter bestimmten Umständen werden gewisse Aminosäuren wichtiger. Dies gilt insbesondere für Glutamin – jene Aminosäure, die im Immunsystem und in den Muskelzellen am reichlichsten vorhanden ist. So steigt bei körperlicher Belastung wie dem Plyometrietraining, beim Krafttraining oder bei fraktionierten Anstrengungen der Bedarf des Organismus' an Glutamin, um das Immunsystem zu stärken und die Erholung der Muskeln zu unterstützen. Andererseits hilft Glutamin dabei, eine krankhafte Übersäuerung (Azidose) des Organismus' abzupuffern, insbesondere bei einer Trainingsabfolge, bei der viel Milchsäure produziert wird (Zirkeltraining, intermittierendes Training). Glutamin dient auch den guten Darmbakterien als Nährstoff. Und ein gut funktionierender Darm ist ein Darm, der die Nährstoffe besser aufnimmt, die für eine gute Gesundheit und eine gute Erholung benötigt werden.

Daneben haben Sie vielleicht schon von den BCAA oder verzweigtkettigen Aminosäuren gehört. Davon gibt es drei: Leucin, Valin und Isoleucin. Aus diesen drei Aminosäuren stellt der Körper Glutamin her. Wegen der Rolle, die Glutamin im Organismus spielt, sind sie sehr wichtig. Ein weiterer Grund für ihre Bedeutung hängt vor allem mit Leucin zusammen. Zahlreiche Studien haben gezeigt, dass Leucin den muskulären Anabolismus fördert, das heißt den Aufbau oder Wiederaufbau von Muskelgewebe, was in Zeiten von intensivem Training oder Krafttraining besonders wichtig ist. Leucin ist zudem zur Vorbeugung von Muskelschwund wirksam, was doppelt interessant ist: einmal, wenn Sie versuchen, Fett abzunehmen, aber auch in einer

Rekonvaleszenzphase, wo es bei der Aktivitätspause wegen einer Verletzung zu weniger Muskelschwund kommt.
Die perfekte Zufuhr von Glutamin und BCAA liefert Whey-Protein (Molkeneiweiß). Empfehlenswert ist es, im Idealfall ein sowohl an Eiweiß als auch an Glutamin und BCAA reiches Frühstück zu sich zu nehmen, um den Eiweißbedarf optimal zu decken (dieser ist bei Kraftsportlern wegen des starken Proteinabbaus bei langen Einsätzen oft höher).
Zudem sollten Sie nach dem Training ein Getränk zu sich nehmen, das viele schnell resorbierbare Zucker und Proteine enthält, um nach der Anstrengung das Glykogen (in den Muskeln gespeicherter Zucker) wieder aufzufüllen und das Muskelgewebe zu reparieren.

D » Die Adaptogene

Eleutherococcus, Ginseng, Ashwagandha oder Cordyceps (chinesischer Raupenpilz) – sie alle gehören zur Familie der Adaptogene, das heißt zu den Pflanzen, die sich stark auf die Anpassungsfähigkeiten des Menschen auswirken. Der Organismus wird täglich mit verschiedenen Arten von Stress konfrontiert, dazu gehört auch der Sport. Hierzu entwickelt er verschiedene Systeme, um wirksamer reagieren zu können, wenn die nächste Belastung auftaucht. Unter bestimmten Umständen kann unser Körper von zu vielen Stressfaktoren überwältigt werden, mit denen er gleichzeitig fertig werden soll. Gelegentlich kann es auch vorkommen, dass er noch nicht genügend Zeit hatte, sich vollständig anzupassen oder von alten Stressereignissen bzw. Stressfaktoren zu erholen, denen er sich anpassen musste. In beiden Fällen ist der Organismus dann überfordert, es kommt zu Erschöpfung, Verletzung, Depression, Krankheit etc.
Die adaptogenen Pflanzen helfen dem Organismus, sich den verschiedenen Stressfaktoren anzupassen, indem sie ihn dabei unterstützen, sich mit bestimmten hormonellen Antworten anzupassen. Dies gilt insbesondere für den Cortisolspiegel, der übermäßig steigt und davon zeugt, dass die Anpassungsfähigkeiten des Organismus überschritten wurden.

Im Allgemeinen werden diese Pflanzen kurmäßig über vier bis acht Wochen (klassisch sind sechs Wochen) angewendet. Ginseng und Eleutherococcus sind auf dem Markt der Nahrungsergänzungsmittel relativ gut eingeführt. Achten Sie nur darauf, sie in der Apotheke zu kaufen, um Produkte zu vermeiden, die mit stimulierenden Pflanzen wie Ephedra kombiniert wurden. Aus Ephedra wird Ephedrin extrahiert, ein wirksames Stimulans des Zentralnervensystems und ein Bronchodilatator, der durch das Anti-Doping-Gesetz verboten ist.

Ashwagandha ist eine Pflanze, die traditionell in der hinduistischen Medizin verwendet wird. Man bekommt sie inzwischen auch vielfach in deutschen Apotheken.

Cordyceps schließlich ist ein Pilz, der in Russland und China vorkommt. Im alten China bezeichnete man ihn als »Kaiserpflanze«, denn alle Dynastien chinesischer Kaiser verzehrten diesen Pilz, um das ganze Jahr über bei guter Gesundheit zu bleiben. Inzwischen wird dieser Pilz von einigen großen Herstellern von Nahrungsergänzungsmitteln angeboten.

E » Kreatin

Kreatin dürfte eines der Moleküle sein, das am meisten von sich reden gemacht hat und in den Kreisen des Kraftsports auch eines der beliebtesten ist. Es handelt sich dabei um eine natürliche Substanz, die von der Leber, der Bauchspeicheldrüse und den Nieren produziert wird, die man aber auch über die Nahrung in einer Menge von ein bis zwei Gramm täglich aufnimmt. Kreatin wird vom Körper genutzt, um in der Zelle hohe ATP-Spiegel aufrecht zu erhalten – die Form, in der die Zelle Energie aus der Nahrung speichert. Der menschliche Körper enthält durchschnittlich 100 Gramm Kreatin, das hauptsächlich in der Skelettmuskulatur in Form von Kreatinphosphat gespeichert wird. Kreatin-Ergänzungsmittel verbessern die körperliche Kraft, also das Muskelvolumen. Sie fördern daher indirekt die Fettabnahme durch eine Erhöhung des Grundstoffwechsels. Drei klinische Studien im Doppelblindverfahren weisen nach, dass Kreatin-Nahrungsergänzungen

die Muskelkraft verbessern. Eine Studie hat dies anhand der maximalen Streckkraft des Kniegelenks überprüft, eine andere anhand der Leistung bei der (Wiederholungs-)Übung Bankdrücken: Der Zugewinn nach 28-tägiger Nahrungsergänzung betrug durchschnittlich 6 %, während die Teilnehmer der Placebo-Gruppe eine Abnahme um 2 % (nicht signifikant) aufwiesen. Eine dritte Studie untersuchte eine Gruppe von Übungen, die Kraft erfordern. Die meisten dieser Studien haben eine Zunahme an Körpergewicht festgestellt, verbunden mit einer Zunahme des Muskelvolumens und einer Abnahme der Fettmasse.
Kreatin ist in Form von Kreatin-Monohydrat erhältlich, wovon Sie in den ersten fünf Tagen 15 Gramm, anschließend fünf bis zehn Gramm täglich einnehmen können. Oder Sie nehmen es nicht kurmäßig hochdosiert ein, sondern drei oder vier Gramm täglich nach dem Training. Kreatin wird nach dem Training besser resorbiert, und zwar vor allem in Anwesenheit von Glucose und Fructose. Ideal ist es, Kreatin in ein Molkenproteingetränk zu rühren und dazu etwas Obst (Mango, Trauben, reife Banane) und/oder Maronencreme oder Honig zu essen.

F » Die Bedeutung der Neurotransmitter

Das Gehirn wird vom restlichen Körper durch eine Hülle isoliert: die Blut-Hirn-Schranke. Diese ist sehr selektiv und lässt nicht jede beliebige Substanz zum Gehirn durch. Dieses Gehirn besteht zum überwiegenden Teil aus Hunderten von Milliarden Nervenzellen, den sogenannten Neuronen. Durch die Neuronen laufen ständig elektrische Entladungen – diese sind das Mittel, das zahlreiche Lebewesen gefunden haben, um eine Information weiterzuleiten.
Ein Neuron ist so aufgebaut, dass es kleine elektrische Ströme registrieren und zu anderen Zellen weiterleiten kann. Dieser Energiefluss formt das Denken. Genau wie andere Körperzellen besitzt auch ein Neuron eine Membran und einen Kern. Im Unterschied zu anderen Zellen besitzt das Neuron aber zusätzliche Fortsätze, die als Dendriten und Axone bezeichnet werden: In

der Regel besitzt es mehrere Dendriten und nur ein Axon. Das Signal wird von den Dendriten empfangen, zur Zelle gesendet und löst (oder löst nicht) ein Relaissignal aus, das am Axon entlang bis zu den Dendriten der anderen Neurone weitergeleitet wird. Axone sind unterschiedlich lang, ihre Länge kann über einen Meter betragen. Beispielsweise haben wir im Fuß Nervenzellen, die dazu bestimmt sind, eine Information ins Gleichgewichtszentrum im Gehirn zu senden. Diese Nervenzellen setzen sich durch sehr lange Axone fort. Die Information für das Gehirn muss auch möglichst schnell im Gehirn ankommen, damit wir beim Gehen nicht stürzen oder wenn wir eine explosive Aktivität wie die Plyometrie praktizieren.

Wie können die Neuronen eine Information weiterleiten?

› So wird die Botschaft weitergegeben

Am Ende der Axone befinden sich kleine Vorwölbungen, die auch als präsynaptische Endigung bezeichnet werden. Diese Endigungen sind mit den Dendriten anderer Neuronen verbunden, ohne direkt Kontakt zu haben: Dazwischen liegt ein winziger Raum, den man Synapse nennt. Die Synapse ist der Ort, an dem ein Signal von einer Zelle zu einer anderen überspringt. Um dieses Signal durch diese schmale Synapse leiten zu können, nutzt die präsynaptische Endigung eines Neurons meist eine Substanz, die sie in kleinen Bläschen gespeichert hat und nun in den Raum freisetzt, der es von den Dendriten des Nachbarneurons trennt. Diese Substanz wird Neurotransmitter genannt. Ein Neurotransmitter ist nichts anderes als ein chemischer Botenstoff. Er wartet in seinen Bläschen darauf, dass ein elektrischer Impuls ihn, nachdem er das Axon durchlaufen hat, auf die andere Seite des Raums zwischen den Synapsen treibt. Dabei überquert er den kleinen Abstand, der ihn von der Wand eines Dendriten trennt. Dort wird er von speziell dafür vorgesehenen Plätzen auf der Oberfläche der Dendriten empfangen, die man als Rezeptoren bezeichnet.
Die Ankunft der Neurotransmitter in den Rezeptoren löst eine Reihe biochemischer Reaktionen aus, die ein elektrisches Signal erzeugen. So pflanzen sich die Signale fort, die Leben und Bewegung ermöglichen.

› Die Neurotransmitter ...

... sind für unser Wohlbefinden unverzichtbar, denn sie ermöglichen dem Gehirn die Kommunikation mit dem restlichen Körper. Ohne Neurotransmitter gäbe es keine willkürliche oder unwillkürliche Muskelkontraktion, keine Atmung, die Hormone würden nicht übermittelt. Ohne Neurotransmitter wären wir auch nicht in der Lage, zu sehen, zu denken, zu verstehen, uns zu erinnern, Freude oder Schmerz zu empfinden.

Zahlreiche Substanzen übernehmen im Gehirn die Rolle von Neurotransmittern. Einige werden direkt aus der täglichen Nahrung bezogen. Sie überqueren die Blut-Hirn-Schranke und werden von den Neuronen aufgenommen. Dies ist beispielsweise bei der Glutaminsäure oder auch bei Glycin der Fall, zwei Aminosäuren, die in Proteinen enthalten sind. Dazu passt das alte Sprichwort: »Man ist, was man isst«.

Andere haben etwas komplexere Strukturen, und das Gehirn muss mehrere Substanzen kombinieren, um sie herzustellen. Zudem muss es weitere Substanzen ins Spiel bringen wie Mineralstoffe oder Vitamine, damit die chemischen Reaktionen, die zu ihrer Herstellung nötig sind, normal erfolgen. Diese etwas raffinierteren Neurotransmitter werden direkt von den Neuronen hergestellt. Anschließend werden sie, wie wir gesehen haben, in Bläschen gespeichert.

Die Neurotransmitter haben vielfältige Funktionen, und es ist schwierig, jedem ganz präzise eine Rolle bei diesem oder jenem Aspekt unseres Verhaltens zuzuordnen. Wenn jedoch die Funktion der Neurotransmitter gestört ist, sieht man häufig, dass Verhaltensstörungen auftreten wie Angst, Depression oder sogar Aggressivität. Nun ist es heute aber möglich, die Abbauprodukte dieser Neurotransmitter im Urin oder im Blut zu messen, also die Spur ihrer Aktion im Gehirn zu verfolgen. Solche Mengenbestimmungen erlauben es uns, eine bessere Vorstellung davon zu haben, welche Beziehungen zwischen manchen Neurotransmittern und manchen Verhaltensweisen bestehen.

G »Plyometrie und Neurotransmitter

Die folgenden Neurotransmitter sind für die Kontrolle über die Neuronen die wichtigsten im Gehirn. Sie sind auch am besten erforscht und meist das Ziel der natürlichen Moleküle (in der Nahrung) oder der synthetischen Moleküle (Arzneimittel).

› Acetylcholin

Acetylcholin ist der einzige wichtige Neurotransmitter, der nicht aus einer Aminosäure gebildet, sondern aus einer Substanz in der Ernährung synthetisiert wird, dem Cholin und Vitamin B5.

Acetylcholin ist als Neurotransmitter ein »Mädchen für alles«, das bei der Kontrolle der Bewegungen einschließlich dem Puls sowie bei vielen physiologischen Funktionen beteiligt ist. Es ist auch der chemische Botenstoff des Gedächtnisses. Die Gehirnregionen mit der höchsten Dichte an Neuronen, die Cholin nutzen, sind diejenigen, die bei der Alzheimer-Krankheit degenerieren. Man weiß, dass sogar bei gesunden Menschen der Körper mit zunehmendem Alter weniger Acetylcholin produziert. Diese Tatsache ist der Ursprung für Gedächtnisstörungen, Konzentrationsmangel und Vergesslichkeit.

› Dopamin

Dopamin ist ein Neurotransmitter, der von bestimmten Nervenzellen aus Tyrosin, einer Aminosäure (Bestandteil von Proteinen in der Ernährung), synthetisiert wird. Es wirkt sich auf die Muskelbewegung, das Gewebewachstum und die Funktion des Immunsystems aus. Zudem spielt es bei der Sekretion des Wachstumshormons eine Rolle.

Die dopaminergen Netze des Gehirns sind eng verbunden mit erkundenden Verhaltensweisen, Vigilanz (Wachheit), mit dem Streben nach Vergnügen und dem aktiven Meiden von Strafe (Flucht oder Kampf).

Beim Menschen verursacht eine Abnahme der Aktivität der dopaminergen Neuronen in einer bestimmten Region des Gehirns (der Achse Substantia nigra – Corpus striatum) eine Abnahme spontaner Bewegungen, eine muskuläre Steifheit und Tremor. Das ist die Parkinson-Krankheit.

Eine geringe dopaminerge Aktivität stellt man bei Depressionen vom melancholischen Typ fest, gekennzeichnet durch eine Abnahme der motorischen Aktivität und der Initiative, eine Abnahme des Antriebs. Umgekehrt aktivieren Produkte und Aktivitäten, die Vergnügen bereiten, wie Heroin, Kokain oder Sex, bestimmte dopaminerge Systeme. Daher steigern Arzneimittel wie L-Dopa oder Amphetamine, die das Dopamin anregen, auch die Aggressivität, die sexuelle Aktivität und die Initiative.

› Noradrenalin

Noradrenalin wird von bestimmten Neuronen aus derselben Aminosäure synthetisiert, die auch der Dopaminproduktion dient. Es regt die Freisetzung von Fett aus den Fettreserven an und kontrolliert die Freisetzung von Hormonen, die die Fruchtbarkeit, die Libido, den Appetit und den Stoffwechsel regulieren. Zudem moduliert Noradrenalin die Aufmerksamkeit wie das Lernen und erleichtert die Reaktion auf Belohnungssignale: Je höher die noradrenerge Empfindlichkeit ist, desto mehr werden diese Züge verstärkt. Beim Menschen hat die Abnahme von Noradrenalin Einfluss auf die Aneignung von Wissen und auf die Assoziationsfähigkeit des Gehirns. Koffein, das für mehr Noradrenalin im Gehirn sorgt, verbessert die Fähigkeit, wiederholte langweilige Aufgaben zu erfüllen, für die es keine Belohnung gibt.

› Zusammenfassung

Die Plyometrie, die aufgrund ihrer Merkmale intensiv auf das Nervensystem einwirkt, kann dazu führen, dass die verschiedenen Neurotransmitter, die wir gerade besprochen haben, intensiv in Anspruch genommen werden. In Kombination mit einer intensiven beruflichen Aktivität kann sich ein Sportler schnell in einem Zustand psychischer Erschöpfung befinden, in dem sich ihm das Gefühl aufdrängt, »keine Lust mehr« zu haben. Während bestimmter besonders intensiver Phasen, sowohl was das Training betrifft als auch beruflich oder schulisch, kann eine Nahrungsergänzung mit

- Acetylcholin;
- Tyrosin;
- Magnesium und B-Vitaminen;
- sowie ein oder zwei Tassen Kaffee pro Tag

helfen, leistungsfähig zu bleiben und eine bessere Erholung Ihres Nervensystems zu fördern.

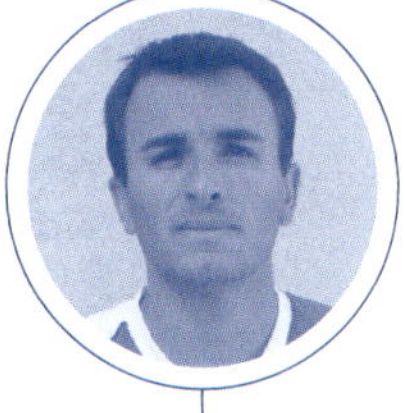

»Die Neurotransmitter sind für unser Wohlbefinden unverzichtbar, denn sie ermöglichen dem Gehirn die Kommunikation mit dem restlichen Körper.«

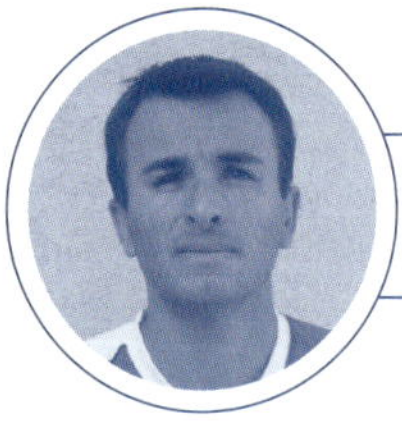

Über den Autor

Christophe Carrio wurde 1975 in Montpellier geboren. Seit seiner Kindheit ist er sportlich aktiv, hat Judo, Aikido, Vollkontakt (Kickboxen), Leichtathletik, Sportakrobatik, Tennis, Fußball und Rugby praktiziert, bevor er sich auf Karate und dort wiederum besonders auf Artistisches Karate spezialisiert hat – eine Hybrid-Disziplin, die aus den USA stammt und als deren Wegbereiter in Frankreich er seit 1994 aktiv ist. Als fünfmaliger Weltmeister in dieser Disziplin ist er heute Berater für körperliche, mentale und ernährungsbezogene Vorbereitung zahlreicher Profi-Sportteams und Firmen, die die Leistungen und das Wohlbefinden ihrer Angestellten verbessern möchten. Er ist Absolvent der renommierten US-amerikanischen »National Academy of Sport Medecine«: »Performance enhancement specialist«, »Corrective exercise specialist«. Zudem ist er staatlich geprüfter Karate-Trainer. Er hat ein BTS (entspricht etwa dem deutschen Fachhochschulabschluss) für Diätetik. Durch seine ständigen Forschungen und seine umfassende Betrachtung der menschlichen Leistungsfähigkeit ist er zugleich Autor, Sportredakteur, Vortragsredner und Ausbildungsleiter in Frankreich sowie im Ausland für Profis und ein breiteres Publikum. Über seine Internetseite können Sie auch direkt mit ihm Kontakt aufnehmen:

www.christophe-carrio.com

Blanc J-P.
DIÉTÉTIQUE – QUE MANGER POUR ÊTRE PERFORMANT ?
Éditions Amphora

Blanc J-P.
DIÉTÉTIQUE – QUE MANGER POUR ÊTRE PERFORMANT?
Éditions Amphora

Bohbot G.
STRETCHING POUR TOUS
Éditions Amphora

Bompa T.,
POWER TRAINING FOR SPORT
The coaching association of Canada and Mosaic press, publishers

Cayla J-L. et Lacrampe R.
MANUEL PRATIQUE DE L'ENTRAÎNEMENT
Éditions Amphora

Carrio Christophe
UN CORPS SANS DOULEUR
éditions Thierry Souccar

Carrio Christophe
SPORT DE COMBAT - PRÉPARATION PHYSIQUE
éditions Amphora

Dr. Cascua St. et Rousseau V.
ALIMENTATION POUR LE SPORTIF
Éditions Amphora

Collectif
ENTRAÎNEMENT DE LA FORCE
Les cahiers de l'insep, Insep

Collectif
WARM-UP DU SPORTIF
Éditions Amphora

Cometti G.
LES MÉTHODES MODERNES DE MUSCULATION TOMES 1 ET 2
Université de Bourgogne

Curtay J.P.
LE GUIDE FAMILIAL DES ALIMENTS SOIGNEURS
éditions Albin Michel

Duchateau J.
L'ENTRAÎNEMENT DE LA FORCE SPÉCIFIQUE EN SPORT: FONDEMENTS PHYSIOLOGIQUES ET APPLICATIONS PRATIQUES
Les cahiers de l'insep, Insep

Houlbert A.
LA MEILLEURE FAÇON DE MANGER
éditions Thierry Souccar

Legeard E.
FORCE – ENTRAÎNEMENT ET MUSCULATION
Éditions Amphora

Legeard E.
MUSCULATION – LES FONDAMENTAUX POUR TOUS
Éditions Amphora

M. de Medeiros, K. Wood
CORE-FITNESS
COPRESS SPORT

Jan Pauls
KRAFTRAINING – DIE 100 PRINZIPIEN
COPRESS SPORT

Pauly O.
LE GEINAGE – BIEN-ÊTRE, PRÉVENTION, PERFORMANCE
Éditions Amphora

C. Pourcelot, M. Vidal
HIIT – HOCHINTENSIVES INTERVALLTRAINING
COPRESS SPORT

Pradet M.
LA PRÉPARATION PHYSIQUE
éditions Insep

Riché D.
L'ENTRAÎNEMENT N'EST PAS UNE SCIENCE
éditions VO2 Diffusion

Emmanuel Sanna
STREET WORKOUT – EIGENGEWICHTSTRAINING
COPRESS SPORT

Weineck J.
MANUEL D'ENTRAÎNEMENT
éditions Vigot